신이 주신 선물

꿀벌 건강법
Apitherapy

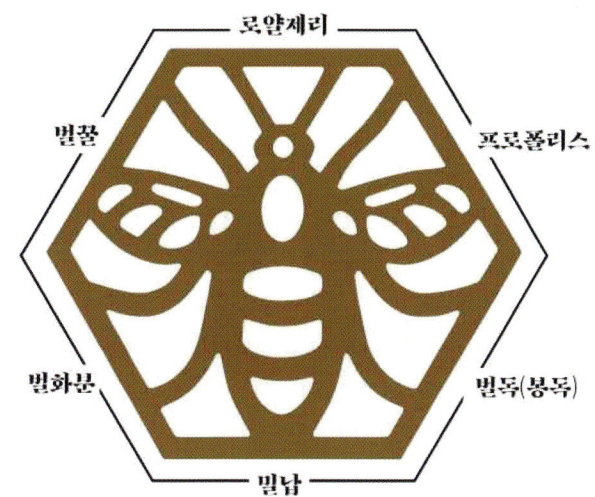

이영기 著 | 김용호 共著

신이 주신 선물 벌꿀 건강법

초판인쇄 | 2025년 10월 27일
저자 | 이영기 著· 김용호 共著
펴낸이 | 김영태
펴낸 곳 | 도서출판 한비CO
출판등록 | 2006년 12월 24일 제 25100-2006-1호
주소 | 41967 대구시 중구 관덕정길13-13 미래빌딩 3층 301호
전화 | 053)252-0155
팩스 | 053)252-0156
홈페이지 | http://hanbimh.co.kr
이메일 | kyt4038@hanmail.net

ISBN 9791164871728

값45000원

*잘못된 책은 교환해 드립니다.
*저자와의 협의로 인지는 생략합니다.

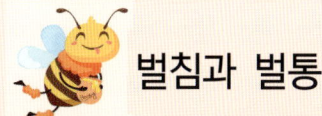 # 벌침과 벌통

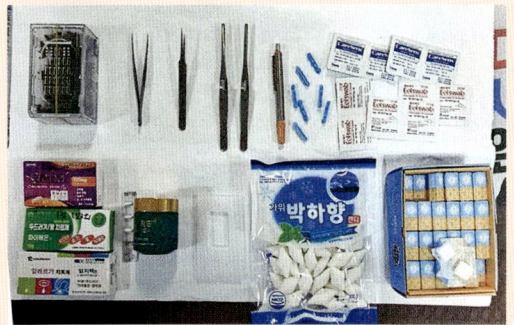
벌침에 사용하는 준비물

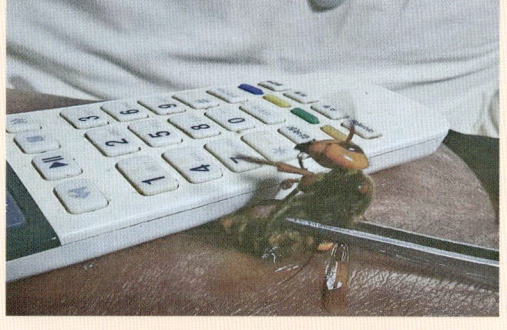
장수말벌침 맞는 모습

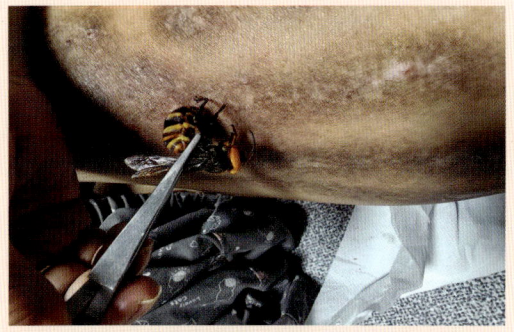
장수말벌침 맞는 모습

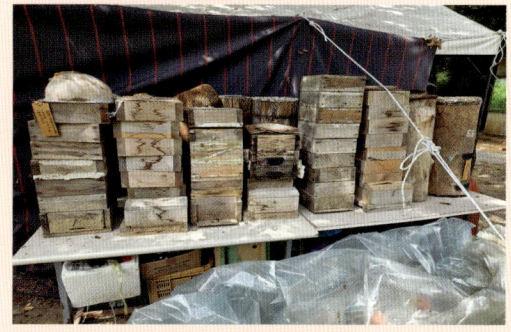
토종 사각 벌통

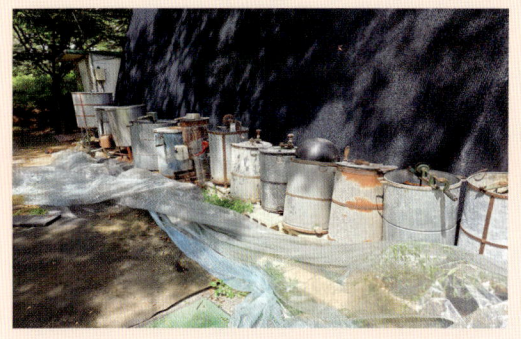
채밀기

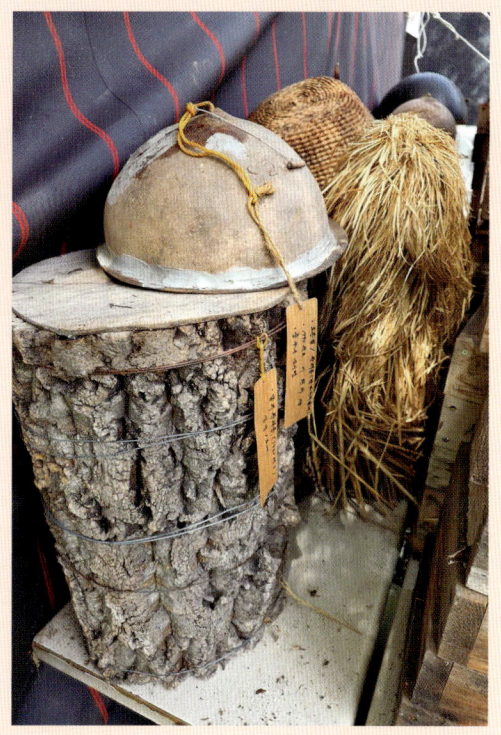
토종 굴피 벌통

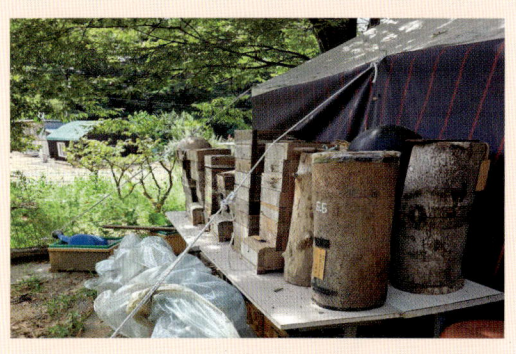
토종 환태 벌통

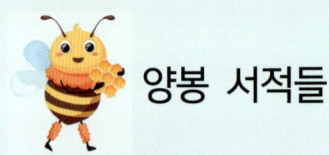

양봉 서적들

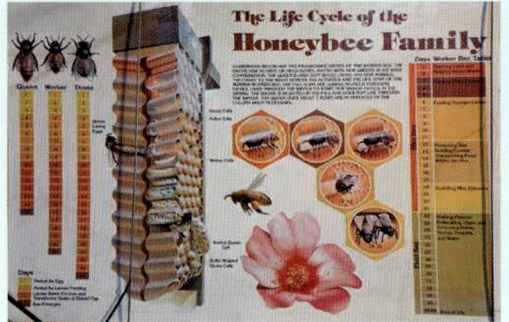
꿀벌의 라이프 싸이클

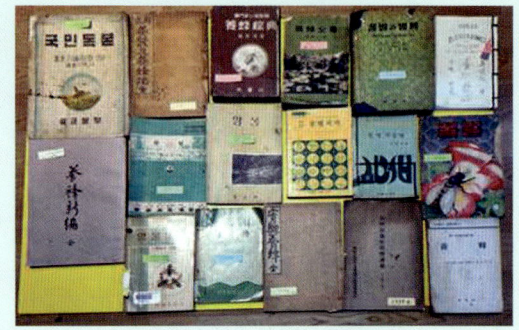
한국양봉 고서적들

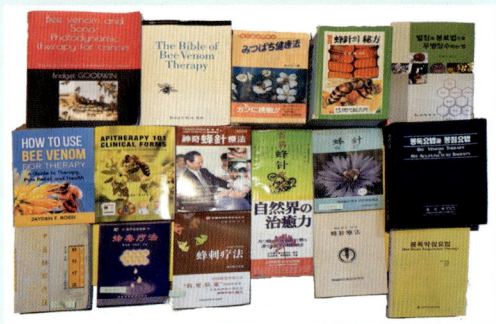
각종 벌침 서적들

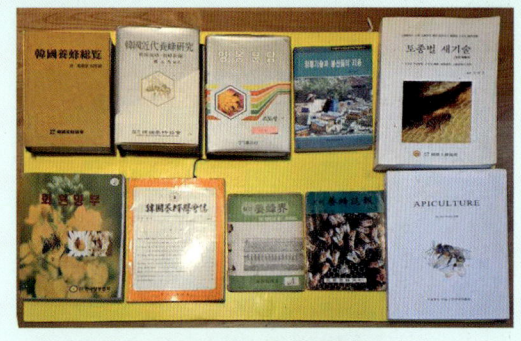
양봉관련 서적들

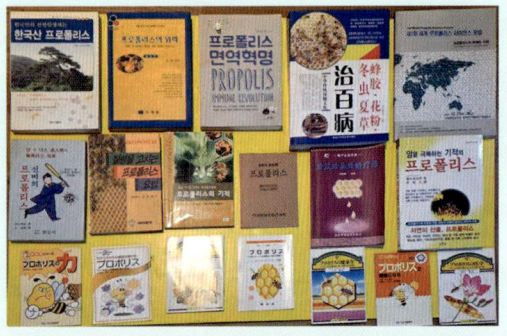
프로폴로스 서적

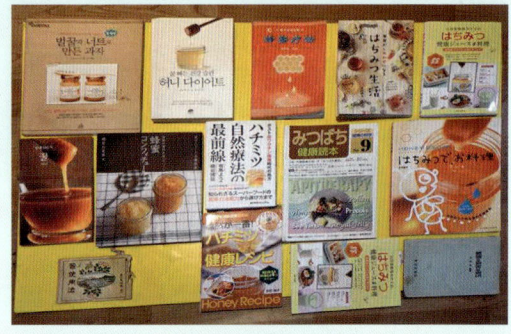
양봉관련 서적

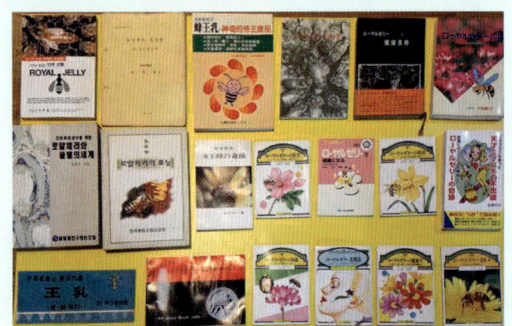
로얄제리 서적

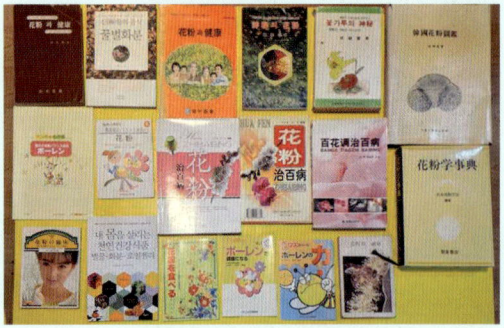
화분꽃가루 서적

양봉 관련 제품과 기구

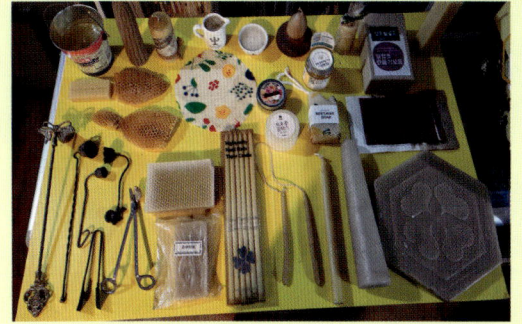

밀랍초 관련 제품과 기구

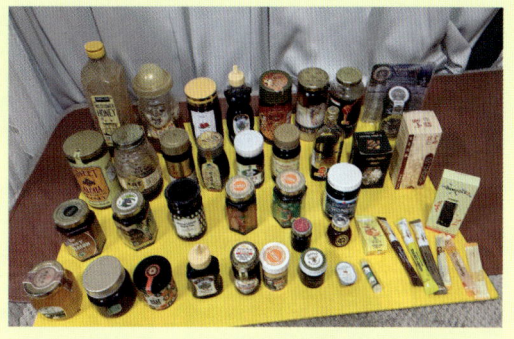

각종 벌꿀 제품

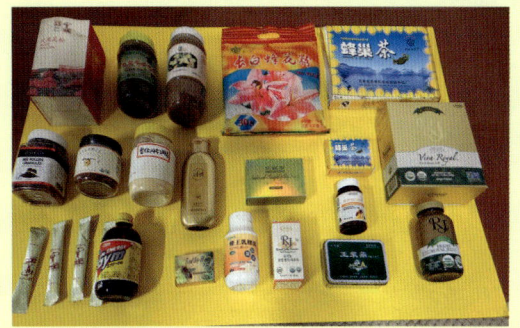

각종 화분, 로얄제리, 벌집 관련 제품

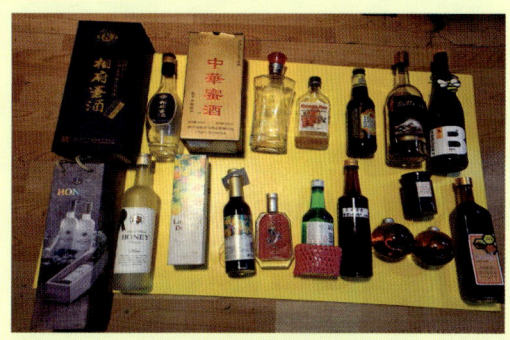

각종 벌술

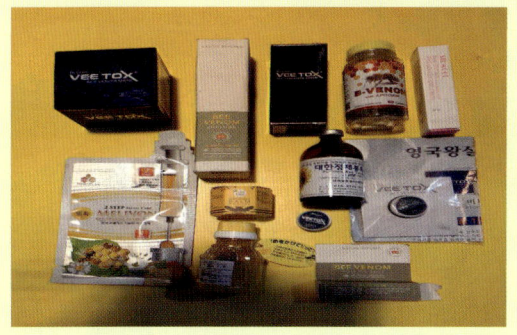

각종 벌독(봉독) 관련 제품

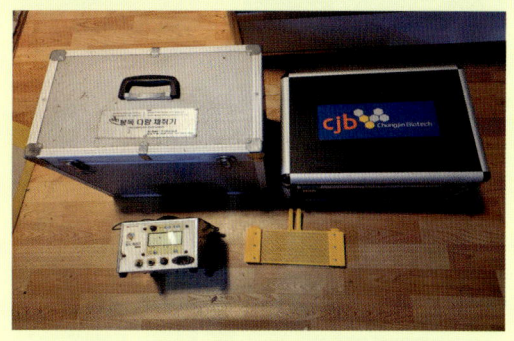

한국 봉독(벌독)채취기 제품들
(비센, 청진 바이오텍, 현대, 베트남 시골샘)

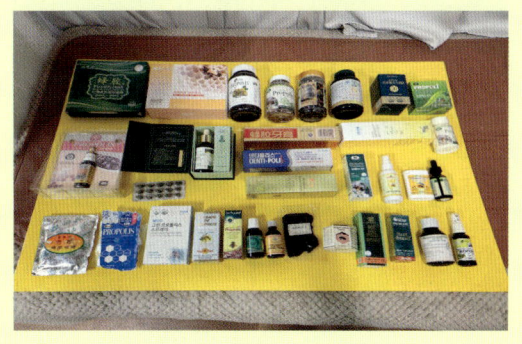

각종 프로폴리스 제품

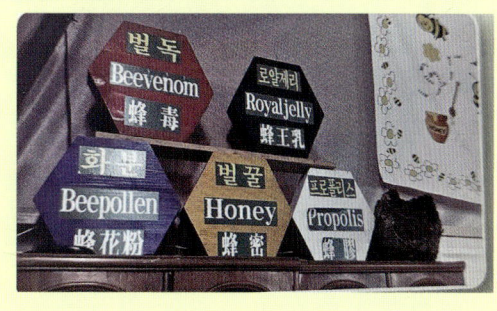

 ## 저자의 벌꿀 박물관

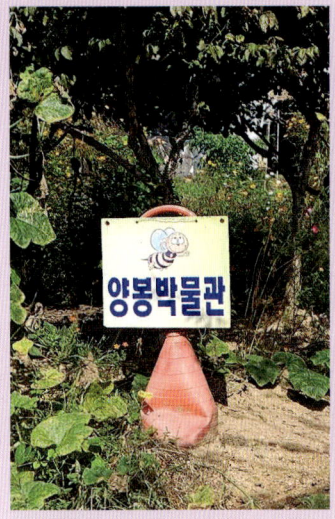
저자의 양봉박물관 안내판

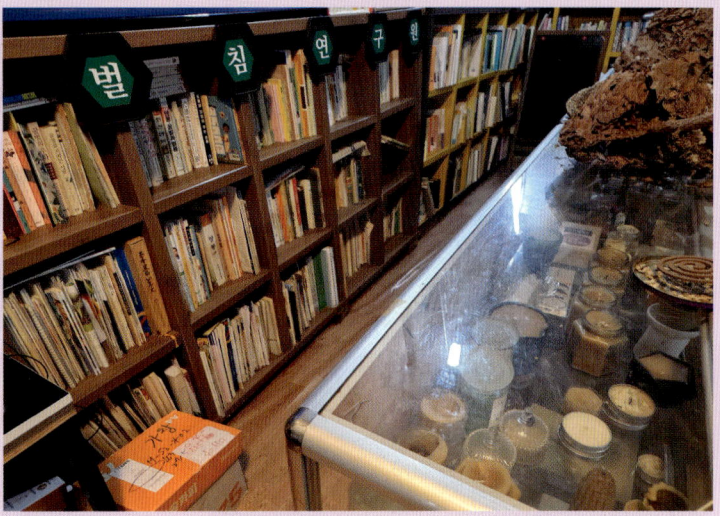
한국의 각종 양봉과 봉산물 서적

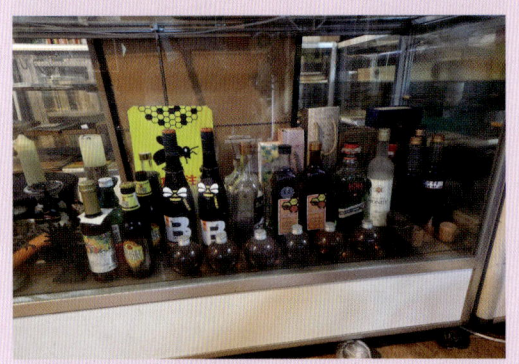
각종벌꿀과 말벌술

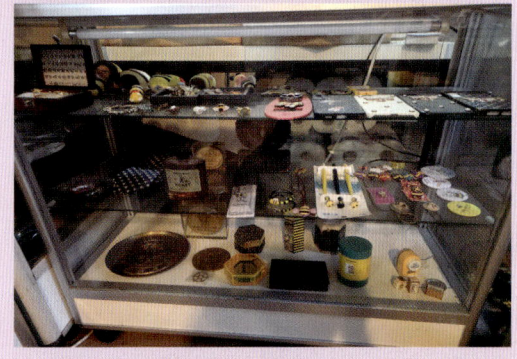
꿀벌디자인 악세사리와 생활 소품

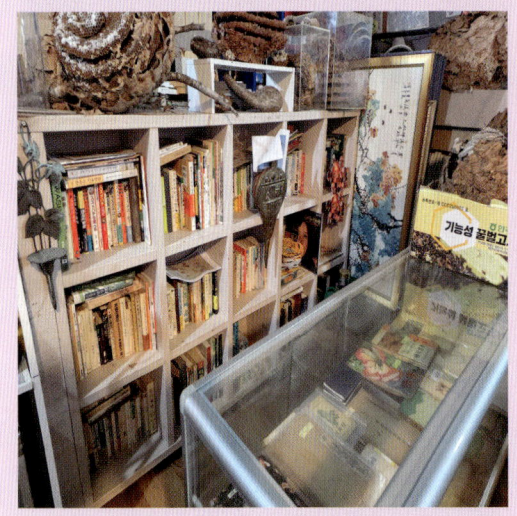
외국의 양봉과 봉산물 서적들

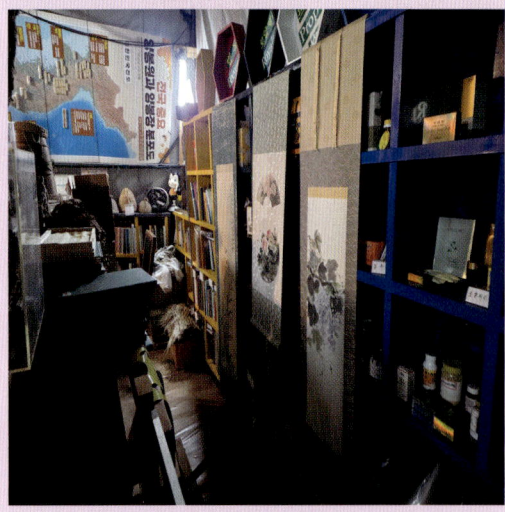
꿀벌 그림 족자

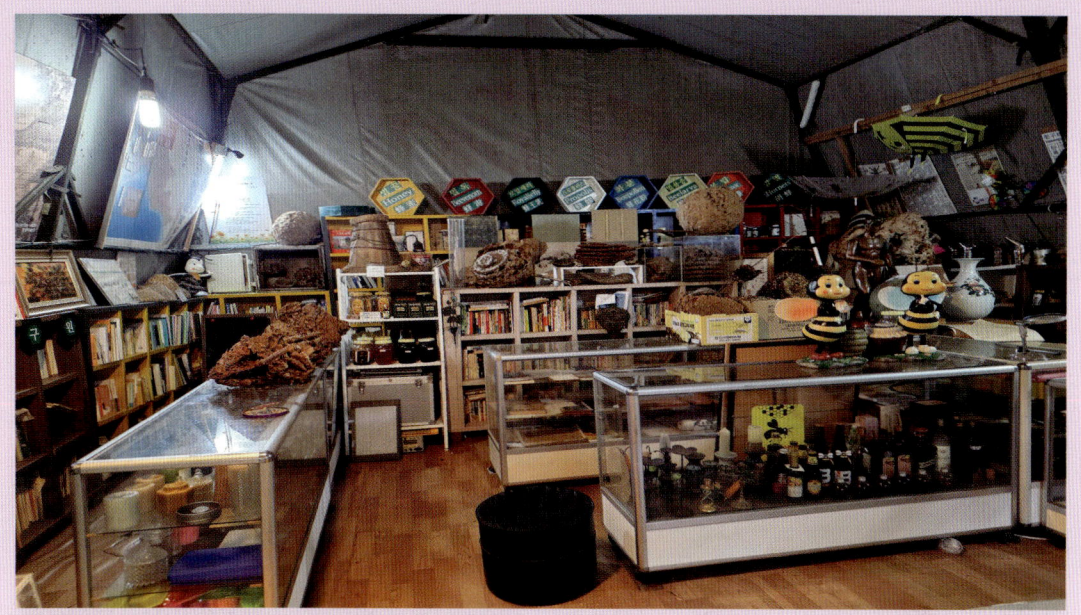

임시 양봉 박물관 내부 모습

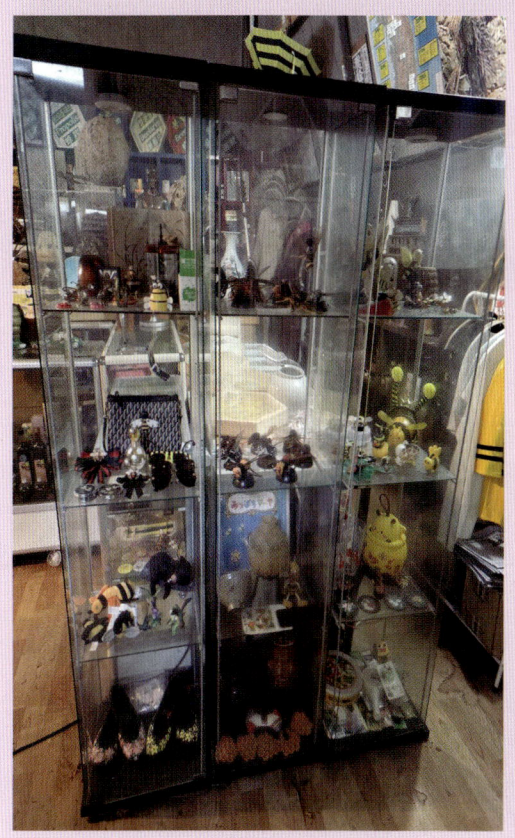

꿀벌과 말벌 도안 소품

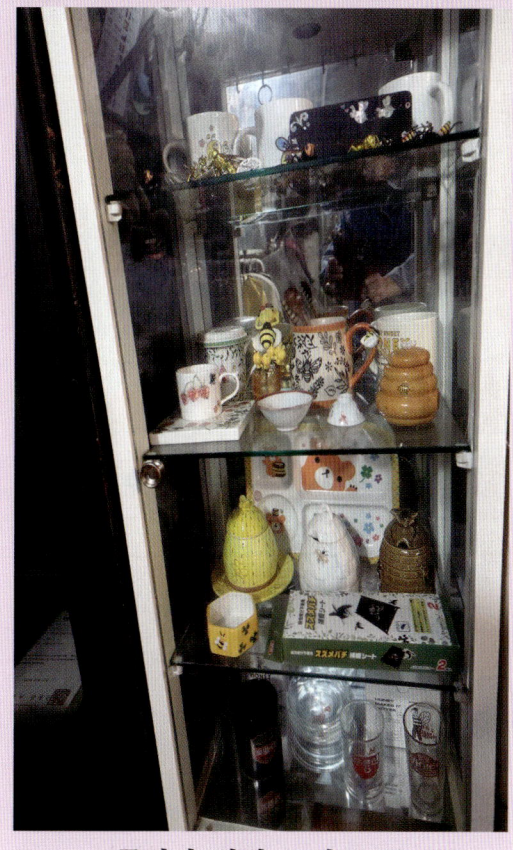

꿀벌과 말벌 도안 소품

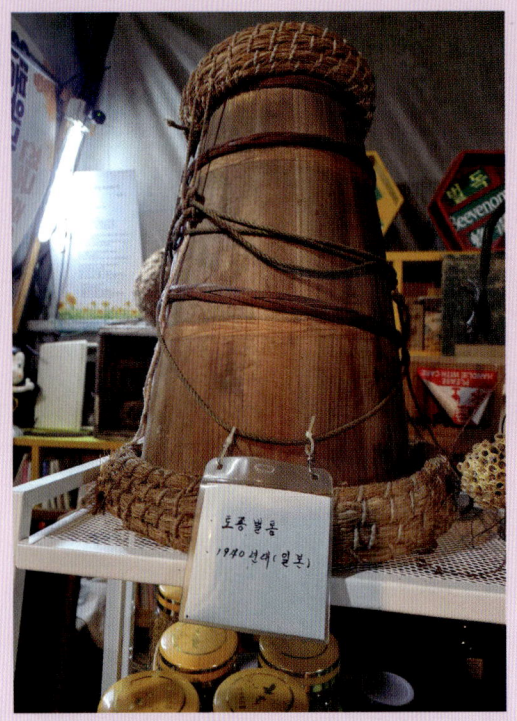

1940년대 일본 토종 벌통

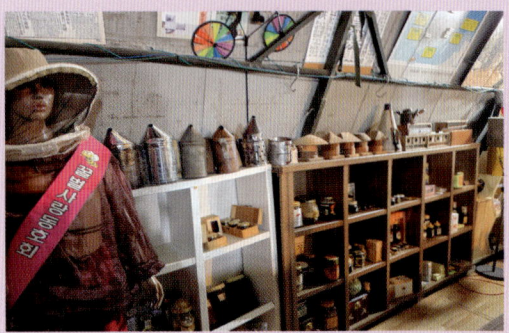

각종 기구

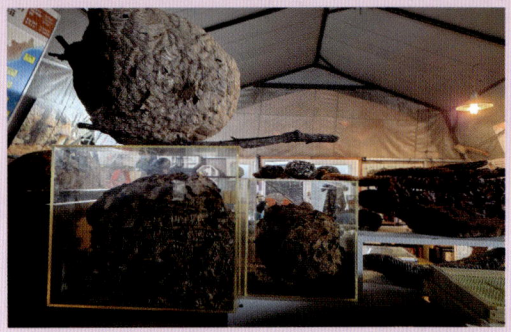

말벌집 모습

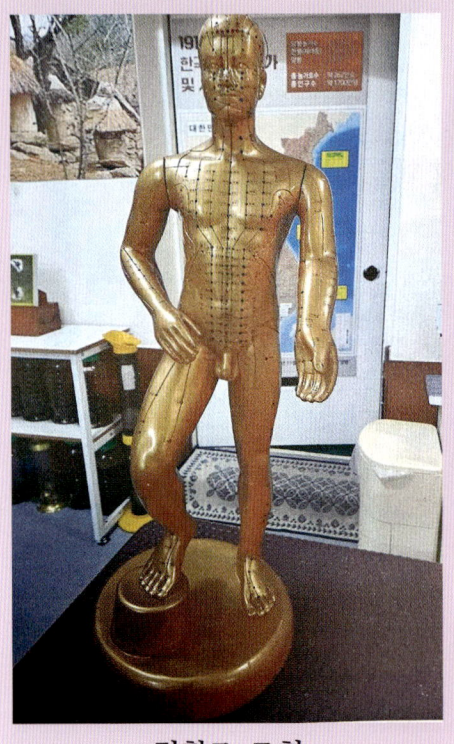

경혈도 모형

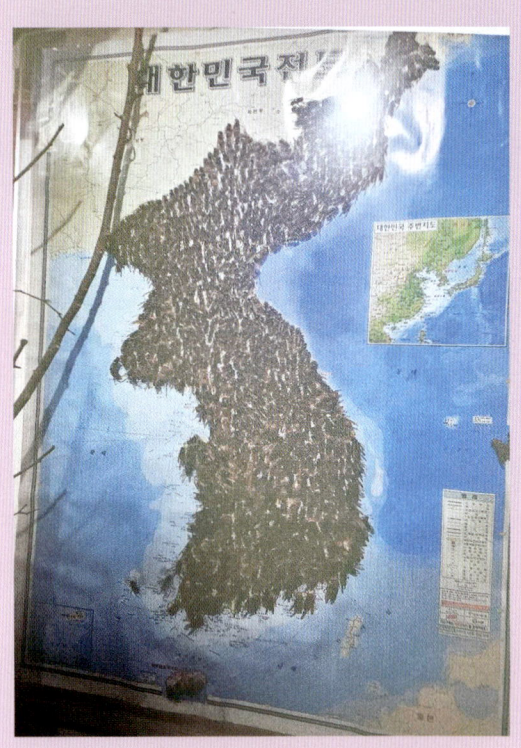

장수말벌과 등검은말벌로 만든 한국지도

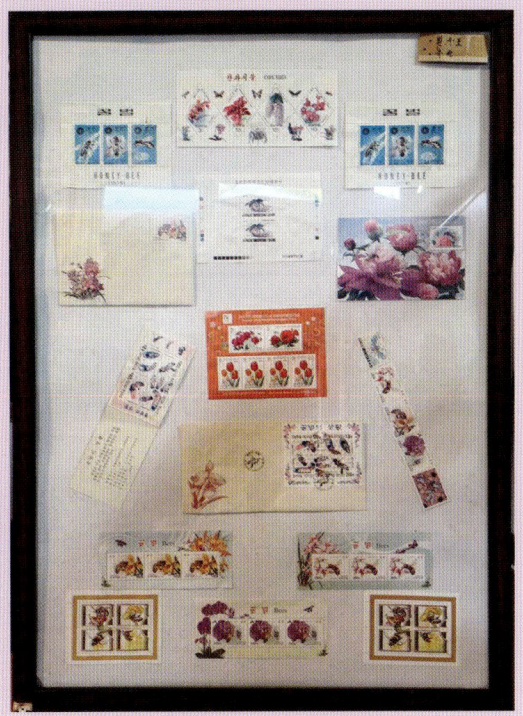

북한의 꿀벌 우표

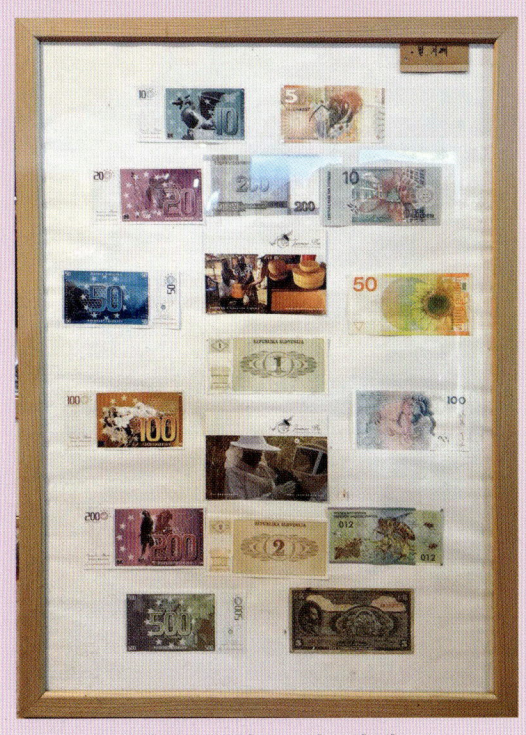

외국 꿀벌 도안 지폐

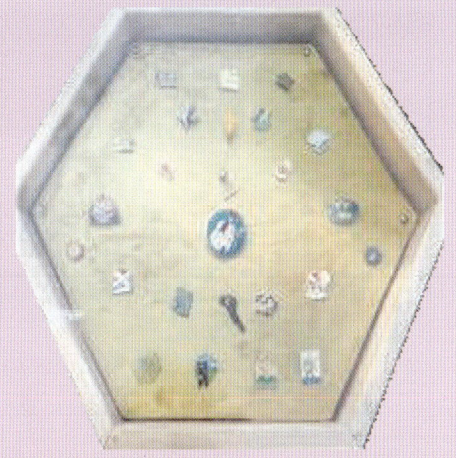

꿀벌 도안 뱃지

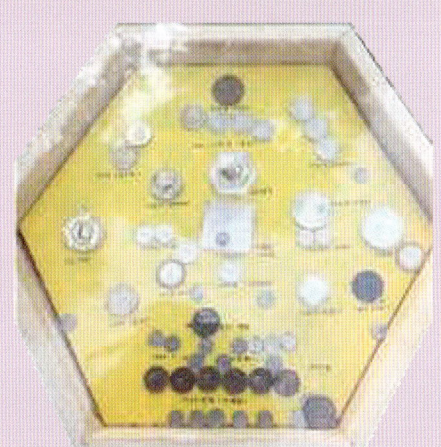

외국 꿀벌 도안 동전

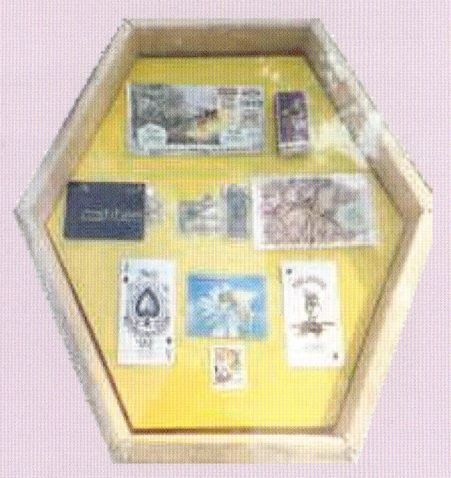

꿀벌 도안 복권, 카드, 성냥갑

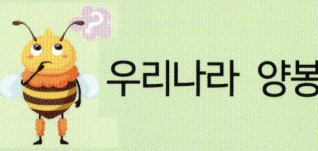 우리나라 양봉의 역사

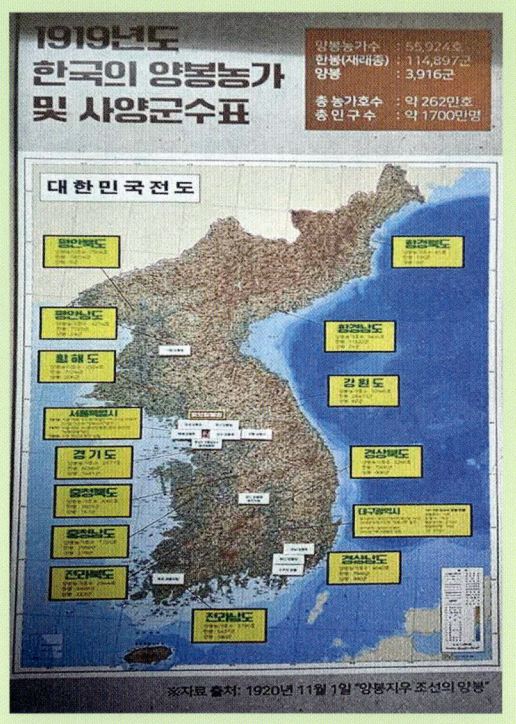
1919년 한국의 양봉농가 및 사양군수표

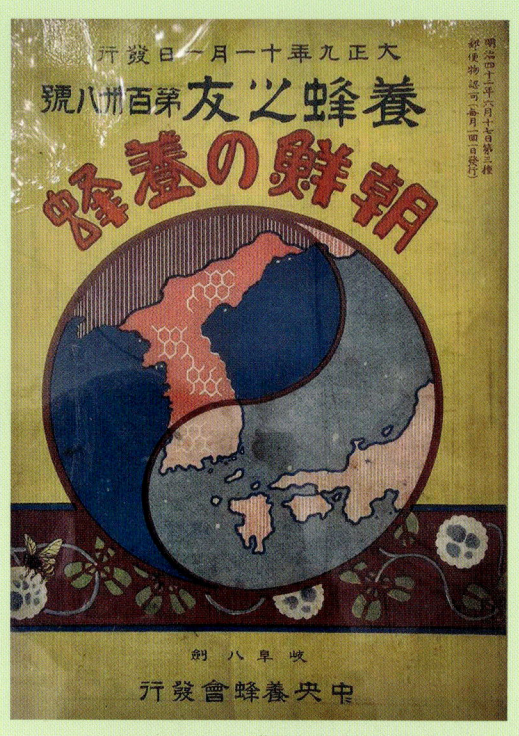
1920년 발간 "조선의 양봉"

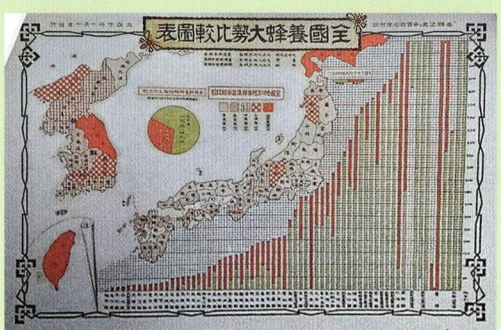
1921년 발행 일본 "전국양봉대세비교도표"

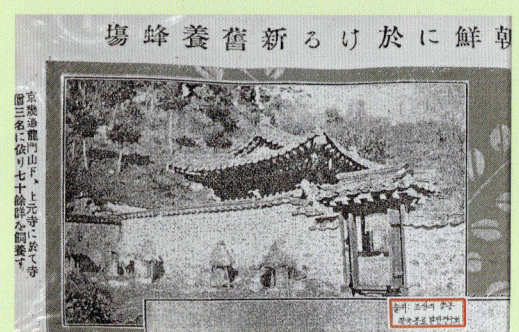
상원사 토종벌 키우는 모습

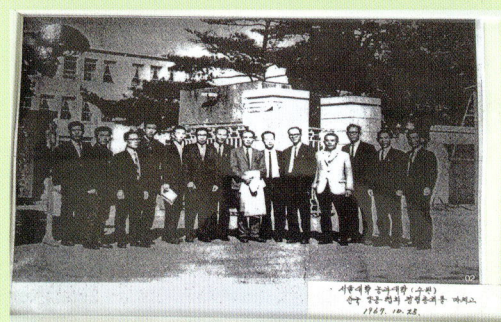
1967년 한국양봉협회 창립 총회

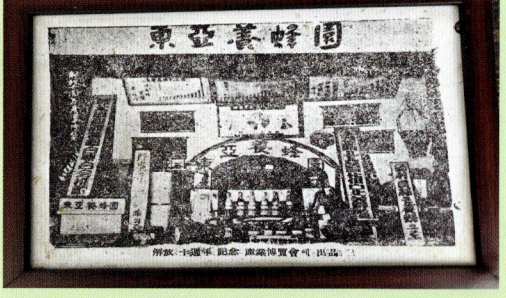
1955년 해방 10주년 기념 산업박람회 동아양봉원 출품

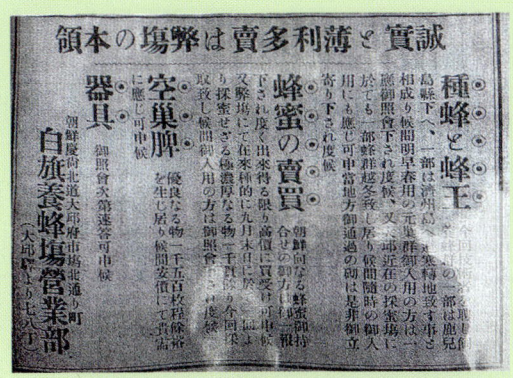
대구 "백기 양봉장영업부" 광고

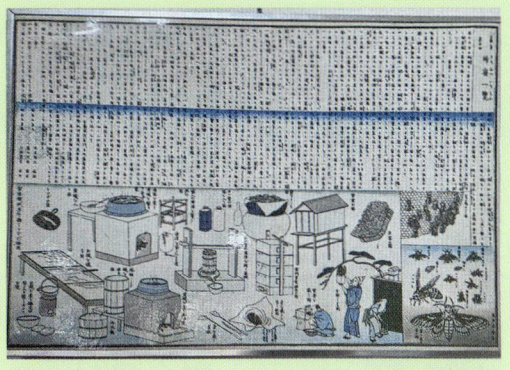
1876년 제작 일본 토종벌 자료 "봉밀일람"

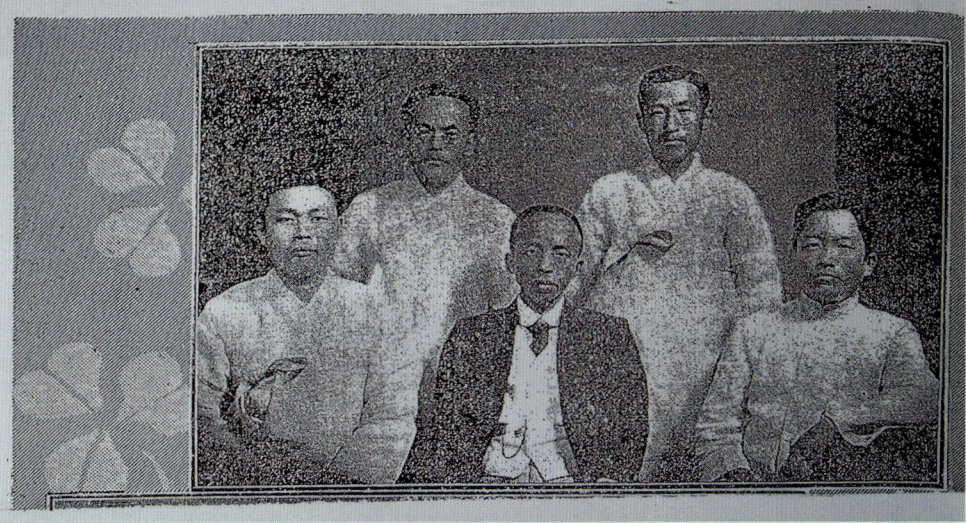
중앙밀봉원 윤신영 선생

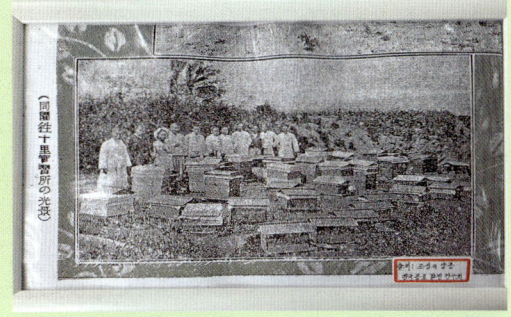
중앙밀봉원 왕십리 양봉 실습소 모습

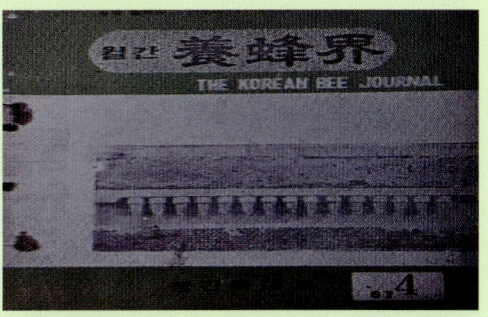
1967년 발간 우리나라 최초 양봉잡지

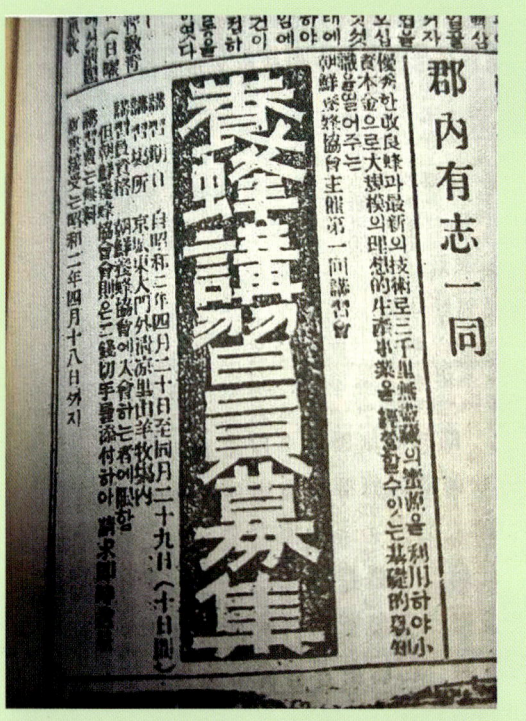
1927년 조선양봉협회 양봉강습원 모집 광고

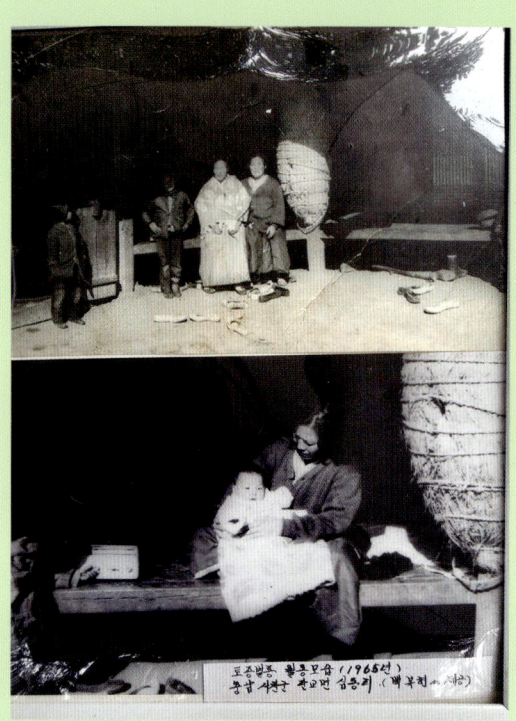
1965년 서천군 토종벌통 월동 모습

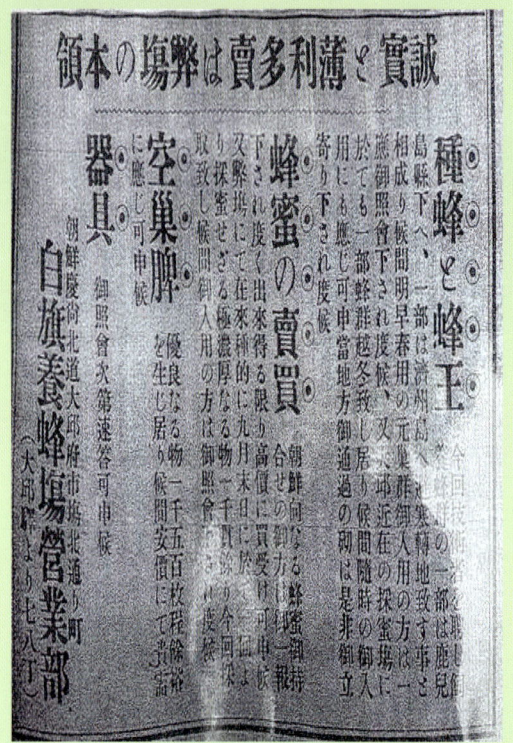
백기 양봉장 영업부 광고

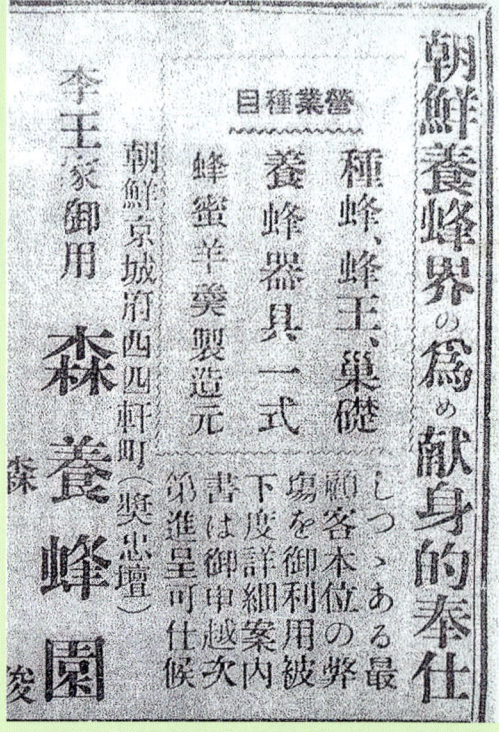
이왕가 어용 서울 장춘단 모리양봉원 광고

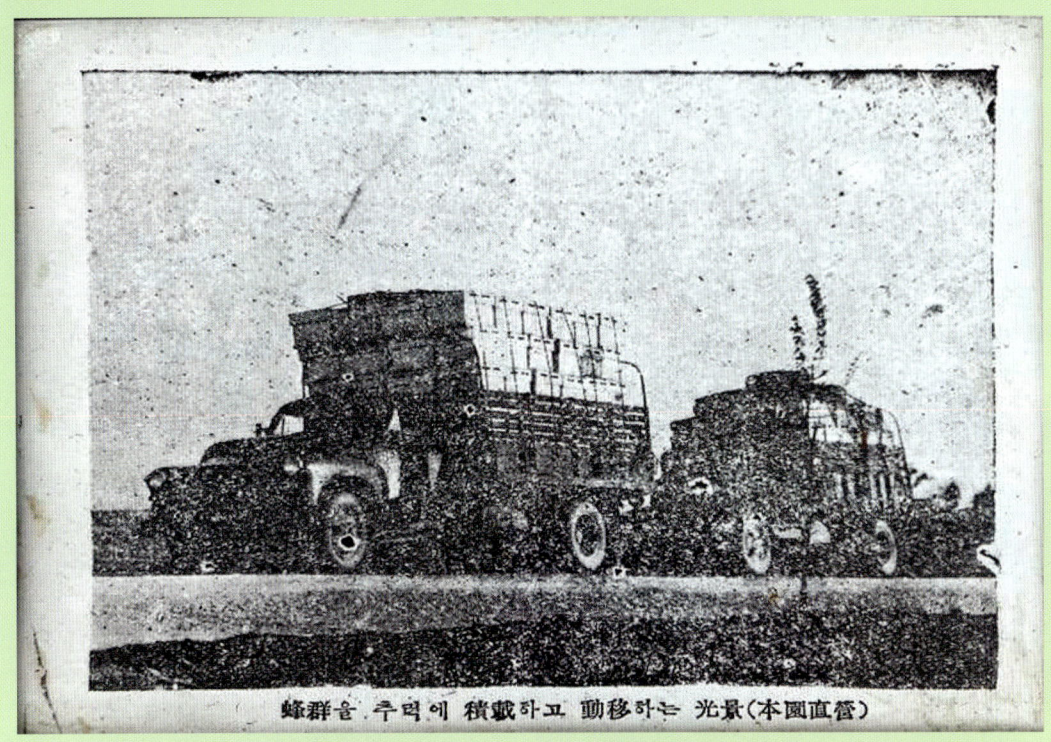

동아양봉원 이동 양봉 트럭에 적재 모습

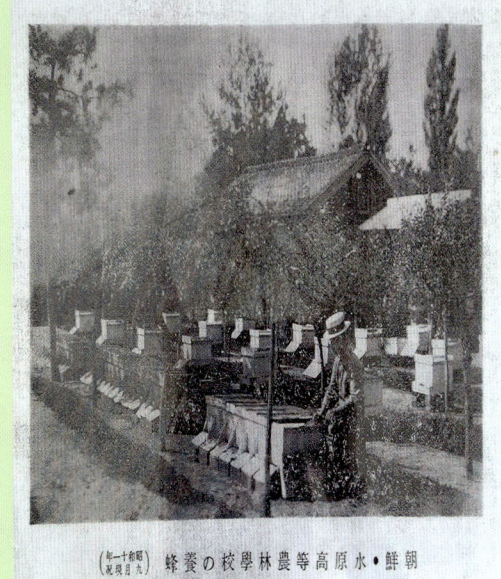

수원농림학교 양봉장 모습

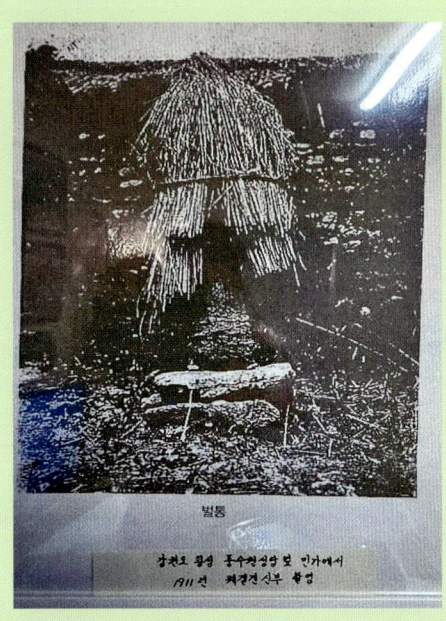

강원도 횡성 풍수원 성당 옆
민가에서 2011년 독일 "구걸근"
신부가 찍은 토종벌통

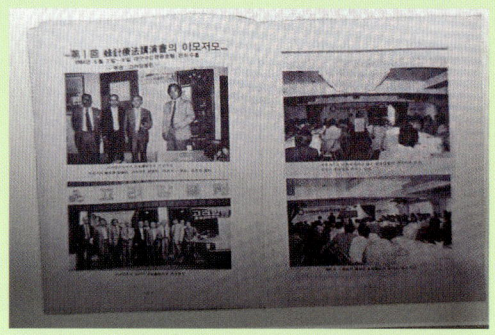

제1회 봉침요법강연회
(1984년 동아양봉원 주관/대구 수성관광호텔)

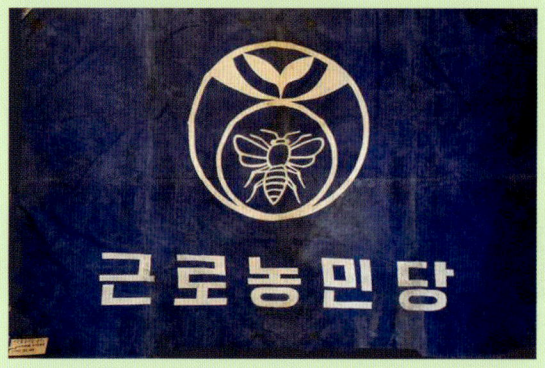

근로농민단 당기

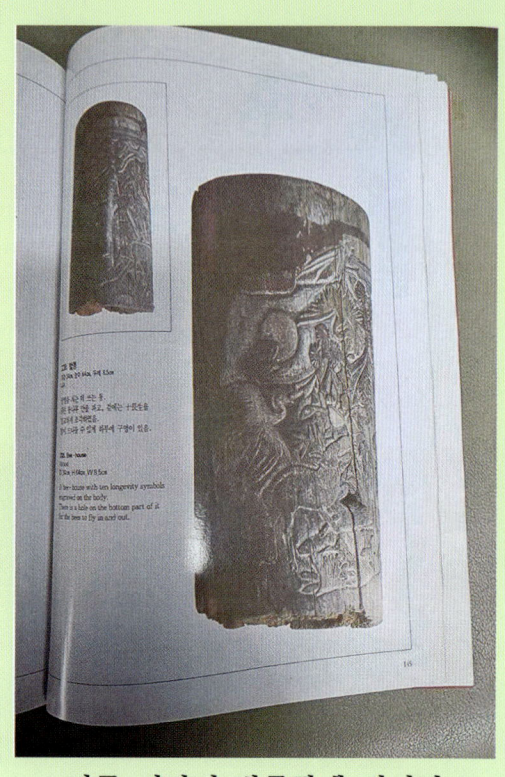

미국 피바디 박물관에 전시된
십장생도 조각 토종벌통

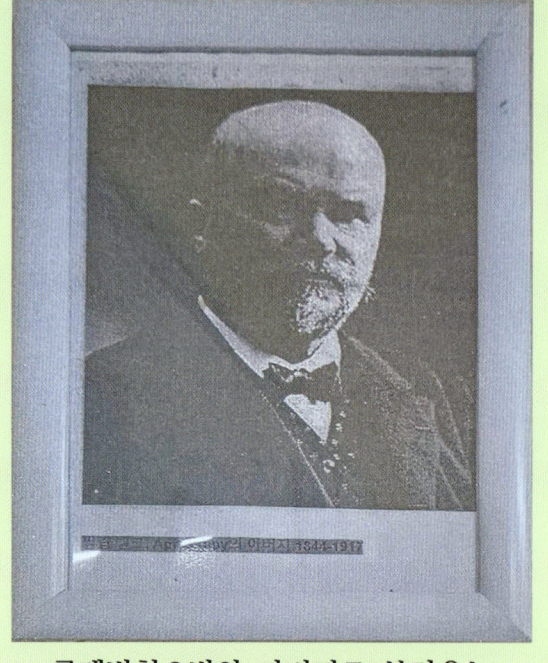

근대벌침요법의 아버지로 불리우는
'필립 텔크' 박사

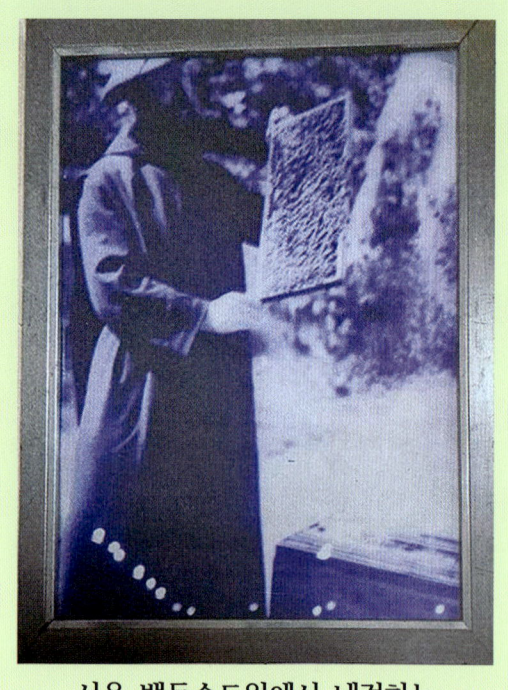

서울 백동수도원에서 내검하는
독일 '구걸근' 신부

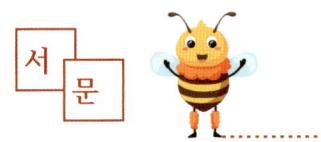

서문

꿀벌은 많은 봉산물을 생산한다. 벌꿀, 로얄제리, 프로폴리스, 화분, 벌독, 밀랍, 벌애벌레, 벌집(노봉방) 등이 그것들이다. 이들을 활용하여 건강관리와 치유를 위해 고대로부터 민간요법으로 오랫동안 계승되어 온 치료법이 봉산물요법 즉 봉료법이다. 이 치료법은 순수 천연요법이면서도 친환경적인 자연요법이다.

그동안 벌침과 봉료법을 알리고자 2014년도에 초판을 발간하였지만 항상 마음속에 많은 부족함을 느껴서 이번에 새로이 다양한 자료들을 보충하고 편집하여 개정 증보판을 발간하게 되었다.

국내에는 수많은 종류의 박물관이 난립하고 있지만 유독 제대로 된 양봉박물관이나 자료관조차 하나 없는 것이 지금의 우리나라 현실이다. 우리나라 양봉의 역사는 삼국시대로부터 이어져 내려올 정도로 역사가 오래되었지만 조상들의 손때 묻은 각종 양봉 서적이나 자료, 도구, 기구 등은 찾아보기도 어렵고 또한 소장하고 계신 분도 거의 없는 현실이다.

이런 연유로 장래 우리 후손들에게 설명해 줄 제대로 된 자료라도 만들어 보자는 취지에서 이 책을 발간하게 되었다. 이 책에는 지금까지 한국근대 양봉의 역사를 정리하고 전국 각처에서 어렵게 구한 자료들을 수집하여 정리하였다. 국내 최초로 조사한 귀중한 자료들도 포함되어 있다.
특히, 대구광역시와 달성군은 우리나라 양봉과 벌침에 메카라는 사실을 알고 있는 사람은 거의 전무하고 학계나 역사가, 양봉인들 조차도 관심을 갖고 있지 않는 현실에 답답함을 느끼지 않을 수 없다. 따라서 양봉박물관이나 자료관을 하루 빨리 건립하기 위한 디딤돌을 마련한다는 점에서 본 책 『신이 주신 선물, 벌꿀 건강법』을 발간하게 되었다.

그동안 수년간 말없이 옆에서 온갖 허드렛일부터 물심양면으로 도움을 주신 김용호님, 꿀벌이 인연이 되어 음양으로 도움의 인연을 맺어온 많은 분들께 감사의 인사를 드린다.

마지막으로 수많은 인간의 생명과 건강을 위해 고귀한 희생을 바친 꿀벌들을 기억하면서 생명과 자연을 지키고 보전하는 모든 분들께 이 책을 바친다.

그동안 혼자서 외롭게 한국양봉의 역사와 뿌리를 찾기 위해 전국 각지의 양봉인들을 찾아 만나고 귀한 자료를 구하기 위해 국내는 물론 해외에도 출장을 가서 그동안 수집한 자료들만 5000여점 이상이 되어 한국양봉박물관, 도서관, 자료관으로써는 손색이 없을 정도로 열악한 환경 속에서 보관하고 있지만, 반만년이나 이어져 내려온 한국에 아직까지 한국양봉박물관 하나 없는 나라!
벌써 근 30여년이라는 긴 세월이 흘러서 동분서주 뛰어다니니 이제는 곧 나이도 80이라는 숫자에 가깝게 다가왔다.
마지막이라는 일념으로 한국양봉박물관 설립에 필요한 수많은 자료 수집과 보탬이 되고자 최선을 다해 3번째 책자를 발간하는 목적이다.
그동안 벌침이 인연이 되어서 개인 지도식으로 교육하는 내용을 총정리하여 새롭게 탄생하는 **"신이주신 선물, 꿀벌건강법"**은 책자를 통하여 독자분들이 건강관리에 도움이 되도록 벌침과 봉료법 및 대체 요법을 알기 쉽고 이해하기 좋게 기술하여 누구나 손쉽게 공부할 수 있도록 하였다.
2009년 5월 26일 네이버에 "벌침과 봉료법으로 무병장수하는 법" 카페 설립, 회원 약 37000명, 접속자 371만 명 이상의 카페를 운영하다 여건이 마땅치 않아 폐쇄를 하고, 다음 카페에 "벌침과 봉료법" 카페를 만들어 누구나 공부할 수 있도록 운영 중이다.
또한, 2014년 8월 "벌침과 봉료법으로 무병장수하는 법" 발행, 2019년 3월 개정판 재판하였으나, 해적판의 범람으로 절판하였지만, 수많은 카페 회원님들과 독자들의 책 구매 요청에 부응하기 위하여 3판으로 새롭게 **"신이 주신 선물, 꿀벌 건강법"**으로 저자가 공부하던 자료와 공부한 것을 집대성 하여 실었으니 가정에서도 마음 편하게 새로운 벌침 교과서라고 생각하면서 공부하여 많은 도움을 받으시길 바랍니다.

2025년 10월

이영기

목차

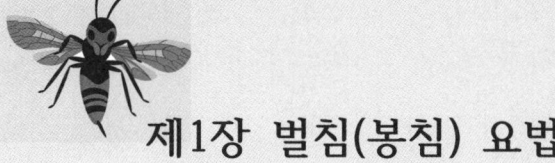

제1장 벌침(봉침) 요법

제1절 벌침 요법의 기초 지식
1. 한국의 벌침과 봉료법 역사 32
2. 외국의 벌침과 봉료법 역사 36
3. 한국 양봉의 역사 38
4. 서양종 벌 한국 양봉 발전에 기여하신 분들 45

제2절 벌침 요법=봉침(蜂針) 요법=Apitherapy
1. 벌침(봉침) 요법이란? 49
2. 벌침에 대한 인식의 전환이 절대 필요하다! 51
3. 세계보건기구가 장려하는 벌침 요법 53
4. 벌침의 구조 56
5. 벌침액의 주요 성분과 약리 작용 58
6. 벌침의 작용 원리와 효능 61
7. 왜? 벌침이 만병통치인 양 생각 하는 이유는? 65

제3절 벌침의 실전
1. 벌침을 위한 도구와 준비물 66
2. 벌침 놓는 방법 70
3. 벌침 알레르기 테스트하는 법 73
4. 벌침을 맞고 나타나는 피부 반응 75
5. 벌침 맞으면 아야!! 소리 지르는 벌독의 화학 반응 77

6. 벌침 과량으로 인한 증상과 대처법 79

7. 벌침의 위력과 성능의 차이점 81

8. 벌침 이상 반응 시 응급처치법 필독!! 83

9. 알기 쉽게 벌침 놓을 곳을 구별하기 85

10. 벌침 시 꼭! 주의해야 할 점과 참고할 사항 87

11. 벌침 놓을 때 주의해야 할 사람 90

12. 벌침 놓는 방법에 따른 치유 효과 92

13. 벌침 마릿수와 유침 시간과 기간 94

14. 벌침 혈의 위치를 정하는 방법(골도법) 98

15. 벌침 혈자리 처방법 101

16. 아시혈(阿是穴) 이야기 103

17. 무병장수 혈자리로 건강 관리하기 104

18. 벌침용 생벌 4계절 관리법 107

19. 벌침 요법과 겸하면 좋은 부항 사혈 요법과 괄사 요법 109

20. 북한의 벌침 중독 자료 112

21. 남성기 벌침 이야기 115

제2장 병증별 치료 처방(病症別 治療 處方)

1. 호흡기계질환(呼吸器系疾患)　120
2. 순환기계질환(循環期系疾患)　121
3. 소화기계질환(消化器系疾患)　123
4. 비뇨기계질환(泌尿器系疾患)　126
5. 신진대사질환(新陳代謝疾患)　130
6. 신경계질환(神經系疾患)　131
7. 부인과질환(婦人科疾患)　137
8. 운동계질환(運動系疾患)　138
9. 소아과질환(小兒科疾患)　140
10. 안과질환(眼科疾患)　142
11. 이비인후과질환(耳鼻咽喉科疾患)　144
12. 피부(皮膚) 및 기타 질환(其他 疾患)　146

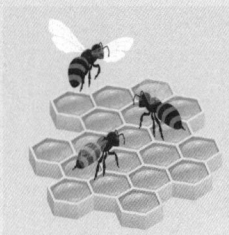

제3장 질병 증상별 벌침 혈자리

제1절 내과 질병

1. 감기   150

2. 기침   152

3. 기관지 천식   153

4. 급, 만성 기관지염   154

5. 급성 폐렴   155

6. 구토   156

7. 딸꾹질   157

8. 급, 만성 설사   158

9. 위염   159

10. 복통(배 아픔)   160

11. 변비   161

12. 황달=간염   162

13. 어지럼증   163

14. 두통   164

15. 고혈압   165

16. 저혈압   166

17. 협심증(심근경색)   167

18. 심계(가슴 두근거림)   168

19. 불면증   169

20. 중풍　170

21. 당뇨병　172

22. 갑상샘 기능 항진증　173

23. 비만증　174

24. 통풍(고요산혈증)　175

25. 전광증(정신분열증)　176

제2절 외과 질병

1. 기운목(사경)　177

2. 관절염좌　178

3. 손목관절 증후군　179

4. 건초염　180

5. 다발성 신경염　181

6. 류머티즘성 관절염　182

7. 요통(허리 아픔)　183

8. 좌골신경통　184

9. 늑간신경통(옆구리 아픔)　185

10. 오십견　186

11. 삼차신경통　187

12. 구안와사(얼굴 신경 마비)　188

13. 림프샘 결핵　189

14. 치질　190

제3절 비뇨 성기 질병

1. 소변 장애 191
2. 방광염(요도염) 192
3. 유뇨증 194
4. 콩팥 및 요로결석 195
5. 고환염 196
6. 전립선염 197
7. 발기부전(음위증) 198
8. 불임증 199

제4절 산부인과 질병

1. 월경통 200
2. 월경 불순 201
3. 무월경 203
4. 대하증 204
5. 산후 복통 205

제5절 피부병

1. 두드러기 206
2. 단독 207
3. 습진 208
4. 신경성 피부염 209
5. 대상포진 210
6. 탈모증 211

제6절 이비인후과 질병

1. 치통 212
2. 인후두염 213
3. 편도선염 214
4. 근시 215
5. 녹내장 216
6. 결막염 217
7. 이명과 난청 218
8. 중이염 219
9. 메니에르병(내이성 어지럼병) 220
10. 비염 221

제4장 봉산물 요법(蜂産物療法)

제1절 벌꿀(蜂蜜) Honey

1. 벌꿀 224
2. 벌꿀의 영양성분과 기능 226
3. 벌꿀의 보관과 활용과 감별법 229
4. 각종 질병에 벌꿀을 이용한 북한의 민간요법들 232
5. 벌꿀을 이용한 각종 활용법 236

제2절 로얄제리(蜂王乳) Royaljelly

1. 로얄제리 238
2. 로얄제리의 영양성분과 기능 239
3. 로얄제리 보관과 복용 240
4. 로얄제리의 미용법 242

제3절 프로폴리스(蜂膠) Propolis

1. 프로폴리스 244
2. 프로폴리스의 영양성분과 기능 245
3. 프로폴리스의 활용 246
4. 봉교 채집과 가공 방법 247
5. 프로폴리스의 복용 248
6. 생활 속의 프로폴리스 활용법 248

제4절 벌화분(蜂花粉) Beepollen

1. 벌화분 250

2 벌화분의 영양성분과 기능 251

3. 벌화분의 채취와 복용 254

4. 화분 미용법 256

제5절 벌유충(蜂蛹虫, 蜂子, 蜂兒) Beelarva

1. 벌유충 257

2. 벌유층의 영양 성분과 기능 258

3. 벌유충의 보관과 활용 260

제6절 밀랍(蜜蠟) Beewax

1. 밀랍 262

2. 밀랍의 영양성분과 기능 263

3. 밀랍의 보관과 활용 264

제7절 벌집(蜂巢) Honeycomb

1. 벌집 269

2. 벌집의 영양 성분과 기능 270

3. 벌집의 보관과 활용 271

제8절 말벌(胡蜂) Vespa

1. 말벌 272

2. 말벌 피해 방지 및 방제 273
3. 말벌침에 쏘임 증상 274
4. 응급처치법 및 준비물 275
5. 말벌독의 이용 276
6. 장수말벌침 체험담 281

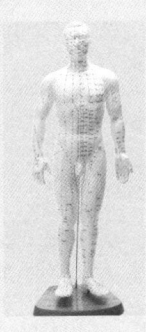

제5장 경혈도와 경외기혈

제1절 수태음폐경(手太陰肺經) 11혈　284

제2절 수양명대장경(手陽明大腸經) 20혈　287

제3절 족양명위경(足陽明胃經) 45혈　290

제4절 족태음비경(足太陰脾經) 21혈　296

제5절 수소음심경(手少陰心經) 9혈　299

제6절 수태양소장경(手太陽小腸經) 19혈　302

제7절 족태양방광경(足太陽膀胱經) 67혈　305

제8절 족소음신경(足少陰腎經) 27혈　313

제9절 수궐음심포경(手厥陰心包經) 9혈　315

제10절 수소양삼초경(手少陽三焦經) 23혈　318

제11절 족소양담경(足少陽膽經) 44혈　322

제12절 족궐음간경(足厥陰肝經)14혈　326

제13절 독맥경(督脈) 28혈　329

제14절 임맥경(任脈) 24혈　333

제15절 경외기혈(經外奇穴) 1　337

제16절 경외기혈(經外奇穴) 2　338

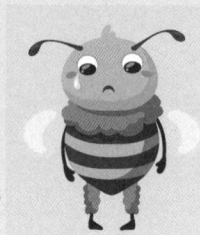

제6장 외국의 벌침 요법

제1절 근대 벌침 요법의 아버지 '필립 텔크' 박사   340

제2절 필립 텔크 박사의 강연문   342

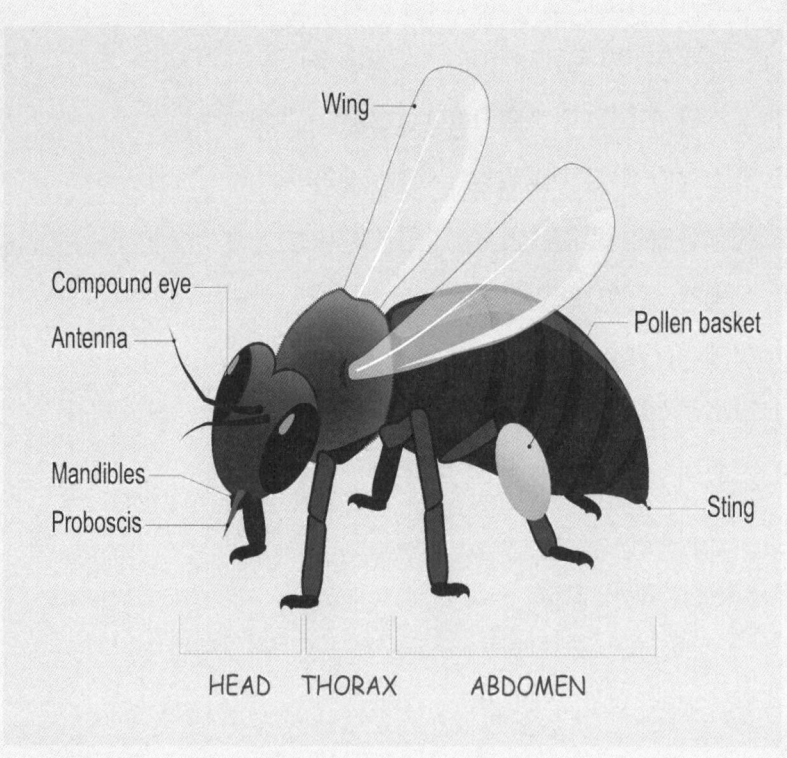

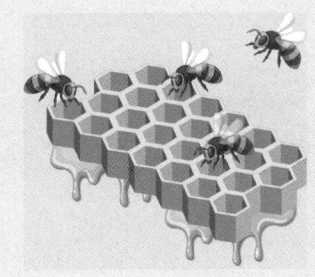

제7장 체험담(치유사례)

제1절 벌꿀 384
• 얼굴 피부 미용 •상호흡도 위축성질병과 비염 치유 •신체 조직의 재생을 촉진 •추위 예방에 최고의 식품!

제2절 로얄제리 388
• 간염을 치유 •간경화, 복수, 비종대를 치유 •신경쇠약, 불면증, 건망증을 치유 •정신병을 치유 •당뇨병을 치유 •암을 극복 •월경불순을 치유

제3절 프로폴리스 397
• 고혈압과 고혈지증을 치유 •구강궤양을 치유 •위, 십이지장궤양 치유

제4절 벌화분 401
• 변비 •간염 •철분결핍성 빈혈 •알레르기 피부염 •천포창. •부녀자의 갱년기 종합증 •여드름과 황갈반 치유 •복용으로 전립선염 치유.

제5절 노소비 411
• 비염 •각종 간염을 치료

제6절 봉용충, 밀립, 기타 414
• 여왕벌 유충주로 설사와 이질 •여왕벌 유충으로 천식 치유 •밀랍으로 뜨거운 물에 데였을 때 치유

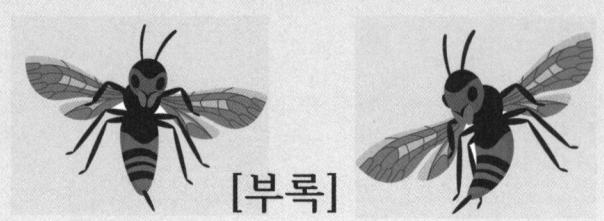

[부록]

1. 봉산물 오행도 418
2. 오행변증표 419
3. 신석기시대의 채밀 모습 420
4. 아피몬디아=Apimondia=국제양봉가협회연맹 421
5. 벌침은 신이 주신 주사약!!! 423
6. 양봉과 봉산물 관련 유용한 사이트 425
7. 다음 카페 "벌침과 봉료법 426

[참고 문헌] 427
"알려드립니다" 429

제1장
벌침(봉침) 요법

제1절 벌침 요법의 기초 지식
제2절 벌침 요법=봉침(蜂針) 요법=Apitherapy
제3절 벌침의 실전

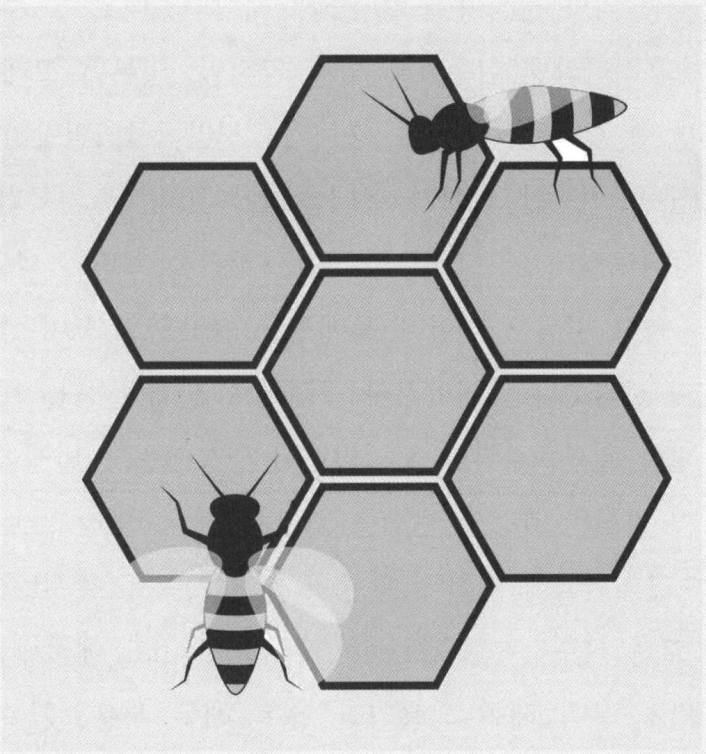

제1절 벌침 요법의 기본 지식

1. 한국의 벌침과 봉료법 역사

 꿀벌에 의해 만들어지는 벌꿀, 로열젤리, 벌화분, 프로폴리스, 벌독, 벌애벌레, 밀랍과 말벌 집을 활용하여 각종 질병 치유와 건강 영양 식품으로 이용한 역사는 기원전부터 시작되었다.

 우리나라는 고구려, 신라, 백제 삼국시대 때 중국의 당나라로부터 각종 의학 서적이 도입되면서 시작되었다고 볼 수 있다.

 우리나라엔 현존하고 있지 않지만, 일본의 고대 의학서적인 '의심방'에 기록된 내용에 출처가 '신라법사비밀방'이라는 노봉방(말벌집)을 이용한 남성기 확대를 위한 비법이 기록되어 있으며 허준의 동의보감에 이르기까지 수많은 봉산물 처방이 나와 있다.

 특히 벌침은 산이나 들에서 자연적으로 쏘여 수년간 아팠던 통증이 사라졌다는 이야기가 구전으로 전해왔지만, 1908년부터 서양 종벌이 일본으로부터 도입되면서 양봉인들이 벌침에 쏘여가면서 하나씩 벌침의 효능에 관심을 갖고서 시작되었다고 보인다.

 우리나라에 벌침에 관한 최초의 기록으로는 1957년 4월에 발행한 '조선밀봉원 총람(korean bee jouranal)'에 '체험에서 온 봉독 요법', '봉독 해독 외용약과 봉독 해독 복용 약'이라는 내용과 봉독

요법은 세계의 이목 거리라는 기사가 쓰여 있다.

 1945년 해방 후 대구에서 '동아양봉원'을 설립한 신장환 사장이 1955년 해방 10주년 기념 산업박람회에 벌꿀을 비롯한 봉산물과 양봉 관련 기구들을 전시하여서 양봉 산업을 알렸고 또한 가장 큰 업적으로서는 우리나라 최초의 양봉 잡지 '월간 양봉계'를 1967년 4월 1일 창간호를 발간하여 여기에 양봉인들에게 알리기 위해 '봉침 요법-양봉가 자가 요법을 위하여'라는 제목으로 일본의 나까다(中田榮一) 씨의 벌침 요법에 관한 글을 번역하여 매월 연재하여 소개하여 이때부터 양봉가들 사이에서 입소문으로 벌침이 좋다는 인식을 갖고서 일반인들까지도 차차 알려지게 되었고 특히 봉산물에 관한 효능도 소개되어 봉료법을 체계적으로 알려지게 된 계기가 되었다.

 이후 1977년 중국 봉침 학회(방주 회장), 1979년 일본 봉침 연구회(후까자와 고이찌 회장)가 발족되었다.

 우리나라도 대구 고려양봉원 고상기, 고상훈 원장이 봉침을 체계적으로 알리고자 1984년 5월 7일~8일에 대구 수성관광호텔 은하수홀에서 일본 봉침 요법 연구회 '후까자와 고이찌 회장, 오다 나오끼, 하시모도 히로시, 야마다 고세이, 요네꾸라 온' 5명이 강사로 초청되어 강연회를 개최하였고 이때 '초심자를 위한 봉침 요법'이라는 벌침 소책자를 발간하였다.

 그 당시 1984년 12월 13일~15일 서울 반도유스호스텔에서 양봉인들을 위한 한일 봉침 전문가 초청 봉침 요법 강연회도 개최되었고 매년 봉료 연수회를 통해 회원들에게 교육과 정보, 자료 제공으로 봉료법 발전과 연구에 크게 기여하였다.

이후 일반인들에게도 알려져 각종 봉침 연구회도 생겨나 관심을 갖고서 연구하고 공부하는 계기가 되었다.

또한 1984년 12월 1일 제1호 '봉침'이란 기관지가 발간되어 매년 한국 봉료 보건 연구회에서 연수회를 겸한 세미나 교재로 발간되어 벌침의 발전을 위해 크게 기여하였으나 아쉽게도 2019년 11월 23~24일 경북 칠곡군 왜관 소재 '꿀벌나라 테마공원' 옆 호국 평화 공원 2층 세미나실에서 발간한 교재가 마지막이 되었고 '한국 봉료 보건 연구회' 조직도 유명무실한 단체가 되어버린 현실이 안타까울 따름입니다.

국내 벌침(봉침)에 관한 책자로는 1983년 한국 봉침 요법 연구회 임병두 회장의 '봉침 요법 해설', 1985년 성은찬의 '난치병의 봉침 요법', 1987년 조광일의 '봉침학', 1993년 이병국의 '벌침 봉침의 비방' 책자가 발간이 되어 있을 정도이다.

특히 양의사나 한의사들이 참조하여 공부하고 있는 봉독 주사를 놓기 위한 책자로는 1992년 외과의사 김문호 박사의 '봉독 요법과 봉침요법', 2003년 경희대 한의대 교수 고형준, 권기록, 안창식 박사의 '봉독 약침 요법', 2004년 신용승 한의사의 '도해임상 봉약침 요법', 2012년 서용석, 정현정 한의사의 '실전 임상 증량식 봉침 요법' 책자도 나와 있다.

 지금까지 이렇게 수많은 책자가 나와 있지만, 실제로 건강 관리에 활용하기에는 한정된 자료와 정보로서는 부족함이 많지만, 특히 인터넷에서 떠돌아다니는 왜곡된 정보와 자료들이 범람하고 있는 현실 속에서 심히 염려하면서 이번에 누구라도 알기 쉽게 벌침과 봉료법 공부에 도움이 되시도록 『**신이 주신 선물, 꿀벌 건강법**』 책자를 통해 알려드리고 싶은 마음 간절합니다.

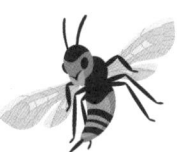

> 벌침은 신이 주신 천연 주사약!!!
> 봉산물은 신이 주신 천연 보약!!!

2. 외국의 벌침과 봉료법 역사

세계 각국의 벌침과 봉료법 역사는 꿀벌과 봉산물(벌꿀, 로열젤리, 프로폴리스, 벌 독, 화분, 밀랍, 벌 애벌레, 밀랍, 말벌)에 관한 이야기는 고대 신화로부터 성경, 불경, 코란에서도 언급하고 있을 정도로 유구하다.

세계 각국에서는 벌침과 봉료법에 관련된 연구 논문 발표가 매년 1만 건 이상 쏟아져 나오는 현실이고 또한 양봉가를 비롯한 의학자, 화학자, 식품영양학자, 생물학자, 과학자들이 각자의 연구 학회에서나 단체에서 발표하고 있으며 특히 2년마다 개최하는 APIMONDIA(국제양봉회의)에서도 저명인사들의 최신 임상 자료와 연구 결과를 발표하고 있는 실정이다. 그러나 한국의 벌침과 봉료법에 관한 연구 발표는 극히 미미한 현실이다.

고대로부터 각종 의학 기술이 쓰여 있는 서적뿐만 아니라 전통 의학을 바탕으로 한 민간요법으로써 바빌론, 이집트, 그리스, 로마, 페르시아, 에티오피아, 유럽, 인도, 중국, 인디언 등등 나라에서 꿀벌과 봉산물이 하나의 비방으로 기록되어 있고 활용한 것은 사실이다.

의학의 아버지로 불리는 그리스의 히포크라테스(BC 460년~377년)는 벌 독은 대단히 신비한 약이라고 칭하였고, 로마의 플리니우스(AD 23년~79년)는 그의 저서인 'Natural History'에서 꿀벌의 치료에 관련된 많은 기록도 있다. 그리스 의학자인 갈레노스(AD 130년~200년)는 꿀벌의 치료법에 관해 수많은 기록물을 남겼다.

프랑스의 샤르마뉴(742년~814년) 대제는 지병인 통풍을 벌침으로 치료하여 기적적으로 완치하였다는 기록이 있을 정도로 세계 각국의 유명 인사들의 임상 사례를 일일이 나열하기엔 너무나 방대하다.

벌침을 공부하는 사람들은 반드시 근대 벌침 요법의 아버지로 불리는 루마니아 태생의 독일 외과의사인 필립 텔크(1844년~1917년) 박사를 꼭 기억해 주시길 바란다.

필립 텔크 박사는 1888년 '벌침과 류머티즘과의 특이한 관계'라는 논문을 오스트리아의 의학잡지에 발표했지만, 그 당시 주변의 의사들은 믿지도 않았고 차가운 시선으로 보았지만 아랑곳하지 않고 25년여 간 꾸준한 환자들에게 벌침을 놔주면서 경험한 임상 발표를 1904년 유럽 양봉가 월례 회의에서 강연한 내용을 본 책자에서도 소개했으니 한번 정독해 주시길 부탁한다.

3. 한국 양봉의 역사

우리나라 근대 양봉의 역사는 서양 종벌 도입 시기를 기준으로 할 때 너무나 왜곡된 정보와 자료들이 난무하고 있고, 정부나 양봉협회, 학계까지도 기록 자료조차도 없어 혼란만 가중되어 설왕설래하는 모습을 보면 안타까울 정도며 이것을 밝혀내는 양봉 농업 역사 전문가도 없는 현실이기도 하다.

그러나 필자가 한국에서 벌침의 역사를 찾기 위해 노력을 하다 보니 자연히 서양 종벌 도입 역사가 거의 대부분 근거도 없이 독일 선교사가 일본에서 갖고 왔다는 설이 가장 많이 인터넷이나 각종 책자에서까지 기록되어 있지만, 이는 1911년 2월 일본에서 서양 종벌을 갖고 와 서울에 있는 '백동수도원'에서 꿀과 밀랍을 얻기 위해 벌을 키웠다는 기록이 있지만 국내 어느 곳에서도 양봉을 하였다는 기록은 전혀 찾아볼 수 없다.

1910년 대구시 달성군 논공면에 있는 '백기 양봉장'에서 일본인 '오까모또'씨와 '시로하타 겐요'씨가 양봉을 했다는 기록물을 찾아 처음으로 공개적으로 알렸지만 이 자료의 출처는 필자가 2015년도에 일본 기후시에 있는 '와타나베(渡邊) 양봉장'에 찾아가 일본 근대 양봉 책자에 실려 있는 '조선의 양봉'이라는 소책자를 보고서 입수한 정보를 일본 나고야에 있는 쥬니찌(中日) 신문사 기자의 도움으로 자료를 받은 63페이지 분량의 내용이다.

제1장 벌침(봉침)

지금은 일본 고서점상으로부터 어렵게 수소문하여 고액으로 구입하여 실물을 갖고 보관하고 있다.

이 책자의 내용은 일본 근대 양봉의 선구자로 잘 알려진 '와타나베 히로시(渡邊 寬)' 사장은 1908년도에 처음으로 한국에 방문해 아마도 (확실한 기록물은 아직 못 찾았음) 장래 한국 양봉 시장 조사차 서울 원서동에 있는 '중앙 밀봉원' '봉파 윤신영' 선생을 만나 뵙고 교류를 하다가 1920년 11월 1일 발행한 '양봉지우' 138호 특집호로 '조선의 양봉'이라는 제목으로 만든 별책 부록으로 1920년 9월 11일~9월30일까지 한국을 재방문하여 개성, 평양, 옥천, 목포, 대구, 밀양, 부산에 위치한 대표적인 양봉장을 방문하고 조선총독부에서 한국의 전반적인 양봉 실태 조사와 자료들을 수집해 갖고 가서 한국에 종봉과 각종 양봉 기구 판매와 양봉 기술 전수에 전력을 다한 사람이다.

이 책자엔 그 당시 국내 최초의 1세대 양봉가인 윤신영 선생을 비롯한 양봉인들과 찍은 사진, 왕십리 양봉 교육 실습장, 수원 농림학교 양봉장 모습, 대구 달성군 백기 농장 등의 소중한 한국 양봉 역사 관련 사진 자료들이 실려 있다.

한편 일제 강점기 시대 때 최초의 근대 양봉 관련 전시회 자료로는 제1회 경상북도 물산공진회가 1913년 11월5일~19일(15일간) 대구부 공립 대구농업학교 부지(현 사대부고 자리)와 인근 부지 및 잠업전습소(현 중구청 인근)에서 경상북도 전 지역에서 생산한 물품

9,737점을 출품하여 무려 13만여 명이 관람하여 참석한 대구에서의 최초 대규모 전시회였던 것 같다.

여기 자료들을 통해서 우리나라 양봉 관련 전시품은 착밀기(꿀 짜는 기계), 제납기(밀랍 제조기), 밀광연반기(벌꿀집 운반기), 훈연기, 포봉기, 양봉기가 전시되었다고 기록이 있지만 실물 사진이 없어서 많은 아쉬움만 남는다.

이렇게 한국 근대 양봉의 도입 역사와 배경을 살펴보자면 과거 아픈 역사가 있었지만, 일본이 한국에 1905년 1월 1일 서울-부산 초량간 경부선 철도 개통과 1905년 부산-시모노세끼 부관 연락선을 운행함으로써 각종 장비와 물자 수송에 힘입어 농수산물 수탈 목적으로 1910년 '동양척식주식회사'를 통한 농업 이민자를 매년 1만 명 이상 유입시켜 분산했을 당시 일본 양봉 농가도 유입이 되어서 재래종 양봉보다도 서서히 서양종 꿀벌로 변환되는 시점이 1920년부터 본격적으로 한국의 근대 양봉이 시작되었다고 보인다.

1920년 처음으로 동아일보사 신문이 창간되면서부터 1922년 2월 6일자 광고 기사에 '중앙밀봉원' 창립 10주년 피로연을 개최한다는 알림 광고도 있다.

1912년 5월 중앙양봉원을 창업하신 '봉파 윤신영' 선생이 한국의 서양 종벌로 양봉을 하신 개척자이면서 한국 양봉 산업의 기초와 선생님의 저서인 한국 최초의 양봉 교과서인 '실험 양봉' 책자를

제1장 벌침(봉침)

1917년도에 초판을 발간하고 1924년에 3판까지 발간하여 양봉 산업 발전에 토대를 만드신 분이기에 모든 것을 종합적으로 판단하더라도 우리나라 최초의 서양종 꿀벌의 도입 역사를 1908년 윤신영 선생으로 한국 양봉 역사 기록을 정립하도록 정부, 양봉 협회, 양봉 조합, 학계 등등에 정중히 건의를 드린다.

올바른 역사와 자료들을 반드시 우리 후손들에게도 전해주고 알려줘야 한다!!!

이런 와중에 반만년이나 이어져 내려온 양봉 산업인데 아직 1,500여 개 이상의 각종 박물관, 미술관 전시관이 국내에 산재해 있지만, 유독 한국양봉박물관 하나 없는 나라!!!

우리나라 양봉을 하신 조상님들과 우리 후손들에게도 부끄러운 현실!!!

왜?? 이런 현상이 일어났는지는 누구나 한국양봉박물관을 통하여 모든 양봉인과 국민에게 알려야 한다는 인식과 개념도 없었고 또 우리 조상들의 양봉 관련 모든 자료가 거의 소실이 되어 찾을 수 없는 문제점이 가장 크고 또 양봉인들뿐만 아니라 국민에게 한국 양봉 문화라는 단어조차도 정립이 안 되어 있는 현실이 가장 크다.

그동안 한국양봉박물관 설립을 위해 30여 년간 전국 각지와 외국에까지 가서 각종 양봉 및 봉산물 서적과 희귀 자료들을 수집해 왔었고, 그밖에 각종 양봉 관련 다양한 도구나 그림, 우표, 도자기, 소품 등등이 모두 5,000여 점 이상 수집해 놓아 하루빨리 한국양봉박물관이 설립된다면 기증하여 전시해서 국내뿐만 아니라 세계 각국의 양봉인들이 한국양봉박물관을 찾아서 우리 선조들의 얼과 혼이 서려 있는 모습을 보여주도록 해야 한다.

한국 양봉의 역사를 논하자면 우리가 흔히 이야기하는 동양종 꿀벌인 토종벌은 우리나라에서도 벌 화석이 경남 창녕 우포 습지 입구에 위치한 엘라&곤충박물관 관장님이신 '김왈수'님이 경북 안동에서 발굴한 벌 화석이 전시되어 있다.

실물 사진은 다음 카페(http://cafe.daum.net/yingyang) '벌침과 봉료법' 앨범 란 '엘라 화석&곤충 박물관 방문기'에서 자세히 볼 수 있다.

우리나라도 벌 화석을 통해 본다면 아마도 2,000여만 년 전부터 우리 민족의 영산이 백두산 주변에서 자생하여 점점 고조선, 고구려, 백제, 신라 때부터 지금까지 전통적으로 이어져 내려와 정착한 토종벌(재래종 벌)이 서식했음을 알 수 있다. 그리고 일본의 역사서인 '일본서기' 권 24의 기록에 의하면 643년 백제 의자왕 아들 '여풍' 태자가 일본에 토종벌 4통을 가지고 가 전해줬다는 기록도 있다.

또한 기록상으로 발해 시대 때 벌꿀과 밀랍을 일본으로 선물한 기록과 경주에서 발견한 밀랍초 심지를 자르는 가위, 에밀레종을 만들 때 밀랍주조법으로 제작했다는 설 등등을 추정해 보면 삼국사기에 나오는 신라본기 신문왕 3년(683년)에 왕이 김흠은의 딸을 부인으로 맞이할 때 납폐 품목에 쌀, 술, 기름, 벌꿀, 간장, 메주, 포 등을 135수레 보냈다는 기록이 있을 정도로 벌꿀이 중요하게 사용

됨을 알 수 있다.

고려시대 때는 주로 사찰에서 양봉을 많이 하였고, 조선시대에서는 사찰뿐만 아니라 양반가들의 집에서 토종벌을 길렀던 역사 기록물 자료가 많이 있다.

참고로 1910년~1919년 기준으로 조선총독부 양봉 실태 조자서에 의하면 그 당시 우리나라 농가 총수 약 262만 가구 중 양봉 농가 양봉 가구 수는 55,924가구, 벌사양군 수는 118,813군(한봉, 서양종 벌 포함) 정도로 1910년 이전까지만 해도 우리나라는 양봉의 왕국이라고 불릴 정도로 전국 각 민가에서도 벌을 키웠다.

	양봉 호수	재래종 군수	양봉 군수
경기도	2,677	6,096	1,427
충청북도	3,060	3,603	167
충청남도	1,755	2,950	279
전라북도	2,844	8,498	223
전라남도	3,795	5,437	180
경상북도	5,266	7,568	906
경상남도	4,460	7,946	360
황해도	3,324	7,174	206
평안남도	4,214	7,720	24
평안북도	7,904	19,514	5
강원도	10,945	26,413	60
함경남도	5,435	11,822	25
함경북도	61	156	-

이 조사표를 보면 실로 우리나라는 양봉의 왕국일 정도로 전국 각지에서 양봉업을 하고 있었고 재래종벌(토종벌)은 삼국시대부터 양봉 기술이 이어져 내려왔기 때문에 가정에서 소규모 약용으로 벌꿀과 밀랍을

얻기 위해 영위해 왔다고 보인다. 그러나 서양종벌 도입은 초창기로써 1905년 을사조약을 강제로 체결한 후 농촌의 개량이라는 명목으로 1906년 '수원권업모범장'을 설립하여 이중 양봉 경영으로 재래종벌의 조사, 연구, 실험을 하면서 1912년 삿포로대학 '하시모토' 박사가 서양종벌을 도입하여 '도미다(富田信次)'씨의 강의록으로 실습생들을 받아들여서 양봉 기술을 전수했다.

그리고 서양종벌의 각 도청 양봉 시설은 충청북도청에서 1908년 양봉 기구 도입, 전라북도청 1910년 광식소상 도입을 하고 1916년 전주에서 양봉 강습회 개최, 함경북도청 1914년 양봉 기구 도입, 평안남도청 1916년 양봉 기구 도입, 전라남도청 1920년 일반인과 지방 유지들에게 양봉 기구 안내서 배포를 '와타나베' 양봉장에서 공급했다.

또 평안남도 영원군 축산조합에서 1917년 군내 6개소에서 양봉 강습회를 개최할 당시 청강자가 무려 3천 명(여자 38명)이 되었다고 하니 관심이 대단하여 이를 계기로 평안북도 선천군, 경상북도 영양군과 군위군 축산조합에서도 양봉 교육을 시작하고, 1915년부터는 각지의 공립보통학교 10여 곳에서 양봉 교육도 시작하였다.

특히 창경궁에서 이왕 전하의 관심과 취미로 1919년 수군의 서양종벌을 서울 장충단에 있는 '모리 양봉원'에서 공급하여 시범적으로 양봉을 행했다.

그 당시 '모리 양봉원'은 양봉을 하면서 각종 양봉 기구를 판매하는 이 왕조 전용 양봉원이었다.

4. 서양종 벌 한국 양봉 발전에 기여하신 분들

지금까지 분단된 나라이기에 북쪽에서도 양봉이 대단히 활성화되어 있다는 통계도 있지만, 북쪽의 양봉 자료를 찾는 것은 아마도 통일이 되어야 찾아서 알아볼 수 있을 것 같다. 북한의 양봉 자료들은 필자가 1920년~1935년도까지 양봉원 자료들을 많이 찾아서 갖고 있다.

1) 봉파 윤신영 선생

서울특별시 원동 30번지

1917년 12월 18일 '실험 양봉' 발간

(우리나라 최초의 양봉 교과서로써 주로 독일식 양봉 영향 위주)

현재로는 한국에 최초로 서양종 벌인 이탈리안종을 일본에서 수입하여 양봉을 하신분으로 1908년 국내 최초로 서양봉벌로 시작하여 1910년 서울 원서동에서 중앙양봉원을 설립해 각종 양봉 자재와 기구들을 판매하면서 왕십리에서 양봉실습장을 운영하며 후학들을 위해 양봉을 하시면서 양봉 보급을 위한 교육에 힘써 노력하신 분이다.

2) 소정 이근영 선생

경상북도 달성군 하빈면 하산리 1412번지(대구시 달성군에 위치한 지방문화재 '하목정' 부근)

1918년 9월 25일 '양봉신편' 발간

우리나라 두 번째 양봉교과서로써 일본의 '야오야나기'씨의 양봉법에 많이 영향 받음)

3) 조선밀봉원 조상열 사장

서울시 서대문구 북아현동 1-263번지

1955년 조상열, 조영태 공저 '양봉학' 발간(650페이지 분량으로 아직 못 구했음)

조상열 씨는 1921년 조선밀봉원을 창업하시고 전국 양봉조합 연합 회장으로 역임.

조영태 씨는 의학박사로써 조선밀봉원에서 1년에 부정기 간행물인 '조선밀봉원총람'을 발간하는 주필로써 활동하셨고 미국 정부 농무성 양봉 연구소와 해외 각국의 양봉인들과 교류하시면서 양봉의 현대화 역할로 활동. 또 조성태 박사는 미국 '데탕트' 양봉회사 주재원 및 기술고문으로 활동하신 분

4) 고려양봉원 고용호 사장

일본 오사카 농림학교를 졸업하시고 일본 기후현에 있는 '와타나베 양봉원'에서 1년간 양봉 연수를 하시고 귀국하여 처음에 서울에서 '고궁 양봉원'을 설립하였고 이승만 정부 당시 청와대에서 양봉도 하시고 우리나라 최초로 양봉과장으로 재임하시다가 6·25 사변 후 대구로 내려와 고상기, 고상훈 씨와 함께 대구에서 '고려 양봉원' 설립, 1960년 '양봉종전' 발간

5) 동아 양봉원 신장환 사장

실로 근대 한국 양봉 발전을 위해 크게 활동하신 분이다.

1955년 광복 10주년 기념 전시회에서 각종 봉산물과 양봉 기구를 전시하여 알리고 1967년 우리나라 최초의 양봉 잡지인 '월간 양봉계'를 발간하여 전국에 계신 양봉인들에게 양봉 기술과 정보를 알려주는 등댓불 같은 역할을 하신 분이다.

저서로는 '꿀 사용법', '봉침 요법'

6) 전 한국양봉협회장 정해운 회장

한국양봉협회장을 3번이나 하시면서 우리나라 양봉인들에게 밀원식물의 중요성을 알리기 위해 2005년 12월 25일 '한국의 밀원식물' 서적을 발행하여 전국의 양봉인에게 소개하여 밀원수에 관한 중요성과 밀원수 식재로 인한 양봉 산업 발전에 피력하시고 이바지하신 분이다.

이 책자는 산림청 국립산업과학원 특용수 연구실장 정헌관 님과 대구대학교 생명환경대학 학장 류장발 교수와의 공저로 137여 종류의 밀원식물에 관한 자료들이 수록돼 있다.

또한 대구 고려 양봉원 고상기, 고상인 사장과 '한국 봉료 보건 연구회'를 발전시켜서 양봉인들에게 벌침과 봉료법을 알려서 국민의 건강 관리에 도움이 되도록 피력하신 분이다. 그러나 현실은 한국 봉료 보건 연구회가 유명무실하게 되어서 한국 벌침 역사의 흔적으로만 남아 있지만, 기록물들은 필자가 거의 대부분 수집하여 보관하고 있기에 앞으로 한국양봉박물관이 설립되면 전시하여 공개하도록 하겠다.

7) 한국양봉협회 이사 겸 사무국장을 역임하신 유영수 님

과거 한국양봉협회 사무국장을 역임하셨던 유영수 씨의 1988년 10월 15일 발간 '한국 근대 양봉 연구' 책자에 윤신영 선생에 관한 자료와 우리나라 최초의 양봉 교과서 '실험 양봉'과 '소정 이근영' 선생의 '양봉신편' 독인 퀘겔겐(구걸근) 신부의 '양봉요지'에 관한 자료들을 소개한 내용글을 참조하시길 바란다. 아울러 이 책자에 기록된 수많은 자료는 한국 근대 양봉의 역사를 밝혀내기 위해 자료 수집에 크나큰 일을 하신 분이시다.

저서로는 '한국 양봉 총람(1983년)', '한국 양봉 이민의 현황과 전망(1986년)'

제2절 벌침 요법=봉침(蜂針) 요법=Apitherapy

1. 벌침(봉침) 요법이란?

 벌침 요법, 즉 봉침 요법은 살아 있는 생벌을 우리 피부에 쏘여서 아시혈을 기본으로 하여 경혈, 경외기혈에 물리적인 자극과 화학적인 약리 작용을 통해 각종 질병의 예방과 치유를 위한 자연 요법이면서 천연 요법이다.

 이런 연유로 세계 여러 나라에서도 민간요법으로서 널리 활용도 하고 전통적으로 이어져 내려오고 있다.

 종종 동양 의학에서 '일침이구삼약(一鍼二灸三藥)'이라 하여 각종 질병 치유에 우선순위를 두어서 행하고 있지만, 벌침 요법이야말로 모두가 동시에 행하는 생물 요법인 것이다.

 벌침 요법은 예부터 해외 각국에서 임상을 통하여 쌓아온 경험과 연구를 통하여 실로 놀라울 정도로 발전하고 연구를 하고 있으며 중국과 인도네시아에서는 벌침 전문 병원도 있으며 우리나라에서도 외과나 통증의학과나 한방병원에서 봉독 주사로 많이들 활용하고 있는 실정이다.

 현재 실질적으로 일반인들이 자가 시술을 위하거나 병원이나 한의원에서 쓰이고 있는 벌침 치료 방법에는 꿀벌을 이용한 생벌침, 꿀벌의 침을 급랭하여 사용하는 냉동 벌침, 꿀벌의 벌침 액을 전기적 자극으로 추출하여 정제 가공한 봉독 주사약 또는 봉약침이 있으며 그밖에 봉독 크림, 봉독 연고, 봉독 파스, 봉독 괄사, 봉독 초음파 투입법 등등이 있다.

그동안 세계 각국의 의학자, 화학자, 과학자, 봉료 연구가들에 의해 벌침 요법에 대한 작용기전과 임상 효과면에서 이미 과학적으로 밝혀낸 연구 논문과 자료들도 수많이 알려진 현실이며 일반 민간인들도 벌침으로 본인과 가정의 건강 관리를 위해 자가 벌침 치유 사례들도 신기할 정도로 많은 체험담을 경험하고 있습니다.

벌침 요법은 신체의 기능적 장애뿐만 아니라 중풍, 치매, 파킨슨병, 통증, 마비, 경련, 각종 염증성 질병을 포함한 내과, 외과, 신경과, 피부과, 이비인후과 등등의 지병뿐만 아니라 각종 암, 희귀병, 난치병까지 벌침 요법이 많은 도움이 된다는 사실을 독자들이 직시해 주시길 바라는 마음입니다.

앞으로도 각종 질병의 치유 사례들을 종종 다음 카페 '벌침과 봉료법' 카페에서 소개해 드리도록 하겠습니다.

2. 벌침에 대한 인식의 전환이 절대 필요하다!

벌침에 대한 인식의 전환이 절대 필요하다!

누구나 남녀노소 불문하고 '벌'이라는 소리만 들어도 벌에 쏘이면 두렵고 무서워하고 공포스럽게 아픔을 느끼는 것은 동서고금을 통해서도 모두 똑같은 생각을 갖고 있는 것은 당연하다. 더구나 '장수말벌'이라는 단어만 들어도 공포스럽고 혐오하고 두려움을 느끼게 되겠지만, 이것을 공부하고 잘만 활용한다면 암은 물론 희귀병, 난치병, 불치병 같은 치유에 세상에서 가장 유용한 명약이라는 것을 아시는 사람들은 극소수이다.

이것은 꿀벌이나 말벌에 쏘이면 아픈 통증과 가려움을 동반한 붓기에 대한 두려움과 종종 매스컴이나 방송, 인터넷에서 치명적인 사망 사고 뉴스를 접하기 때문에 의사나 한의사는 물론이고 일반인들조차도 공포와 두려움의 부정적인 이미지가 극상이다. 그러나 좀 더 심도있게 공부해 보시면 벌독(벌침액)은 단백질로 구성되어 있으며 생화학적으로도 분석해 보시면 전혀 독이라는 표현을 안 하셔도 되는데, 거의 대부분 죽음에 이르는 독으로 생각을 당연시하는 현실이 안타까울 뿐이다.

요즘은 일부 대학병원이나 외과병원, 통증 전문 의학병원뿐만 아니라 한방병원과 한의원에서 봉독 주사나 봉약침 주사로 환자들을 치료하고 있으며 일부 한의원에서는 생벌침 시술도 활용하고 있는 현실이기에 지금부터라도 벌침(봉침)에 대한 인식 전환이 절대적으로 필요하고, 수많은 질병에 고통 받는 환우들을 위해서라도 신기한 벌침의 효능을 알려서 관심을 가져주길 바라는 마음이다.

항상 필자가 강조하는 '벌침은 신이 주신 천연 주사약! 봉산물은 신이 주신 천연 보약!'이라고 소리 내어 외치는 이유도 본인 스스로가 벌침과 봉료법으로 직접 체험해 보시면 해답을 쉽게 찾으실 수 있을 것이다.

현대 의학은 각종 의료 사고와 합성 의약품으로 인한 부작용과 오남용으로 인한 피해를 줄이기 위해서라도 자가 치유를 위해 우리 스스로가 제대로 벌침과 봉료법을 활용하여 각종 수많은 질병 치유에 적극 활용해 보겠다는 마음의 의지가 절대적이다!

3. 세계보건기구가 장려하는 벌침 요법

　세계 각국에서는 고대로부터 조상 대대로 각종 질병을 치유하는 방법이 무수히 많다.

　흔히들 병은 5만 가지 질병이 있고, 이 병을 고치는 방법들을 찾지 못해 여기저기 다니면서 정신적이나 육체적으로 고통을 받다가 생을 마감하는 경우를 주위에서 많이들 보았을 것이다.

　일례로 중국만 하더라도 전통적으로 내려오는 각종 민간요법과 특수 요법이 대략 360여 종 방법이 있을 정도로 방대하다.

　과거에는 이런 민간요법들이 많이 흥행했었지만, 현대에는 의학이 많이 발전되었고 현대적 최신 기구와 장비로 질병을 파악, 분석하여 우수한 의사나 전문의들로 치료를 받아 건강을 되찾는 경우가 허다하다.

　그러나 종종 의사가 못 고치는 질병은 과연 누가 고칠 수 있겠는가?

　이러한 맥락으로 세계보건기구에서는 세계 각국의 고유 전통 민간 의술을 1차적인 보건 의료 수단으로써 대체 의학 종류와 정의를 내려서 활용하도록 권고하고 있다.

　(1) No drug: 약이 필요치 않고
　(2) No cost: 돈이 들지 않고
　(3) Fast effect: 빠른 효과가 나타나며

(4) Easy training: 쉽게 배울 수 있고

(5) Simple tools: 간단한 도구로

(6) Whenever: 언제든지

(7) Wherever: 어느 곳이든지

(8) For the People: 사람들을 위해

(9) Few side effect: 부작용이 미약하고

(10) Scientific: 과학적이다

이와 같이 정의를 하고 있듯이 이에 합당한 요법이 세계적으로 널리 활용하고 있고 유구한 역사를 갖고 있는 천연 요법이 바로 벌침 요법이다.

일반적으로 표기를 한다면 벌침 요법=봉침 요법=봉독 요법=蜂針 療法=蜂毒 療法=Apitherapy=Bee sting therapy=Bee acupuncture

벌침 요법이야말로

(1) 벌침액은 순수한 자연적인 천연 주사약

(2) 생벌을 구입하여

(3) 효과가 좋으며

(4) 벌침 공부를 하여서

(5) 핀셋과 몇 가지 도구로

(6) 편리한 시간에(저녁이나 밤보다 낮이 좋다)

(7) 집이나 사무실 또는 야외에서

(8) 남녀노소를 막론하고

(9) 응급조치법을 반드시 숙지하고

(10) 병원이나 한의원에서 전문 의료진의 처방에 따라서

치료를 받거나 아니면 본인이 심도 있게 벌침 공부를 통해서 자가 치유를 하시길 바란다.

특히 독자분들에게 강조하고 싶은 이야기는 불법적으로 벌침 시술을 해 주는 곳은 절대 삼가하시길 바라고 또한 벌침을 타인에게 무료 봉사나 시술도 무허가 불법 의료 행위에 해당하기 때문에 절대 삼가시길 부탁드린다.

우리나라 법률상 의사, 한의사, 치과 의사 면허를 취득한 자만 의료 행위를 할 수 있다!

다시 한 번 강조하지만, 대한민국 의료법을 준수하고 타인에게 불법 무료 시술 행위나 불법 영업 행위는 절대 금지!

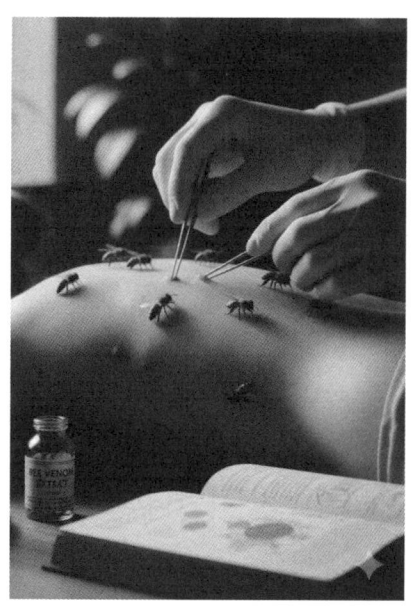

4. 벌침의 구조

벌침은 벌 자신을 외부로부터 보호하기 위해 공격용으로 산란 기관이 변화되어 우리 인체의 손, 발톱처럼 단백질로 구성되어 있으며 일반적으로 길이가 평균 2.5mm 정도이다. 화살촉 모양으로 벌의 종류에 따라 다르지만 보통 7~9개의 갈고리 모양의 역구모 형태로 되어 있어서 피부에 쏘이면 벌침이 잘 빠지지 않도록 되어 있다.

우리가 벌침을 맞으면 벌침이 움직이는 모습을 볼 수 있다.

이것은 벌침액낭(주머니)의 도약근이 벌침액을 우리 신체에 주입하기 위해 작용하는 모습이다.

일부 사람들은 벌침이 피부 속으로 들어간다고 오해하고 있지만, 피부의 표피만 찔러서 모세혈관을 통해서 벌침액이 온몸으로 퍼져나간다.

벌침은 여왕벌과 일벌에게만 있고 수벌에는 벌침이 없다.

여왕벌의 벌침은 여러 번 쏠 수 있으며 여왕벌과 새로 태어난 여왕벌과의 세력 다툼을 할 때 쏘고 사람에게는 절대 쏘지 않는다.

벌침은 꿀벌 복부 내에 있는 독낭에 커다란 산성액낭과 알칼리성 액낭으로 구분되어 자기 보호를 위해 벌침을 쏠 때 제일 먼저 휘발성인 알라키성액이 제일 먼저 주입되고 그다음 산성액이 주입된다.

예를 들면 우리가 로켓을 우주로 쏘아 올릴 때 1단에서 2단으로 추진력을 가하는 원리와 똑같은 원리이다.

이때 벌침액낭의 모든 성분이 인체에 주입되는 시간이 25분 정도

제1장 벌침(봉침)

소요되기에 직침으로 맞아야만 제대로 효과를 보는 이유이다!

그러나 적어도 20분 이상 유침을 해야만 벌침액 성분의 80% 이상이 주입된다는 사실을 인식해 주시길 바란다.

또한 직침으로 맞고서 벌침을 빼는 것이 추후 2차 세균 감염을 방지하기 위해서라도 빼 주는 것이 좋다.

간혹 벌침을 빼지 않아도 나중에 피부에서 녹아서 분해되면서 검은색으로 벌침 자국이 생기지만, 그 자리에 다시 맞지 않으면 서서히 없어진다.

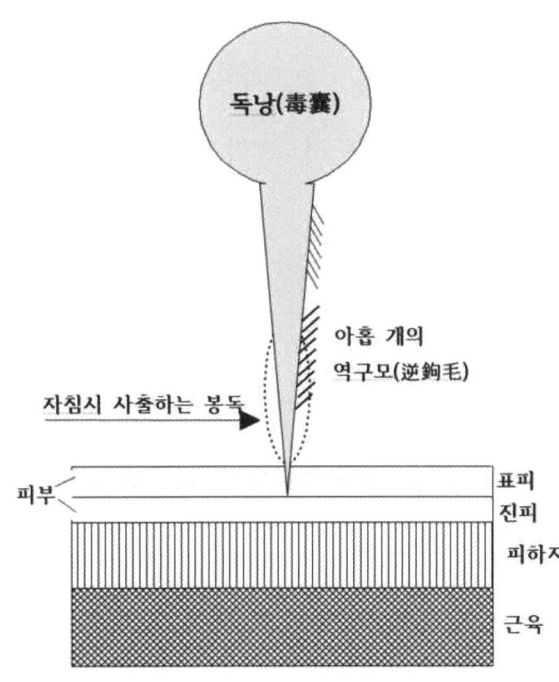

그러나 거의 대부분 사람들이 발침을 하거나 산자 또는 냉동벌침이나 봉독 주사는 이미 실온에서 모든 휘발성 벌침액이 소멸되어 원래 벌침 액낭의 산성액 성분이 30~40%가 낮아져 치유 효과면에서 차이가 당연히 있다는 사실을 거의 모르는 것 같아서 제대로 벌침 공부를 해야 할 당연성을 이 책자를 통해서 알리고 싶은 마음이다.

5. 벌침액의 주요 성분과 약리작용

가) 벌침액의 성분

벌침액은 휘발성인 알칼리성과 비휘발성인 산성으로 구성되어 있으며 이것은 사람에게 생리 활성을 주는 아미노산을 기본으로 한 단백질 화합물로 크게 대별하여 구분한다면 60여 종류로 12종류의 알칼리성 성분과 48여 종의 산성 성분으로 구성되어 있으며 아민류, 저분자펩티드류, 효소류와 기타 유기물로 구분한다.

대체로 저분자펩티드류 성분은 항염 작용, 진통 작용, 진정 작용, 신경과 심장 기능 조절 작용을 해주고 효소류 성분은 용혈 작용, 조직 장애, 신경독 작용을 국소 부위에 침투하여 확산하는 것을 촉진하면서 아민류 성분은 벌침으로 인한 통증과 가려움을 야기한 히스타민 성분에 의해 일어난다.

특히 장수말벌이나 일반 말벌류의 독 성분은 다른 생물 독에 비해서 호네키닌, 세로토닌 양이 많은 것이 특징이다. 세로토닌 함량이 가장 많은 것은 크고 공격성이 강한 장수말벌이지만, 농도는 쏘일수록 가장 아프다는 땅벌이 가장 높다.

그밖에 벌침액은 비만 세포에도 작용하며 히스타민을 분리하는 작용을 하는 성분과 혈압 강하, 평활근 수축, 조직 파괴를 일으키는 성분도 포함되어 있을뿐만 아니라 이것들이 원인이 되어서 각양각색의 신체 변화 증상을 야기하는 원인이다.

벌독에는 포스포리파제 A와 히알우론디아제 등 다량의 알레루겐이 함유되어 있지만, 분류학적으로 밀접한 관계가 있는 장수말벌과 땅벌에는 공통적인 성분은 조금 밖에 없다.

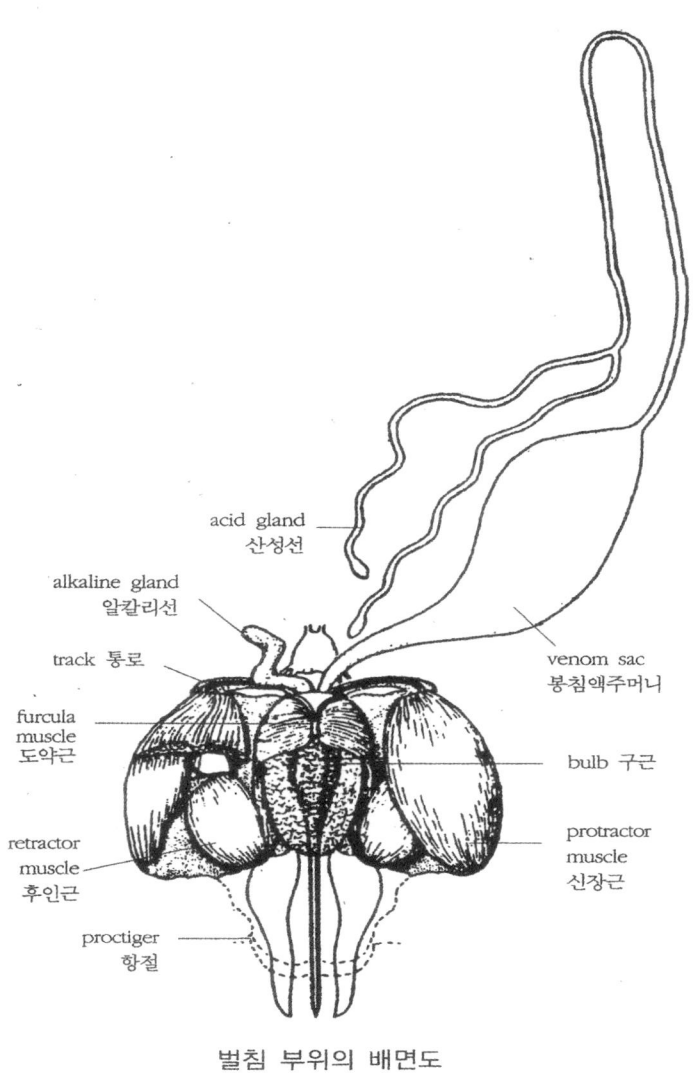

벌침 부위의 배면도

나) 침액의 주요 성분과 약리작용

*멜리틴(melittin): 세포 용해 작용, 항염증 작용, 면역 작용

*포스폴리파제A2(phospholipase A2): 세포 조직의 분해, 용혈, 촉매 작용

*아파민(apamin): 진통 작용, 항염 작용, 신경독 작용, 면역 작용

*히알론디아제(hyalurondase): 조직의 분해 작용, 항원성 성분, 면역 작용

*히스타민(histamine): 혈압 강하, 장관 수축, 위산 분비 촉진

*아도라핀(adolapin): 항염 작용, 진통 작용, 해열 작용

*엠시디펩티드(MCD-peptide): 항염증 작용

*세카핀(secapine): 저온증 진정 작용

*프로카민(procamine AB): 방사선 보호 작용

*도파민(dopamine): 신경 전달 물질, 성욕과 식욕 활성

*세로토닌(serotonin): 두뇌 활성 작용, 신경 흥분 작용

*이소아밀아세테이트(isoamylasetate): 방향성 물질, 용제

*알파그루코시다제(@-glucosidase): 항체 역할 증진

*프로티제인히비터(protese inhibitor): 단백질과 에스테르 용해 억제 작용, 항염증 작용

*리소포스포리파제(lysopospholipase): 포스폴리파제 작용 억제

다) 봉독의 성분표

구분	장수말벌	말벌	꿀벌	작용
아민류	히스타민	히스타민	히스타민	알레르기 유발
	세로토닌	세로토닌	×	신경독
	도파민	도파민	도파민	신경독
저분자팹티드	노드아드레날린	×	노드아드레날린	교감신경물질
	아드레날린	×	×	교감신경물질
	아세틸코린	×	×	부교감신경물질
	호넷키닌	호넷키닌	멜리틴	과민성쇼크
	마스트바란	마스트바란	MCD팹티드	히스타민유리
	항원5	항원5	아파민	용혈
효소류	포스포리파제A1, B	포스포리파제A, B	포스포리파제 A2	조직장애
	히알로니타제	히알로니타제	히알로니타제	조직장애
비효소단백	프로디아제	×	×	조직장애
	안다라토키신	×	×	신경독

6. 벌침의 작용 원리와 효능

　벌침의 작용 원리는 벌침액이 우리 인체의 몸속에 주입되어 생화학적인 반응으로 다양한 효과를 얻을 수 있는 천연 생물 요법이면서 자연 요법이다.
　또한 벌침은 침이라는 물리적인 작용과 뜸이라는 온열 작용과 동시에 화학적인 약리 작용으로 1석 3조의 효과를 볼 수 있는 다른 어떤 대체 요법보다도 탁월한 요법으로써 세계 각국에서 임상 자료와 연구 논문이 수없이 발표되고 있다.

1) 혈액을 맑게 해주는 혈관의 용혈 작용과 정혈 작용

벌침의 핵심은 다른 어떤 요법보다도 생화학적인 생리 작용으로 혈관 속의 혈액을 맑게 해 주는 정혈 작용을 해 주는 것이 최고의 신이 주신 천연 주사약이다.

벌침액에 의해 혈액 속 백혈구 활성화와 혈관 속 쌓여 있는 어혈을 용해해 혈액 순환에도 영향을 미쳐 원활한 산소 공급과 영양소 공급으로 혈압을 정상화해 주는 건강을 지켜주는 작용을 한다.

2) 신경 활동을 조절해 주는 작용

우리 인체의 뇌신경으로부터 척추를 통해 퍼져나가는 교감 신경과 부교감 신경을 통하여 흥분 상태의 신경에 대해서는 안정시켜주며 경련이나 마비 상태의 신경에는 오히려 활성화해 조절해 주는 작용도 한다. 또한 신경 세포도 재생시켜 주기도 한다.

3) 면역력 증가와 내분비선 조절 작용

벌침액의 생화학적인 약리 작용에 의해 각종 질병에 대한 면역력 증강과 면역력 체계의 불균형을 조절해 각종 호르몬의 분비 촉진과 조절 작용을 해 준다.

4) 항균, 항염 작용

벌침액은 한마디로 표현하자면 최고의 천연 항생제로써 강력한 항균, 항염 작용을 한다는 사실은 이미 과학적으로 알려진 바이다.

5) 강한 진통 작용과 진정 작용

인체에 나타나는 통증에 대해 벌침을 맞으면 통증 완화 효과를 보는 천연 진통제 역할을 해 주는 것을 알 수 있다.

6) 온열 작용

우리가 질병 치유에 쑥뜸의 효능을 잘 알고 있듯이 벌침은 쑥뜸보다도 강력한 효과가 있으며 인체의 평균 온도 36.5도보다도 2~3도 이상 상승하여 혈액 속의 백혈구와 적혈구의 활성화로 인해 혈액 순환은 물론이고 내분비계통을 강화시켜 면역력 증강은 물론이고 체내의 세균이나 염증과 한사를 제거하고 몸을 덮여줘 보해주는 작용도 한다.

특히 집중으로 맞을 경우 암세포나 결절까지도 서서히 없애 주는 역할도 한다.

7) 항종양 작용과 방사선 보호 능력

과학자, 의학자, 생화학자들의 부단한 연구 결과 벌침액이 항종양 작용과 방사선 보호 능력이 있다는 사실을 발견하고 세계 각국에서 이를 근거로 항암 치료를 위하여 많은 연구와 임상 실험을 하고 있으며 좋은 결과물들이 발표되고 있다.

8) 경락과 기혈을 조절하는 작용

동양 의학적 관점으로 볼 때 일부 경락 계통에 장애가 오면 해당 장기에 질병이 생기는데 이때 벌침을 맞으면 경락을 조절하여 기혈을 소통시키는 작용도 있다.

9) 벌침의 중독성

일반적으로 침은 사하는 작용이 있고 뜸은 보해 주는 작용을 해주지만, 벌침액은 사함과 보함을 겸해주기에 탁월한 효과가 있다.

이런 연유로 벌침을 접해 본 많은 사람은 벌침에 대한 제대로 된 공부도 하지 않고 맹목적으로 질병이 빨리 낫기를 바라는 마음으로 많은 양의 벌침 마리 수를 늘리거나 매일 벌침을 습관적으로 맞고서 이상 반응을 경험하여 벌침에 대한 두려움과 부정적인 시각으로 보는 사람들이 많다.

우리가 흔히들 침도 맞으면 침 몸살을 경험하기도 하지만, 벌침도 우리 신체에 적응하기 위해 벌침 몸살도 나타나며 다양한 과민 반응도 나타나기 때문에 항상 과유불급이라는 단어를 유념해서 제대로 벌침 공부를 하여 본인의 건강 관리에 많은 도움이 되시기를 바라는 마음이다.

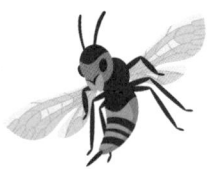

벌침은 신이 주신 천연 주사약!!!
봉산물은 신이 주신 천연 보약!!!

7. 왜? 벌침이 만병통치인 양 생각 하는 이유는?

왜? 많은 사람이 벌침이 만병통치인 양 생각하고 있는가?

우리가 흔히 말하는 독은 건강을 해치고 사람을 죽이는 독성을 갖고 있는 물질로 영어로 Poison이라고 표기하며 앞서 벌침의 성분이나 벌침의 작용에 관한 자료들을 보시면 벌침액 벌독은 생물독으로 영어로 venom으로 표기한다.

생물독으로는 우리가 잘 아는 뱀독, 장수말벌독, 전갈독, 지네독, 거미독 등등이 있지만 이들 독은 잘만 활용하면 사람을 살리는 유익한 독이다. 이들 독 중에서도 꿀벌독이 우리 인간에게 꼭 필요하고 유익한 독성이 있다는 사실!

벌침액의 주요 성분과 약리 작용을 보시면 실로 놀라울 정도로 우리 몸에 필요한 단백질로 구성된 아미노산이다.

꿀벌 1마리에 0.3mg의 봉독이 들어있지만, 이들 성분을 분석해 보면 크게 약 60여 종류 이상의 성분이 들어 있다. 즉 우리가 벌침 1마리만 맞아도 50여 종 이상의 성분이 몸속에 침투하여 각각의 약리 작용을 하여서 질병을 치유하고 건강 관리에 도움이 된다는 사실을 수천 년 전부터 민간요법으로 전통적으로 활용하고 이어져 내려온 사실을 알아야 한다.

벌침은 진정 신이 인간을 위해 주신 천연 주사약이다!

정말로 말로 표현을 다 못할 정도로 신비하고 경이롭고 기적적인 천연 생물 요법이면서 자연 요법의 지식을 전해준 선각자들에게 감사의 인사를 드리며 인간을 위해 희생한 꿀벌에게도 경의를 표한다.

제3절 벌침의 실전

1. 벌침을 위한 도구와 준비물

자가 치유 벌침을 위한 도구와 준비물은 기본적으로 아래와 같이 기본으로 준비해 활용한다.

*준비물: 1) 꿀벌, 2) 플라스틱 벌통, 3) 핀셋과 역핀셋, 4) 간이 사혈기, 5) 항히스타민 알약과 연고, 6) 일회용 알콜스왑(알콜 솜), 7) 기타(벌 먹이, 족집게, 벌침 서적, 경혈도), 8) 에피펜(Epipen) 휴대용 주사기

1) 꿀벌

벌침에 사용하는 꿀벌은 거의 모두 서양종 꿀벌을 사용한다. 꿀벌에는 여왕벌, 일벌, 수벌이 있지만, 수벌은 침이 없어 쏘지를 않고 여왕벌은 침이 있지만 사람에게는 쏘지 않고 여왕벌끼리 세력 다툼용으로 침을 사용하고 여러 번 쏠 수 있다.

만약 서양종 꿀벌이 없을 시 토종벌-재래종벌=동양종벌을 사용해도 무방하나 효능면에서는 서양종 꿀벌보다 벌독 양도 적고 벌침 효과도 많은 차이가 있다. 그리고 같은 서양종 꿀벌이라도 나이가

제1장 벌침(봉침)

어린 유봉은 침도 쏘지 않고 벌침용 생벌은 나이가 많은 20일령~25일령의 노봉이 벌독 양도 많고 강력하다.

2) 플라스틱 벌통

일반적으로 벌침용 생벌을 구하기 위해 주문을 하면 거의 플라스틱 벌통에 담아서 보내준다.

과거에는 나무 벌통, 아크릴 벌통을 사용한 적이 있었지만, 지금은 거의 다 플라스틱 사출 벌통이다.

예비로 빈 벌통을 여분으로 몇 개 준비해 두면 꿀벌을 분산 시킬 때 유용하게 사용할 수 있다.

3) 핀셋

핀셋의 종류는 다양하지만, 벌을 잡기에는 끝이 뭉툭한 핀셋이 잡기는 쉽지만, 나중에 벌침을 맞고서 벌침을 뽑을 때나 발침을 하는 경우 끝이 뾰족한 핀셋을 준비할 것을 추천한다.

아울러 '역핀셋'도 준비해 두면 혼자서 손이 닿지 않는 등 뒤 같은 부위에 벽걸이 거울을 이용하여 벌침을 놓을 때 꿀벌이 날아가지 않고 남의 도움을 받지 않고 혼자서 벌침을 놓을 수 있다.

4) 간이사혈기와 사혈침

벌침 이상 반응이 나타날 때 대부분 당뇨가 있는 사람들이 혈당 체크를 위해 피를 뽑기 위한 사혈기이지만, 벌침 자가 치유에 응급

처치용으로 필수적으로 준비해야 할 도구이다. 이는 우리 인체의 기혈을 소통시키기 위한 목적이다. 이때 사용하는 사혈침은 일회용이기에 재사용은 절대 금물!

5) 항히스타민 알약과 연고

벌침 알레르기와 이상 반응을 대비하여 의사 처방 없이 약국에서 쉽게 구할 수 있기에 준비를 해두어 두드러기나 이상 반응이 나타날 때 두 알 정도 미지근한 물로 복용하면 많은 도움이 된다. 또한 벌침 알레르기로 인하여 두드러기나 가려움을 완화해 주는 연고도 필요하다.

6) 일회용 알콜 솜

일명 알콜스왑이라 하여 쉽게 약국이나 의료용 기자재상에서 구입하여 사용한다. 이것은 벌침을 맞기 전이나 맞은 후 또는 사혈침을 사용할 경우와 벌침용 핀셋의 이물질 소독을 위해 꼭 필수적으로 준비해야 한다.

7) 기타(벌 먹이, 족집게, 벌침 서적, 경혈도)

벌 먹이는 벌꿀을 거즈에 꿀이 떨어지지 않을 정도로 발라서 벌통 위에 두면 가장 이상적인 방법이지만 바쁘게 생활하는 현대인에게는 매일 꿀로 벌 먹이를 활용하는 것은 상당히 번거롭고 힘이 들기에 시중 식자재마트에서 판매하는 가격이 저렴한 박하사탕을 구입하여 넣어주는 것이 제일 무난하다. 또는 마트에서 판매하고 있는 각설탕을 사용해도 된다. 박하사탕도 딱딱한 것보다 식당에 입가심으로 주는 부드럽고 연한 박하사탕을 권해드린다.

족집게는 피부에 남아 있는 잔침을 뽑는데 유용하게 사용하시고, 혈자리 공부나 혈자리 위치를 참고하기 위해 경혈 관련 서적이나 각종 벌침 서적을 준비하여 자가 벌침에 많은 노력과 공부가 필요하다.

8) 에피펜(Epipen) 휴대용 주사기

외국에서는 등산이나 야산에 올라가다가 꿀벌이나 말벌류에 쏘여서 벌침 이상 반응이 나타날 때 병원에 가기 전에 응급 처치용으로 자신의 허벅지에 찌르는 일회용 주사약으로 상당히 고가의 제품이며 국내에서는 의사의 처방을 받아야만 구입 가능하다.

* 간혹 벌침용 생벌을 판매하는 곳에서 벌침용 생벌 먹이로 판매를 하는 것을 보고 있지만 비싸게 구입하지 말고 집에서 만드는 방법을 알려주겠다.

연당이라 하여 설탕을 준비하여 믹서기에 넣어서 부드럽게 갈아 준 다음 벌꿀을 조금 섞어 갠 다음 사탕같이 작게 하여 벌침통 벌통에 넣어 주면 꿀벌도 좋아하고 오랫동안 먹기에 자주 박하사탕을 넣어주지 않아도 오랫동안 먹이를 주는 수고도 덜어 준다.

2. 벌침 놓는 방법

벌침 놓는 방법에는 일반적으로 직침법, 발침법, 산자법 세 종류 방법을 가장 많이 활용한다.

* **직침법**

생벌을 핀셋으로 잡아서 직접 피부에 쏘이게 하는 방법으로 가장 강력한 방법인 만큼 치유 효과면에서도 제일 높다.

이는 벌침액 속에 들어 있는 산성 성분과 알칼리성 성분이 손실되지 않고 전량이 주입되기 때문이고 외국에서는 주로 외과의사들이 봉독 주사도 놓지만 대부분 직침법으로 놓아준다.

* **발침법**

생벌을 핀셋으로 잡아서 벌의 배 부분을 살짝 눌러 주면 꽁무니에서 벌침이 나올 때 끝이 뾰족한 핀셋으로 뽑아서 놓는 방법이다. 일명 단자법이라고도 한다.

이때 벌에 쏘일 두려움과 움직임을 저하하기 위해서는 머리 부위를 살짝 눌러 기절을 시키거나 아니면 벌의 허리를 잘라서 쏘이는 방법으로 주로 잇몸에 놓을 때 유용하다.

제1장 벌침(봉침)

* 산자법

핀셋으로 발침한 벌침을 얼굴 부위, 눈 주변, 코 부위에 놓을 때 주로 많이 사용하고 있으며 특히 여성들의 피부 미용 관리, 즉 얼굴의 잔주름, 기미, 여드름 등등을 위해 사용한다.

* 냉동벌침법

생벌을 급속 냉동해 사용하는 방법으로 특히 벌에 대한 두려움 경감과 어린이들이나 여행을 갈 때 유용하게 활용할 수 있으나 보관과 관리에 유의해야 한다.

* 봉독주사법

일반인들은 사용하지 못하고 주로 병원이나 한의원에서 사용하는 방법으로 건조 봉독을 생리식염수에 녹여서 정제 가공하여 만든 주사약이다.

* 참고로 벌침액은 휘발성인 성분과 비휘발성인 산성 성분으로 구성되어 있기에 직침으로 맞아야만 효과면에서 극대화가 되고 발침법이나 산자법, 봉독주사법은 휘발성 성분은 전혀 없다. 또한 냉동벌침은 휘발성 성분도 전혀 없을 뿐만 아니라 산성 성분 중 멜리틴 성분과 미량의 성분만 있기에 알기 쉽게 벌침의 위력을 설명하자면 직침법은 대포의 위력! 발침법이나 봉독 주사는 총의 위력! 산자법은 권총의 위력! 냉동벌침은 공기총의 위력! 이라고 이해하면

된다.

종종 인터넷이나 벌침 공부도 제대로 하지도 않고 다 똑같은 위력이 있다고 생각하는 사람들을 보면 정말로 벌침의 진실을 왜곡하고 엉터리 자료들로 떠들고 벌침의 도사인 양 다니는 사람들을 보면 제발 벌침 공부를 제대로 하여서 건강관리에 도움이 되라고 충고해 주고 싶다!

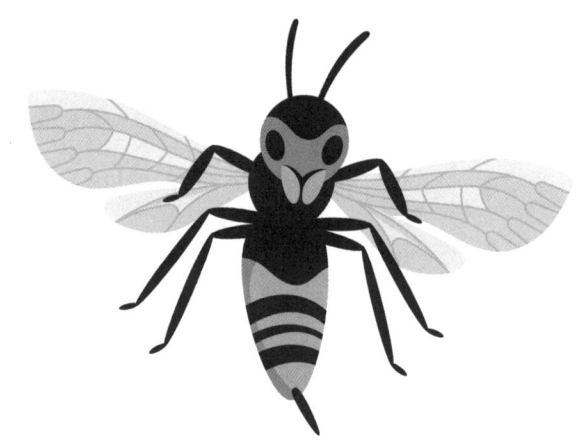

3. 벌침 알레르기 테스트하는 법

　벌침을 처음으로 맞고자 하는 이는 반드시 벌침 알레르기 테스트를 꼭 해야만 한다. 본인이 자신의 건강 상태나 질병의 유무와 체질 등등을 가장 잘 알기 때문에 꼭 벌침 알레르기 테스트를 필수적으로 거쳐서 벌침을 맞기를 권한다.
　이것은 계속적인 벌침으로 건강관리를 하기 전에 처음으로 피부 반응과 상태를 체크해 보는 첫 번째 단계이다.

1) 제일 먼저 핀셋으로 생벌 한 마리를 잡아서 팔에 있는 '곡지혈'이나 다리에 있는 '족삼리혈' 또는 허리에 있는 '지실혈' 중 한 군데 선택하여 직침으로 놓아서 25분 정도 유침시켜 놓는다.
　이때 벌침의 통증을 경감하기 위해서 냉장고에 아이스팩이나 캔, 작은 병 같은 것을 벌침을 맞는 피부 부위에 약 3~5초간 두어서 벌침을 맞으면 잠시 피부가 마비되기에 거의 통증 없이 맞을 수 있겠지만 좀 번거롭다.
　단 저혈압이 있는 사람, 노약자, 어린이나 간, 심장, 콩팥 질병으로 수술했던 사람은 직침보다 발침으로 벌침 알레르기 테스트를 하기를 권하며 여러 번 발침으로 적응한 다음 나중에 직침으로 알레르기 테스트를 다시 하기를 바란다.

2) 벌침 맞은 부위를 지켜보면서 관찰해 보면 사람마다 다양한 반응이 나타난다. 심지어 직침 한 마리를 맞고 졸도하는 사람도 있기에 본 책자에서 설명하는 응급처치법을 공부하여 머릿속에 각인시켜 대처법을 숙지하기를 바란다.

알레르기 테스트로 벌침 맞고 이상 반응이 나타날 경우를 위하여 본서에 상세하게 응급처치법을 기술해 놓았으니 참고하기 바란다.

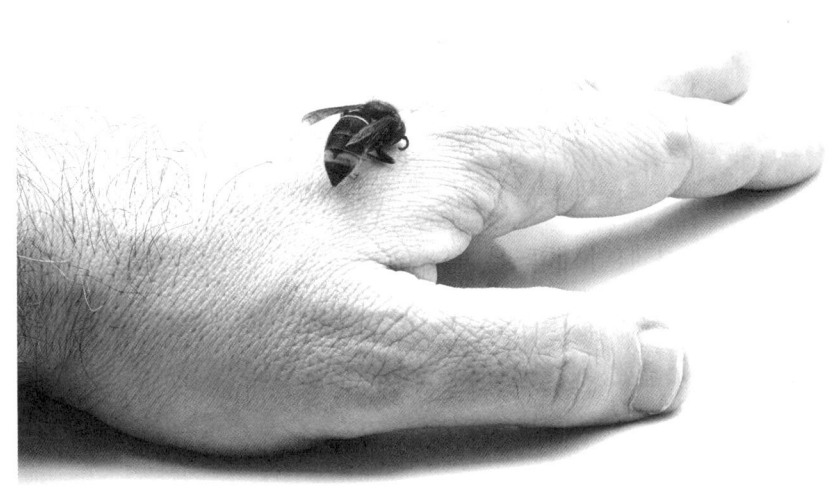

4. 벌침을 맞고 나타나는 피부 반응

 벌침을 맞다 보면 다양한 피부 변화가 나타나 때로는 두려움이나 혹시 잘못되어 문제가 있을까 걱정을 많이들 하곤 한다. 그러나 이런 반응들은 벌침의 화학적인 반응이나 약리적인 반응으로 나타나는 반응이라고 생각하고 있는 분들이 거의 없을 정도로 궁금증만 증폭하기에 간략하게나마 피부 변화에 대한 기초 상식 수준으로 쉽게 이해하도록 설명을 해드리겠다.

 벌침을 맞으면 거의 대부분 따갑고 아픈 통증을 느끼면서 붓고 가렵고 열나고 몸살 기운을 비롯한 수포나 모세혈관의 파괴로 인해 피도 나고 멍 자국도 생긴다. 심한 경우 진물이나 농포도 나타나는 경우도 있지만, 이 모든 반응은 본인의 몸 상태가 좋지 않은 경우라고 생각하고 벌침의 호전반응이라고 마음 편히 이해해 주길 바란다.

*따갑고 아픈 것: 신경세포가 활성화 되어 있다는 증거

*붓는 것: 모세혈관이 팽창하고 확장되어 기혈의 순환이 왕성해지는 현상

*가려운 것: 벌침 액의 알칼리성 성분과 산성 성분이 피부 속에 주입되어 단백질의 화학적 변화를 대뇌피질에서 인지하여 가려움을 느낀다. 특히 밤에 잘 때 심하게 가렵지만 최대한 참고 견디면서 냉찜질이나 알로에 연

고 같은 것을 발라주면서 가려움을 완화시켜 준다.

- **열이 나는 것**: 분해된 단백질 노폐물이 열에너지로 연소하는 화학적 반응
- **몸살 기운**: 몸 여기저기에 정체되어 막혔던 기혈이 소통되는 현상
- **멍**: 물리적이나 화학적으로 모세혈관이 터지거나 약해져 혈관의 탄력이 변성되어 정체된 현상
- **수포**: 피부 표면에 원형이나 불규칙적인 모양으로 생겨 진물이 나거나 혈액을 포함한 황색이나 검붉은색으로 나타난다. 일명 농백혈이라고도 하며 이는 몸속의 림프액이 빠져나오는 현상이다. 호산구가 표피에 다수 침윤되어 해면화를 일으켜 표피 세포 간의 부종으로 수포가 생성된 일종의 염증 반응으로 나타나는 현상이다.
- **농포**: 피부에 작은 융기된 모양으로 백혈구가 사멸되어 염증성 융기 모양으로 한두 개나 여러 개 생기는 현상

이상과 같이 간략하게 쉽게 이해하도록 상식선에서 설명을 한 내용글로 벌침 공부에 조금이라도 도움이 되기를 바란다.

5. 벌침 맞으면 아야!! 소리 지르는 벌독의 화학반응!

　우리가 처음으로 벌침을 맞는 사람이나 벌침을 맞아 본 사람일지라도 벌침을 맞으면 당연히 마음속으로 아야!! 하면서 소리를 질러 본다.
　꿀벌은 자신을 보호하기 위해 최후의 수단으로 벌침을 쏘아서 경보 페로몬을 발산하여 그 주위의 꿀벌들이 집단 공격을 하도록 유도하는 것이다.
　벌독은 꿀벌의 몸속 벌독주머니에 저장해 놓은 화약고에 있는 화학무기이다.

　벌독의 성분은 크게 대별하면 60여 가지 산성 성분과 알칼리성 성분으로 구성되어 있으며 PH4.5~5.5 무취로 약산성으로 단백질이고 아미노산으로써 우리 몸속에 들어와 화학작용으로 세포나 바이러스를 사멸시키고 또한 혈액을 정혈시켜 우리 인체를 이롭게 해주는 사람을 죽이는 독이 아닌 사람을 살리는 독이다!!

　벌독 성분 중 거의 40~50%를 차지하는 성분이 '멜리틴'이라는 성분인데 이 성분은 항염 작용, 세포 용해 작용, 면역 작용을 해 주는 천연물질이다.
　피부에 벌침을 쏘이면 멜리틴은 쏘인 부위에 활성화되어 있지 않은 적혈구를 파멸하고 혈관을 확장시키는 역할을 하기에 순간적으로 혈압이 내려가서 저혈압 환자에게는 위험한 물질이다. 그러나

'멜리틴' 성분이 통증을 유발하는 성분은 아니다.

통증을 유발하는 성분은 포스포리파제 A2 성분이 멜리틴 성분과 함께 작용하여 쏘인 부위의 세포막을 파괴하는 또 다른 단백질이다.

특히 벌독 성분 중 12%를 차지하는 이 성분은 통증과 염증을 유발하고 벌독의 9%를 차지하는 '히스타민'은 작은 모세혈관에서 체액을 배출하기에 가려움을 동반한 붉은 반점을 유발하는 성분이다.

또한 '히스타민'은 벌침 쏘임으로 인한 통증 일부에 기여한다. 벌독의 모든 단백질이 통증을 유발하는 것은 아니다.

그리고 벌독 성분 중 '아파민' 성분은 신경 조직을 파괴하고 '히알루로니다제'(벌독의 2%)는 세포 조직의 구성 요소 중 하나로써 분해하여 반응이 주변 조직으로 퍼지는 데 도움을 주는 물질이다.

이렇게 신비한 벌침액이 우리 몸속에 주입되어 화학작용을 하도록 우리가 잘 알다시피 로켓을 발사할 때 1단 연소장치 2단 연소장치가 굉장한 열기와 함께 추진력을 내듯이 벌침액이 우리 인체에 주입될 때 벌독 독낭에 있는 도약근이 펌핑작용을 해주기 때문에 심한 통증이 나타나는 것이다!!

벌침은 신이 주신 천연 주사약!!!
봉산물은 신이 주신 천연 보약!!!

6. 벌침 과량으로 인한 증상과 대처법

　벌침은 오직 자기방어를 위해서만 쏘기 때문에 부주의로 벌에 쏘였거나 벌침을 치유 목적으로 지나치게 많이 쏘여서 나타나는 증상을 말한다.
　보통 벌침에 쏘여 본 경험이 적은 사람이 병이 빨리 낫기를 바라는 마음으로 많은 마릿수로 맞으면 이상 반응이 나타난다.
　사람이 한꺼번에 500마리 이상 벌침에 쏘이면 생명도 위독해진다. 종종 벌 1~2마리나 말벌에 쏘여서 병원 응급실에 실려가는 경우도 많이들 봐왔겠지만, 이들은 대부분 알레르기성 체질이거나 산성 체질인 사람들에게서 나타나는 전형적인 현상이다. 이러한 연유로 벌침을 행할 때 충분한 지식과 자료로 공부가 절대 필요하다.

　먼저 주요 증상으로는 쏘인 부위가 넓고 벌겋게 부어오르면서 추위를 느끼며 떨리고 눈동자도 작아지고 메스꺼움, 구토, 어지럼, 흥분, 불안, 의식 장애 등이 있으며 때론 온몸 두드러기나 복통, 설사 증상도 나타나고 심한 경우 발작을 일으키기도 한다.
　특히 과민한 사람은 한 번 쏘이기만 해도 중한 아나필락시스성 쇼크를 일으키며 목 주변에 많이 쏘인 경우 그 부위가 급격히 부어올라 호흡곤란으로 질식하거나 혈관에 직접 쏘여 쇼크 또는 폐수종을 일으키는 경우도 있다.
　특히 심장 기능이 약한 사람은 심장에 부담을 주기에 혈압이 저하되어 심장 기능이 저하되어 심장마비로 사망하는 경우도 있다.

  이런 연유로 벌침 이상 반응 시 반드시 필수로 응급처치법 내용을 숙지하고 머릿속에 각인해 주길 바란다.

  대부분 별거 아니라고 생각하고 있지만, 사람의 생명을 살리는 방법이다!!

7. 벌침의 위력과 성능의 차이점

　벌침의 위력과 성능의 차이점을 알기 쉽게 표현 하자면 직침으로 맞는 것은 대포의 위력! 발침이나 건조 봉독을 생리식염수에 녹인 봉독주사약의 위력은 총의 위력! 발침으로 산자를 하거나 냉동 벌침은 공기총의 위력!
　이런 차이점은 직침으로 맞아야만 알칼리성액과 산성액이 주입되어 질병 치유에 많은 효과가 있으며 직침 외의 방법은 실온에서 이미 모든 휘발성 벌침액은 30~40%는 소멸되어 있기에 당연히 위력면에서 차이가 난다.

　일반적으로 벌침 액량은 0.3mg 정도이며 비중 1.31, 산성도 약 5.2로 일벌의 일령에 따라 밀원의 종류와 계절에 따라서도 차이가 있으며 벌독 분비량도 5일령은 0.15mg, 10일령은 0.24mg이고 25일령은 0.3~0.35mg 정도이기에 벌침의 효과를 제대로 보기 위해서는 노봉이 가장 좋다.
　그리고 꿀벌은 벌침을 쏘면 더 이상 봉독이 생산되지도 않고 보충도 안 된다. 또 참고로 설탕물을 먹고 자란 꿀벌은 봉독량도 적도 봉독 성분도 차이가 있다는 연구 논문 발표도 있다.
　특히 벌침액의 분비에 핵심적 역할을 하는 것은 벌화분(꽃가루)이 좌우한다.

봄철에 태어나 자란 벌이 대체로 벌독 분비량이 많고 화분이 부족하거나 결핍되거나 설탕물로 사양한 일벌들의 벌침액량은 0.056mg 정도 차이가 난다는 연구 결과도 있다.

꿀벌독의 강도(LD 50 기준 mg/kg)는 꿀벌은 2.8정도 일반 말벌은 3.1이며 가장 강한 장수말벌은 4.1 정도이다.

벌에 쏘여 나타나는 증상과 정도는 단순히 독성의 강도뿐만 아니라 벌독의 분비량과 농도에 따라 크게 좌우되는 차이가 있음을 알아주시길 바란다.

8. 벌침 이상 반응 시 응급처치법 필독!!

　거의 대부분 벌침을 처음으로 접하는 사람들 중 과민한 사람들은 선입견으로 벌에 대한 공포감, 두려움, 가려움, 심한 통증, 붓기 등 신경 정신적 자극이 강하다.

　일반적으로 남자들보다도 여자들에게 많이 일어나는 알레르기성 체질 즉 산성 체질인 사람들에게 많이 일어나는 현상으로 이는 기혈 순환이 잘 안되어 12경맥의 기혈이 뇌로 제대로 순환하지 못하고 양기가 소통되지 못해서 생기며 또 혈관 운동, 중추 신경이 작용하여 혈관들이 반사적인 경련을 일으켜 생기거나 아니면 심장 계통의 기질적인 질병이 있을 때도 나타난다.

　일반적인 증상은 갑자기 벌침을 맞아서 열이 올라 얼굴에 홍조가 띠면서 창백해지거나 매스껍고 어지러우며 식은땀이 나며 손발이 싸늘해지며 의식을 잃고 쓰러진다.
　또 맥박은 빨라지다가 약해지며 혈압도 떨어지고 피부가 변색되는 현상도 나타난다.
　이러한 모든 현상을 '아나필락시스 쇼크'라고 하며 이러한 현상이 나타나는 경우는 보통 인구 1,000명 당 1~2명 정도이기에 항상 벌침 이상 반응에 유의하는 마음가짐과 **빠른** 응급처치법을 머릿속에 각인해 주길 바란다.

◆ 응급조치법 ◆

1) 절대로 당황하지 말고 피부에 박혀 있는 벌침을 재빨리 뽑아낸다.
2) 항상 준비해 둔 사혈침으로 곧바로 십선혈(열 손가락 끝 부위)과 십지혈(열 발가락 끝 부위)을 찔러서 피를 나오게 한다. 그래도 안심이 안 되면 인중(코 밑 움푹 파인 곳)이나 사관혈(양쪽 합곡혈과 양쪽 태충혈) 중 한 곳을 찔러 피를 내준다. 이것은 기혈이 신체에 막혀 있기에 터주는 역할을 해준다.
3) 최대한 편안한 자세로 눕혀주고 만약에 대소변을 보려고 하면 옆에서 보도록 도와준다.
4) 숨쉬기 편하도록 해주고 호흡곤란이 오지 않도록 해준다.
5) 신체에 알러지 반응과 두드러기 반응도 나타나기에 항히스타민제 알약 2알을 먹인다.
6) 로열젤리를 먹이는 것이 좋지만, 꿀물이나 녹차 또는 미지근한 물을 마시도록 해준다.
7) 거의 대부분 이러한 응급조치만 빨리 해 줘도 거의 10~20분 정도 지나면 서서히 회복되지만, 그래도 증상이 심한 경우 지체 없이 병원으로 이송해 조치를 취하도록 한다.

실제로 처음으로 벌침 한 마리를 맞고서 아나필락시스 쇼크 현상이 나타나는 경우도 있기에 항상 유의하면서 응급처치법을 숙지하여 대비하는 마음의 자세가 중요하다.

9. 알기 쉽게 벌침 놓을 곳을 구별하기

　실제로 우리의 건강을 지켜내기 위해서 건강검진을 받거나 병원이나 한의원에서 진찰이나 검사를 받아서 정확한 질병의 원인과 진단을 필요로 하지만 우리 자신이 생활하면서 느끼는 변화된 모습을 보면서 알기 쉽게 가장 간략하게 신체 변화를 통해서 알 수 있는 구별 방법도 있다.

　특히 벌침으로 자가 치유를 하려는 벌침 초보자나 신체에 이상을 느끼는 분들은 벌침 혈 자리도 모르고 망설이는 경우가 많이 있지만 간략하게나마 신체 부위의 변화된 관찰과 요령으로도 각자가 노력하여 공부하여 각 질병에 도움을 주는 곳을 벌침으로도 충분히 질병 치유 효과와 예방을 극대화 할 수 있는 아시혈로써 알기 쉽게 벌침 놓을 곳을 찾을 수 있다.

1) 압통점 : 손가락으로 눌러 봐서 아픈 통증을 느끼는 부위

2) 경결점 : 피부의 근육이 뭉쳐져 단단한 느낌이 있는 부위

3) 냉각점 : 피부를 만져봤을 때 차갑게 느끼는 부위

4) 변색점 : 피부의 색깔이 평소와 달리 변색되어 있는 부위

5) **돌출점** : 피부가 종기나 사마귀나 쥐젖처럼 돌출 되어 있는 부위

6) **함하점** : 피부 포면이 다른 부위보다 꺼져 있는 부위

7) **감각점** : 평소 아픔을 느끼거나 비가 올 때나 날씨가 좋지 않을 때 느끼는 부위

8) **동통점** : 병의 원인에 따라 피부에 직접적인 통증을 느끼는 부위

9) **경련점** : 혈류 순환이 원활하지 않아 저리거나 경련이 일어나는 피부 부위

10. 벌침 시 꼭! 주의해야 할 점과 참고할 사항

1) 벌침용 생벌은 동양종 벌인 토종벌(재래종벌과)과 서양종벌이 있지만 되도록 서양종 꿀벌로 맞아야만 벌침의 효과를 얻을 수 있다.

2) 대부분 병이 빨리 낫기를 바라는 마음으로 일시에 너무 많이 맞거나 매일매일 맞는 것은 오히려 급성신장염을 일으키는 경우가 있다.

3) 사람의 나이, 성별, 체질, 병의 경중 및 기간 등등 개개인의 상태에 따라 벌침 기간, 횟수, 벌침 양을 조절할 수 있는 능력과 판단이 있어야 하고 평균적으로 일주일에 2회를 기준으로 한다. 그리고 중병이나 암, 희귀병, 난치병, 불치병 환우들은 충분히 벌침 적응이 되어 있는 사람들은 2~3일마다 또는 매일 맞을 수도 있지만 적어도 6~12개월 정도 맞아야 호전이 되고 반드시 벌침 전문가의 조언을 참조하여 도움이 되길 바란다.

4) 처음으로 벌침을 맞고서 맞은 부위가 손톱 크기의 발적과 붓고 가려움이 나타나는 것은 정상적인 반응이고 아무런 통증과 가려움이 없더라도 질병의 경중, 기간에 따라 사람마다 며칠 후, 일주일 후 또는 한 달 후에 반응이 나타나는 경우도 있기에 항상 벌침을 맞으면서 본인의 신체 변화를 체크하기를 바란다.

5) 벌침은 팔에 맞았는데 반대편 다리 부위나 엉뚱한 부위가 가렵고 두드러기 반응이 나타나기도 하지만 이런 경우도 당황하지 말고 잘 처리해 준다. 이는 모세혈관을 통해 벌침액이 전신을 혈액 순환을 하면서 신체 구석구석까지 염증이나 어혈, 정체되고 좋지 않은 부위에 나타나는 현상으로 벌침 이상 반응과 혼동해서는 안 된다.

6) 항상 처음으로 벌침에 입문하는 사람은 한 마리로 벌침 알레르기 반응을 체크한 다음 한 마리씩 차차 늘려나가길 바란다. 처음부터 절대로 무리하게 몇 마리씩 맞는 것은 절대 금물!

7) 통증이 상당히 심한 환부에 벌침을 맞고서 평소보다 더 아프고 더 붓고 오랫동안 가려운 것은 호전 반응이기에 크게 걱정하지 말고 적절히 대처한다.

8) 되도록이면 혈관을 피하여 벌침을 행하고 한 부위에 집중적으로 벌침을 놓지 말고 그 자리를 피하여 놓는 것이 벌침 자국이 덜하다.

9) 항상 만일의 응급사태에 대비하여 벌침 이상 반응 처치법을 숙지하여 당황하지 말고 잘 처리하도록 하고 벌침 맞은 부위가 가렵고 부으면 로열젤리나 벌꿀, 프로폴리스, 알로에 크림이나 항히스타민제 연고를 발라주면서 얼음팩으로 냉찜질해 주기를 바

란다. 특히 밤에 가려운 증상이 심하게 나타나므로 본인도 모르게 많이 긁어서 피부 손상으로 2차 감염에 특히 주의하길 바란다.

10) 벌침 알레르기 테스트를 한 다음 벌침을 여러 마리 맞고서 몸이 무겁고 잠도 오지 않고 온 몸이 춥고 떨리는 감기 몸살 같은 벌침 몸살도 나타나는 경우도 여러 번 나타난다. 하루나 2~3일 지나면 괜찮아지니 크게 걱정 안 해도 된다. 꿀물이나 녹차, 쑥국, 감초 달인 물이나 미지근한 물을 마셔도 많은 도움이 된다.

11) 항상 '병은 의사에게! 약은 약사에게!'라는 말처럼 대한민국 의료법을 준수하고 본 책자의 내용들이 의사들의 치료나 지시를 대신하지 못하기에 반드시 전문의사나 한의사의 진단과 처방에 따라 적절한 조치를 취해야 한다. 이 책자의 내용으로 타인에게 불법 무료 시술이나 불법 영업 행위를 절대 금하며 또 인터넷이나 타 매체에 무단 게재 및 배포를 금한다.

12) 이 책자를 발간한 목적은 인터넷에서 왜곡된 벌침 정보와 자료들이 넘쳐 많은 사람들이 올바른 정보와 지식, 자료를 알려드려 단지 가정에서 자가 치유에 도움을 주기 위해 많은 분들이 이 책자를 통해 벌침과 봉료법 공부를 하여 우리 후손들에게도 발전, 계승이 이어져 가기를 바라는 마음이다.

11. 벌침을 놓을 때 주의해야 할 사람

일반적으로 대부분의 사람들이 벌침을 처음으로 접해 보는 경우 우선 선입견으로 벌에 쏘여서 아픈 고통과 두려움이나 공포로 무서움을 느끼는 현상이 지배적이다.

일부인들의 벌침 체험담이나 경험담을 들어 보면 흔히 '돌팔이가 사람 잡는다.'라는 말이 있듯이 이제 조금 벌침을 공부했다고 벌침 도사인 양 행세하면서 벌침을 놔 주는 사람들도 많이 보아 왔을 것이다.

비록 무료로 벌침을 놔 주더라도 국내법에는 무면허 불법 의료 행위에 해당하니 무료 봉사를 하더라도 삼가길 바란다.

혹시 다음과 같이 열거한 사람들은 꼭 주의해야 할 사람들이기에 본인이 벌침 공부를 제대로 해서 자가 치유를 하도록 적극 추천하고 권해주길 바란다.

1) 특히 저혈압이 심한 사람이나 스트레스가 많은 사람
2) 간, 심장, 폐, 신장 질환이 심한 사람
3) 과중한 업무와 활동으로 극도로 피곤하거나 수면 부족인 사람
4) 몹시 허약하거나 성격이 날카롭고 신경질적인 사람
5) 정신적인 불안감이나 두려움으로 벌침에 대한 불신을 갖고 있는 사람
6) 당뇨합병증이나 정신이상자인 사람
7) 생리 중이거나 임신 중인 사람

8) 벌침을 맞기 전에 음주나 목욕을 한 사람
9) 10세 미만 어린아이나 고령으로 심신 쇠약인 사람
10) 알레르기성 체질이나 산성 체질(어혈이 많음)인 사람(이는 주로 음식물 알레르기가 있는 사람이며 주로 고등어, 새우, 게, 젓갈류, 돼지고기 햄, 삶은 계란, 과일 알레르기가 있는 사람)

이상과 같은 상태에서는 일반인들이 벌침을 맞거나 놓아 주는 행위는 절대적으로 피하고 사전에 벌침으로 인한 사고를 방지하도록 노력한다.

혹 벌침을 가족들한테 놔 주더라도 제일 먼저 벌침을 놓는 사람이 풍부한 임상 경험과 벌침에 대한 지식과 공부를 충분히 한 다음 믿음과 신뢰감을 밑바탕으로 하여 벌침을 맞고자 하는 사람에게 벌침 이상 반응으로 나타나는 현상을 잘 설명하고 이해를 돕도록 하는 신뢰감이 중요한 부분이다.

12. 벌침 놓는 방법에 따른 치유 효과

벌침을 놓기 위해서는 간략하게나마 상식적인 선에서 피부에 대한 이해가 필요하다.

우리 피부는 표피, 진피, 피하 지방층 3개 층으로 구성되어 있다.

표피는 주로 각질층 세포와 멜라닌 세포, 랑게르한스 세포 밑 메켈 세포가 존재하며 표피의 두께는 부위마다 다르지만, 평균 0.1mm 정도이다.

진피는 주로 콜라겐과 탄력 섬유질로 구성되어 그 속에 근육, 모세혈관, 신경, 림프관, 모낭 같은 것이 내포되어 있고 두께는 표피의 15~40배 정도이고 피하 지방층은 열차단과 충격을 흡수하고 영양성분을 저장하는 기능과 신체를 보호하는 기능을 한다.

우리가 피부에 생벌침을 놓으면 벌침의 깊이가 약 2.5mm 정도로 모세혈관을 통해서 직침으로 휘발성인 알칼리 성분과 비휘발성인 산성 성분이 진피까지 도약근이 움직이면서 펌핑 작용을 하여서 최대 25분간 벌침액이 주입된다. 발침을 하여도 도약근이 움직이지만, 발침 시 휘발성인 알칼리 성분은 휘발되어서 소멸하고 산성 성분도 직침보다도 더 덜 주입이 되고 또 봉독 주사는 이미 봉독 채취 시 알칼리 성분은 이미 소멸하고 산성 성분도 봉독 전체 성분 중 1/3 정도밖에 주입이 안 되기에 치유 효과 면에서는 직침보다도 많은 차이가 있는 이유이다.

제1장 벌침(봉침)

 더더구나 산자나 냉동 벌침은 산성액 중 멜리틴 성분이 표피에만 주입되고 봉독 주사는 주사침이 피하지방까지 침투되는 장점도 있지만 앞서 설명처럼 산성액 일부만 들어가지만 벌침의 성분 특성상 자극과 작용을 주기에 이것 또한 건강 관리에 많은 도움이 되는 것이 벌침의 특성이다.
 벌침의 효력으로 본다면 직침>발침>봉독 주사>산자>냉동 벌침 순으로 크게 차이가 있음을 알고 각자 나름대로 운영의 묘를 살려서 마음 편히 벌침 놓는 방법을 선택하여 건강관리에 많은 도움이 되길 바란다.

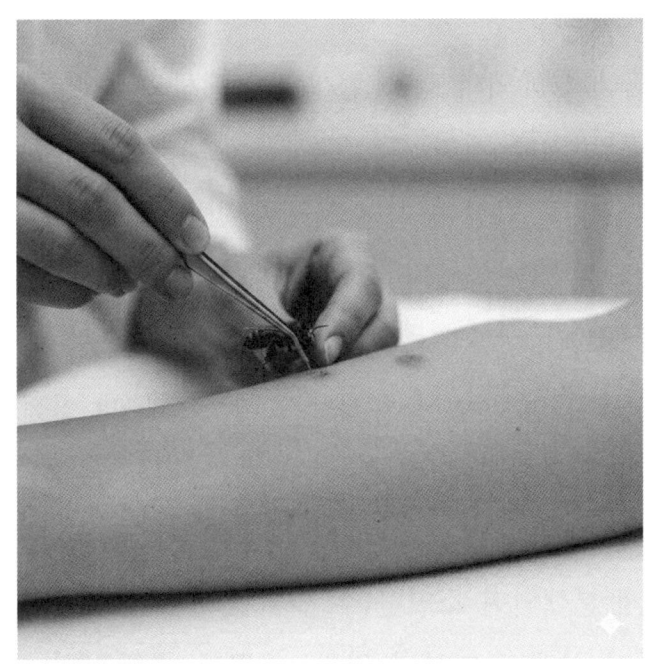

13. 벌침 마릿수와 유침 시간과 기간

누구나 처음으로 벌침을 맞아서 각종 질병을 치유하려고 마음먹은 대부분 사람은 아무런 벌침의 약리 작용이나 전반적인 사전 지식도 없이 인터넷에 떠돌아 다니는 정보나 자료를 통하여 하루라도 빨리 낫기를 바라는 마음으로 처음부터 직침은 무서워서 잘 안 맞고 대부분 발침으로 맞거나 발침해 산자로 맞는 것이 일반적이다. 간혹 직침으로 맞지만 바로 맞고 바로 뽑아내는 것이 우리나라의 현실적인 벌침 방법이다.

제발!! 제대로 벌침을 공부해서 건강관리를 하시길 바란다!

이번에 국내나 해외의 각종 벌침 서적에서도 알려주지 않고 저에게 벌침 교육을 받거나 개인 지도 교육을 할 때 교육 내용을 본 책자를 통해서 제대로 된 벌침 방법의 자세한 방법과 올바른 방법을 기술하도록 하겠다.

가) 앞서 제일 먼저 벌침 알레르기 테스트할 때 벌침 한 마리를 직침으로 맞는다고 설명했다. 이 한 마리의 벌침액이 우리 인체 전신에 퍼져서 내재되어 48시간(2일간) 동안 있다가 최종에는 간에서 분해되어 소멸한 후 벌침액의 모든 작용을 한 후 찌꺼기가(알기 쉽게 표현하기 위함) 콩팥을 통해 배출하기에 두 번째 벌침을 맞을 시는 만 이틀이 지난 사흘째 두 마리를 맞는다. 이

런 방법으로 한 마리씩 늘려서 일주일에 2회씩 맞는다면 한 달이 4주이기에 최종적으로는 마지막에 8마리를 맞는다.

나) 이렇게 한 달 동안 8마리를 맞으면서 본인의 벌침으로 인한 다양한 반응과 변화를 체크해 보면서 별 이상이 없으면 벌침액이 우리 인체에 적응되었다고 생각하고 그 다음엔 두 마리 정도로 늘려나가거나 하면서 차차 벌 마릿수를 늘려나가길 바란다. 벌침의 마릿수나 횟수는 건강한 사람일지라도 평균 각종 질병의 예방 차원이나 건강 관리 차원에서도 일반적으로 20~25마리만 맞아도 많은 도움이 되는 천연 요법이면서 자연 요법이다. 따라서 일주일에 2회 정도로 기준이 적당하며 2~3개월 맞은 후 최소 15일간이나 한 달간 휴식을 취한 후 새로 첫 체험부터 다시 시작하기를 추천한다.

다) 특히 벌침의 효과를 직접 체험해 본 사람들이나 벌침으로 빨리 질병의 고통에서 벗어나고 빨리 낫고자 하는 마음으로 무리하게 벌침 마릿수를 늘려 맞다가 다양한 신체의 환경 변화에 따라서 과민 반응으로 이상 반응이 오는 경우도 있기에 각별한 주의를 요한다.

라) 일반적으로 벌침을 많이 맞으면 빨리 낫는다고 믿고 많은 마리를 맞으면 고통도 많이 줄 뿐만 아니라 정기를 소모하여 오히려 병을 악화하는 경우도 있기에 최소한의 벌침 마릿수로 최대의 효과를 볼 수 있도록 노력과 공부가 필요하다. 그리고 벌침에 처음으로 입문하거나 벌침에 충분히 적응이 안 돼 있는 사람이

과다의 벌침으로 급성신장염을 일으킨다는 외국의 논문도 있으니 참조하고 과유불급이라는 단어를 명심하길 바란다.

마) 벌침을 맞고 피부에 유침 시키는 시간은 최대 25분 정도이나 일반적으로 15분 정도 이상 유침을 해야만 벌침액의 평균 80% 이상의 성분이 침투되기에 효능 면에서 도움이 되기에 참조하길 바란다. 또한 벌침은 장기간에 걸쳐 미약하게 조금씩 좋은 반응이 나타나는 인내를 요하는 요법이기에 고통을 참아가면서 장기간에 걸쳐 꾸준한 노력이 필요하다.

바) 벌침은 국소(압통점=아시혈)에 맞는 것이 원칙이나 각 질병의 경중과 지병 기간과 현재의 건강 상태를 잘 파악하여 유효 적절하게 벌침 마릿수를 늘려 활용하는 것이 바람직하며 특히 장기간 암이나 희귀병 난치병인 경우는 충분한 벌침 적응이 된 경우 벌침 경험이 많은 전문가의 지도를 받아서 하루에 100~150마리 맞는 경우도 있다.

사) 그리고 무엇보다도 먼저 정부에서 온 국민 개개인의 건강 체크를 위하여 2년마다 실시하는 건강검진을 필히 받아서 검사 결과에 따라 전문 병원이나 한의원에서 의사나 한의사의 상담으로 진찰을 받아서 본인의 치료에 도움이 되도록 하는 것이 필수이고 올바른 선택을 하길 바란다.

아무리 벌침 요법이 만병통치라고 하더라도 벌침 요법은 차선책이라 생각하고 건강관리에 도움이 되길 바라며 본인이 벌침 공부도 제대로 하지 않고 짧은 임상 지식으로 한계를 느껴 본 사람들이 수없이 벌침을 많이 맞아보고 오랫동안 벌침을 맞아도 별로 효과도 없다고 부정적으로 떠들고 다니는 사람들을 보면 고소를 금할 수 없다!!

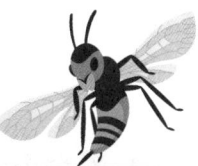

벌침은 신이 주신 천연 주사약!
봉산물은 신이 주신 천연 보약!

14. 벌침혈의 위치를 정하는 방법(골도법)

벌침은 먼저 아시혈 위주로 하지만 벌침을 놓는 혈 자리를 찾을 때 일반적으로 각 질병에 따라 해당 장부와 관련된 경혈점에 놓는 것이 치유 효과면에서도 중요하다. 평소에 틈틈이 국소 해부학적으로 신체의 골격, 신경, 근육 등에 공부를 하여 혈자리를 찾아서 벌침을 활용하는 노력도 필요하다. 일반적으로 침구경혈학에서 혈 자리 위치를 정하는 방법으로는

1) 해부학적 기준점에 따라 정하는 법

신체 표면에서 눈으로 명백히 볼 수 있거나(머리 정점, 머리털이 난 경계선 등) 손가락으로 쉽게 만져지는 곳(견갑골, 척추의 극상돌기, 눈, 배꼽, 관절뼈 등)을 기준점으로 하여 혈자리 위치를 정하는 것이다.

2) 손가락 마디의 길이 또는 너비에 따라 정하는 법(중지동신촌법)

벌침을 맞으려는 사람의 가운뎃손가락 끝을 맞대어 동그라미를 짓게 한 다음 가운뎃손가락의 둘째 마디와 셋째 마디에 생긴 금 끝을 연결한 직선거리를 1차로 규정하고 이 길이에 의하여 혈자리의 위치를 결정한다.

3) 체별 등분에 의한 혈자리 위치를 결정하는 법(골도분촌법)

몸의 각 부위를 일정한 수로 등분한 다음 그 한 등분을 1차로 하고

제1장 벌침(봉침)

그 수치에 의하여 혈의 위치를 정하는 방법이다. 이 1치의 길이는 사람들의 체격과 부위에 따라 다르나 이 치수에 준하여 혈의 위치를 정하면 비교적 정확하다.

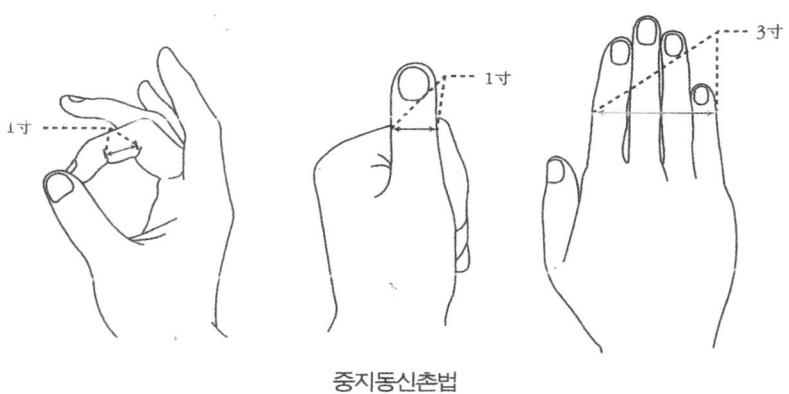

중지동신촌법

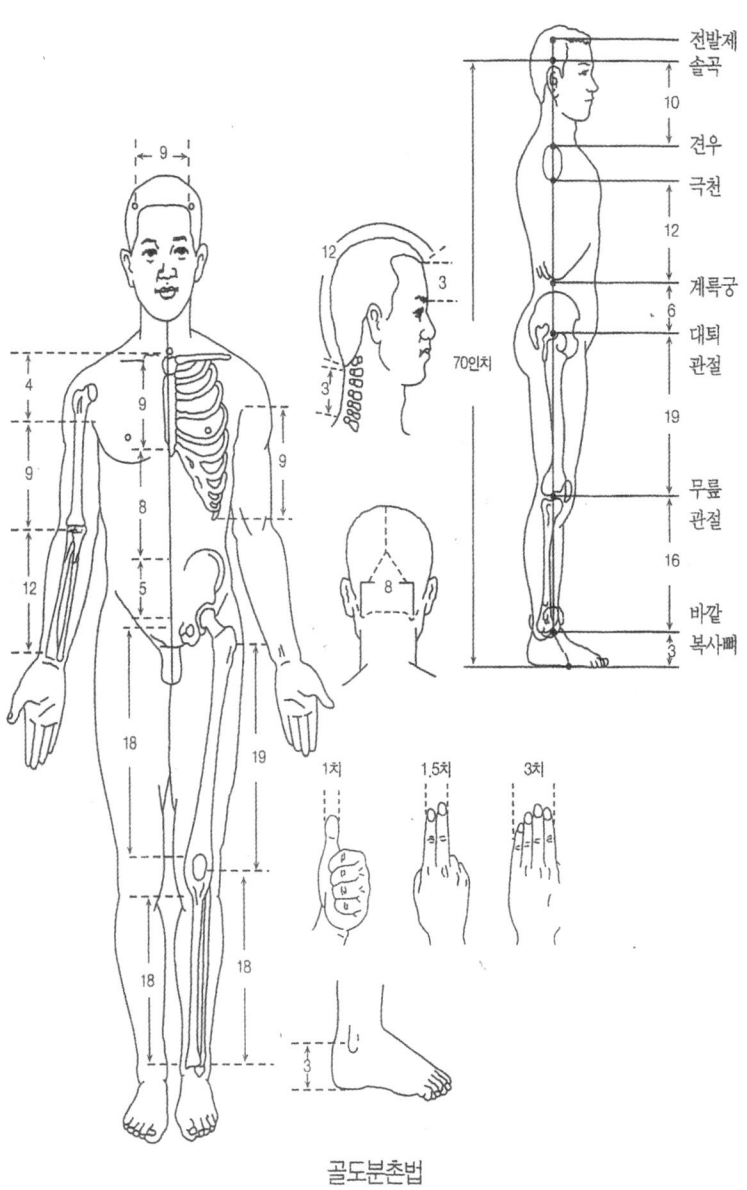

골도분촌법

15. 벌침 혈자리 처방법

벌침 요법은 특성상 아시혈 요법이라고 생각하고 외과적 질병은 압통점 위주로 놓는 것이 바람직하며 내과적 질병은 침구 치료법과 마찬가지로 질병의 발생 원인과 그 병리 기전에 근거하여 변증하고 혈자리를 활용하는 다양한 방법들이 많이 있지만 이것은 충분한 시간과 노력으로 본인이 직접 공부를 하거나 각종 침구 임상 서적을 통하여 각 질병과 관계된 주용혈과 배합혈을 활용하여 병명별 벌침 혈자리를 선택하여 도움이 되기를 바란다.

좀 더 심도있고 다양한 질병과 암이나 희귀병, 불치병, 난치병 같은 전문적인 자료와 임상에 관해서는 인터넷 다음 카페 '벌침과 봉료법 http://cafe.daum.net/yingyangbee' 카페에 가입하셔서 카페에 있는 국내뿐만 아니라 해외의 각종 자료와 임상 사례 자료들을 통해 병증별 치료법, 비방 치료법 등등을 참조하여 공부하여 실력을 갖추기를 바란다.

또 도움이 필요하면 필자에게 전화로 문의하거나 직접 방문하여 도움을 받기를 바라며 간혹 다음 카페 '벌침과 봉료법'에 공지글로 카페 정모나 교육 모임 시 참석하여 각종 궁금증을 해소해 도움이 되시길 바란다.

연락 전화: 카페지기 왕벌침: 010-7655-5879

끝으로 대부분의 벌침을 행하는 많은 사람들이 인터넷이나 유튜브에서 떠돌아다니는 왜곡된 정보나 자료들을 참조하여 활용하는 경우도 많지만 이런 행위는 너무나 안일한 생각이고 오히려 벌침에 대한 불신감과 회의감을 많이 느끼는 경향이 많지만 거의 대부분 별로 도움이 안 되는 정보들이 많다는 점을 알고 본인이 항상 공부하고 연구 노력하는 마음이 중요하다.

16. 아시혈(阿是穴) 이야기

아시혈(阿是穴)이라는 이름이 명명된 유래는 중국의 당나라 때 약왕(藥王) 손사막(孫思邈)의 저서인 천금요방(千金要方)에서 '사람에게 병통이 있으면 그 위를 안압(按押)=눌러 보아라. 만약 밑이 병통처에 해당되어 몸에 동통 즉 아프거나 시원함을 느끼면 이를 아시혈(阿是穴)이라 한다. 이 아시혈은 뜸이나 침에 모두 치효(治效)가 있다.'라고 적혀있다.

이와 같이 학문적으로 기술하기 이전에 손사막 선생이 어느 날 환자를 치료하기 위해 진찰하다가 경혈에 없는 부위를 만져 봤을 때 "아(阿), 네(是)!" 즉 "아, 거기!"라고 환자가 아파서 소리치는 부위를 보고 이 혈위를 아시혈로 부르게 됐다는 이야기가 전해오고 있다.

또 명나라 때 루영(樓英)이 편저한 의학강목(醫學綱目)에는 그 감응을 중시하여 '천응혈(天應穴)이라고 칭하였고 후세에는 눌러 봐 아픈 곳을 압통점 또 일정한 부위가 없으므로 부정혈(不定穴)이라고도 부른다.'

영어로는 'Yes Point'라 표기하고 이 아시혈이 중요한 이유는 바로 병처임과 동시에 발병한 국소, 국부이기 때문에 침구 치료와 이의 보조 요법 치료에 아주 중요한 취혈점이다. 특히 아시혈 치료 방법을 제일 많이 활용하는 대표적인 요법이 벌침요법 즉 봉침요법이다. 이런 연유로 많은 사람이 쉽게 벌침을 접하게 되지만 어느 일정 시간이 지나면 이 아시혈 요법만의 한계에 부딪혀서 중도에 포기하는 경우도 많이 있기에 끝없는 공부와 노력이 필요하다.

17. 무병장수 혈자리로 건강 관리하기

인간은 누구나 태어나서 생을 마감하는 날까지 건강하게 지내기를 바라는 마음은 동서양을 막론하고 예부터 현재까지 또한 미래에도 변함없을 희망 사항이다.

그러나 현실은 누구나 질병의 두려움과 고통으로 신음하고 있는 수많은 사람이 우리 주변에 있고 또한 자신이 병마에 고통받는 현실 속에 살아가고 있으면서 수많은 민간요법이나 수단 방법을 총동원해 약이나 보약에 의지하거나 유명한 병원이나 한의원을 찾아서 처방받아 치료에 임해 생을 지탱하는 경우도 많지만 대부분 별 효과도 못 보고 재산만 날리고 주변 가족들 마음고생만 시키고 생을 마감하는 경우가 현대인들에겐 일상화되어 있는 것 같다.

그러나 자연이 주는 천연 의사인 햇볕, 공기, 물, 음식, 운동, 휴식, 정신, 벌침과 봉료법으로 항상 자연의 순리에 역행하지 않고 자연에 감사하고 살아 있음과 먹거리에 감사하는 마음가짐이 가장 중요한 것 같다.

현실 속에서 사람마다 살아온 주위 환경과 식습관, 성격, 직업 등등에 따라서 질병의 위험이 다르고 많은 차이가 있겠지만, 예부터 큰돈 안 들이고 작은 노력으로 건강하게 살아 나가기 위한 동양 의학의 이론적인 관점으로 침구경혈을 중요시한 양생혈, 보건혈, 건강혈, 무병장수혈이라는 혈자리가 있다.

이 혈자리는 우리 인체 오장육부의 원활한 조화와 음양의 기혈을 원활히 순환시켜줌으로써 예방의학적 차원으로 건강하게 지낼 수 있는 혈자리를 소개하니 벌침에 접목시켜서 누구나 잘 활용하여 건강하게 지내길 바라는 마음으로 소개해 드린다. 무병장수혈 각각의 주처 효능을 참조하길 바란다.

1) **백회혈**: 두통, 어지럼증, 정신병, 불면증, 탈항, 자궁하수, 중풍, 신경쇠약

2) **대추혈**: 감기, 천식, 담마진, 발열, 기관지염, 폐결핵, 정신분열증, 동맥경화

3) **전중혈(단중혈)**: 가슴 통증, 늑간신경통, 심교통, 기관지 천식, 흉통

4) **중완혈**: 위장병, 식욕부진, 설사, 구토, 위궤양, 위하수, 위암

5) **관원혈**: 발기부전, 월경 부조, 조루, 유뇨, 자궁 탈수, 설사

6) **곡골혈**: 발기부전, 소변불리, 복수, 방광염, 생식기 질환, 부인과 질환

7) **양쪽 곡지혈**: 상지통, 고혈압, 발열, 피부병, 반신불수, 담마진, 빈혈, 피부소양증

8) **양쪽 족삼리혈**: 변비, 소화불량, 면역력 증강, 어깨·허리 통증, 빈혈, 노화 방지

9) **양쪽 지실혈**: 만성 요통, 발기부전, 대소변 불리, 유뇨, 월경 부조

10) **명문혈**: 요배통, 만성 설사, 월경 부조, 발기부전, 통경, 하지마비, 좌골신경통, 척추염

11) **위중혈**: 좌골신경통, 하지 및 슬관절부병증, 발기부전, 소변불리, 급성요배통

12) **회음혈**: 전립선염, 탈황, 음부 소양, 항문종통, 요도염

가장 찾기도 쉽고 온몸을 다스려주는 벌침 혈자리로써 평소에 건강관리 차원이나 각종 장기 치유에 도움이 되는 혈자리로써 꾸준한 벌침으로 건강을 지켜주시길 바란다.

벌침을 하면서도 봉산물을 복용하면 더욱더 상승효과를 본다.

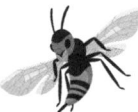

**벌침은 신이 주신 천연 주사약!
봉산물은 신이 주신 천연 보약!**

18. 벌침용 생벌 4계절 관리법

　요즘은 야외에서 생벌을 잡는 수고를 안 하고 생벌을 판매하는 곳에서 주문하여 택배로 하루 만에 집에서 편하게 받아 보는 편리한 세상이다.
　일반적으로 택배비 포함 구입 가격에 차이가 있겠지만 소량은 80마리 전후이고 일반적으로 130~150마리 정도를 작은 벌침용 플라스틱 통에 넣어서 먹이와 함께 받아 본다.
　이때부터 택배로 받은 생벌을 오래 살리는 방법도 가장 중요하므로 4계절 관리 방법도 중요하다.
　봄이나 가을철에는 그다지 기온의 변화가 없어 큰 문제가 되지 않지만, 특히 기온이 높은 여름철과 추운 겨울철이 관리하기가 대단히 힘들다.
　벌침 경험이 많은 사람들이야 적절하게 관리를 잘하여 보통 평균적으로 20~25일 정도로 벌침을 잘 맞고들 있지만, 초보자들은 일주일에서 최대 10일 정도 사용량에 따라 차이가 있겠지만, 잘 관리해 주길 바란다.

　택배로 받아 본 순간부터 운송 중에 문제가 생겨서 배송 당일 벌이 죽어 있으면 사진을 찍어 문자로 보내주면 다시 보내주기도 한다.

[이때 받아 본 순간부터 관리 요령은 다음과 같다.]

1) 벌통 속의 먹이를 체크하고 모자라면 박하사탕이나 각설탕을 넣어 준다. 또는 면 거즈에 벌꿀을 흘러내리지 않게 발라서 벌통 뚜껑

위에 놓아 준다.

2) 택배로 받은 소포장 박스를 뜯어내고 빈 티슈 박스나 작은 음료수를 담은 빈 박스에 동서남북 볼펜으로 구멍을 내어 공기 구멍을 내준 다음 타올 같은 것을 덮어주어 햇빛과 전기 불빛을 차단하여 어둡게 해주고 소음이나 진동, 충격으로 꿀벌이 스트레스를 안 받도록 해줘야 한다. 벌은 스트레스를 받으면 혼자서 죽는 것이 아니고 동반 폐사하는 경우도 많으니 관리가 중요하다.

3) 여름철이나 겨울철에는 고온과 습기에 유의하고, 평균 20도~25도 사이가 좋다. 특히 일부 사람은 냉장고 안에 넣어두거나 에어컨 바람을 쐬는데 이러면 벌이 저체온이 되어 죽는다. 또한 집안에 모기향, 진한 향수, 헤어스프레이 같은 것은 절대 금지.

4) 벌 먹이가 없을 경우 과일 껍질(사과, 배, 수박, 참외)이나 오이를 얇게 썰어 플라스틱 벌통 위에 두면 수분과 당분을 빨아먹기에 오래 산다. 또한 습도 유지나 수분을 공급하는 방법으로 거즈나 종이를 물에 적셔 벌통 위에 올려놓아도 된다.

5) 벌 양이 많을 경우 여분의 빈 벌통에 분산해 두어 꿀벌들이 여유로운 환경에서 활동하도록 해준다. 특히 다른 벌과 함께 넣어주면 서로 싸워서 죽기에 절대 금물!

6) 벌통을 세척할 때는 미지근한 물에 담가 놓고 칫솔로 씻어준다. 이때 세제나 비누 사용은 절대 금물

제1장 벌침(봉침)

19. 벌침 요법과 겸하면 좋은 부항 사혈 요법과 괄사 요법

　수많은 각종 대체의학을 공부하면서 질병 치유에 도움이 되는 갖가지 방법들도 많이 있지만, 필자의 경험상 벌침 요법을 하면서 사혈 요법이나 괄사 요법을 병행하면 질병 치유에 상승효과를 갖고 오기에 수십 년 치유 경험상 오로지 본 책자를 통해 아무도 알려주지 않은 정보와 자료들을 통해 알려드려서 건강 관리에 크나큰 도움이 되기에 관심을 갖고서 공부하여 전문가의 도움을 받아서 해보시길 바란다.

1) 부항사혈요법(附缸瀉血療法)

　부항사혈요법에 대한 상세한 준비물이나 방법, 서적 등등은 인터넷에 검색해 보면 넘쳐날 정도로 많은 자료가 나와 있다. 본 책자에서는 상세한 설명을 생략하고 왜 부항사혈을 하면 좋은지 목적과 방법에 한해서 국한하여 기술한다.

　우리가 살아가면서 마시는 수돗물은 수도 파이프를 통해서 흘러가지만, 시간이 지나면서 파이프 속에 이물질이 끼는 것을 많이 봐 왔을 것이다.

　우리 인체의 혈관도 산소 공급과 영양분을 공급하는 역할을 한다. 특히 생활 속의 식습관에 따라서 나이에 비례하여 혈관 벽에 각종 이물질이 축적되기에 각종 질병 유발과 노화의 크나큰 원인을 제공하기에 주로 양방 병원에서는 혈전용해제 주사나 약제로 처방하겠지만 대대로 이어져 내려오는 전통 민간요법으로서의 부항사혈요법은 강제적인 물리요법으로써 정체되고 축적된 피를 뽑아내 주어서 기혈을 소통시켜 주는 역할을 하기에 건강 관리에 도움이 되는 요법 중 하나이다.

단지 부항사혈요법은 벌침요법을 행하면서 보조요법으로 활용을 해야만 한다. 간혹 일부 사람들은 너무 부항사혈요법에만 의존하여 오히려 득보다 실이 많은 경우도 있다. 벌침과 봉료법 역시 혈액을 맑게 해주는 최고의 요법이지만 벌침으로 혈전을 용혈시켜 정체된 어혈을 뽑아준다는 생각으로 부항사혈요법을 겸하면 상승효과를 본다는 경험이다.

우리가 벌침을 놓을 때 주로 아시혈 즉 압통점에 벌침을 놓는다. 부항사혈요법은 적어도 압통점에 벌침을 적어도 4~5회 정도 맞은 후 사혈을 해준다.

사혈은 세 번만 하면 되는데 첫 번째는 어혈이 조금만 나오지만, 두 번째와 세 번째에 많이 나온다. 이때 어혈이 많이 나온다고 또다시 사혈하는 것은 절대 금물!

사혈이 끝나면 반드시 피부 소독을 해주고 2차 감염을 방지해 준다.

사혈은 20일이나 한 달에 한 번 하는 것이 바람직 하다.

이 방법은 어디까지나 필자의 경험을 위주로 한 방법임을 밝혀 둔다. 항상 본인의 건강 관리를 위해서 많은 노력과 공부가 절대로 필요하고 무분별하게 남용해서도 안 된다!

2) 괄사요법(刮沙療法)

괄사요법은 일병 꽈샤요법이라 해서 중국 궁중에서 활용해 왔던 전통요법 중 하나이다.

방법은 괄사 도구(주로 물소뿔이나 소뿔, 도자기, 옥, 자석)을 사용하여 피부에 식물성 기름을 피부에 발라서 문질러 주거나 긁어내는 방법으로 몸속에 있는 사기 즉 어혈, 열감, 독소를 배출하여 정체되어 있는 기혈의 순환을 촉진하고 경락을 소통해 통증의 완화를 하면서 혈류 순환을 원활하게 해줘 어혈을 제거하는 역할도 해준다.

또 인체의 자율신경계, 림프계와 순환계에 자극을 줘 노폐물과 독소를 배출해 면역력도 높이고 염증도 줄여주는 해독 작용도 해준다.

괄사 도구로는 자석을 이용하는 자석 괄사를 추천한다.

여기서 괄사요법의 간략한 요점만 기술하지만, 더 상세한 괄사요법에 관한 자료와 방법은 각자가 인터넷이나 서적을 통해서 공부하면 건강 관리에 도움이 되기에 필자가 자가 치유 벌침을 하면서 보조요법으로 한 체험과 경험으로 독자분들께 도움이 되시라는 취지로 알려주는 것이다.

20. 북한의 벌침 중독 자료

이 자료는 북한에서 발간한 의학서적에서 발췌한 내용으로 회원님들의 벌침 공부에 조금이라도 도움이 되시도록 책 내용을 소개해 드린다.

벌독 중독은 벌에게 쏘였거나 치료 목적으로 지나치게 많이 쏘여서 중독된 상태를 말한다. 보통 한 번에 30~40곳을 쏘였거나, 200마리 이상의 벌에게 쏘이면 중독을 일으킬 수 있고, 500마리 이상의 벌에 쏘이면 생명이 위험하다.

[독 성분]

벌독에는 멜라틴(용혈독), MCD펩티드(히스타민유리인자), 아파민(신경독), 세로토닌이나 브리디카닌류사구조를 가진 여러 가지 펩티드 9벌 독키닌, 각종 활성아민, 히알루로니다제, 포스타라제, 프로테아제 등이 있다. 실험 및 임상적으로 벌독은 ACTH, 코르티존, 프레드니졸론과 유사한 작용을 한다는 것이 확증되어 치료 목적으로도 쓰인다.

[증상 및 진단]

• 증상
  1) 국소 증상으로는 쏘인 부위가 넓게, 벌겋게 부어오르면서 몹시 아프고 가렵고 때로 물집이 생기면서 출혈, 괴사 등이 나타난다.
  2) 온몸 증상으로는 열이 오르면서 으슬으슬 춥고 떨리며 동작

작아지기, 심분비항진, 매스꺼움, 개우기, 머리 아픔, 어지럼증, 흥분, 불안, 폐수종, 의식 상태 등이 있으며 심한 경우 경련, 혼수 상태에 빠지면서 사망한다. 드물게 전간양발작을 일으키거나 온몸 두드러기, 설사가 있다.

특히 감작되어 있는 사람은 한번 쏘이기만 하여도 중한 아나필락시스 쇼크를 일으키며 목 부위에 많이 쏘인 경우는 그 부위가 급격히 부으면서 심한 숨 가쁨이 있거나 질식될 수 있으며 벌독이 직접 핏줄 속에 들어간 경우에는 쇼크 또는 폐수종이 오면서 잘못되기도 한다.

· **예방**

　1) 벌은 오직 자기방어만을 침을 쏘기 때문에 어린이들에게 교양 수업을 잘하여 필요 없이 벌집을 다치게 하거나 벌을 쫓아서 자극하는 일이 없도록 하여야 한다.

　2) 꿀벌을 치는 사람들은 꿀벌을 다룰 때 보호 대책을 잘 세워야 한다.

· **치료**

1) 구급 대책

　(1) 쏘인 곳에 인차 5% 중조수나 6% 암모니아수, 담뱃재 우린 물을 자주 발라주어 알칼리화하여야 하며 쏘인 부위에서 독침을 빼고 찬물 찜질을 해준다.

(2) 0.5%~1% 염산노보카인 2~5ml에 0.1% 아드레날린 1~2방울 섞어서 쏘인 둘레에 주사해 준다.

2) 고려약 치료

(1) 생강을 짓찧어 붙이거나 생강 9gr을 물에 달여 하루 세 번에 나누어 먹는다.
(2) 담뱃잎을 짓찧어 붙이거나 담뱃재를 침에 개어 쏘인 부위에 붙인다.
(3) 석웅황가루를 식초에 개어 쏘인 부위에 바르거나 벌침 가루를 돼지 기름에 개어 바르기도 한다.
(4) 마늘, 파잎, 쇠비름, 동아잎 등을 각기 짓찧어 쏘인 부위에 붙이거나 박하잎, 사철쑥잎을 짓찧어 붙인다.

21. 남성기 벌침 이야기

거의 많은 남성분이 벌침 하면 성기 벌침을 떠올리는 사람들이 많은 것 같다. 특히 요즘 젊은 사람이나 노년층까지 크나큰 고민 중 하나가 발기부전과 전립선 문제로 상상 외로 많은 사람이 있기에 과거로부터 신문이나 잡지 또는 인터넷 등등의 각종 매체뿐만 아니라 길거리의 현수막에 남성들의 고민을 해결해 준다는 비뇨기과 병원 광고가 범람하고 있는 현실이다.

거의 대부분 남성기 성형 수술과 발기부전, 전립선 문제로 찾는 이도 많이 있다. 이에 편승해 일부 남성들 사이에서 성기 벌침이 화두가 되어서 알게 모르게 남성의 자존심을 지켜주는 남성기 벌침에 많은 남성분의 관심이 많은 것 같다.

이런 연유로 성기 벌침이 벌침의 모든 것인 양 알려지고 무분별한 남용과 각종 무용담이 떠돌아 다니는 것을 보고서 호기심으로 성기 벌침을 체험하고 각종 부작용 호소와 심지어는 무지로 인해 성기 절단 사고까지 유발하는 웃지 않을 수 없는 해프닝까지 일어난다니 벌침을 교육하고 지도하는 한 사람으로서 먼저 걱정이 앞선다.

앞으로도 점점 더 많은 사람이 무분별한 정보와 지식으로 성기 벌침을 접하여 벌침에 대한 인식이 변질되어 가는 모습에 답답함을 느껴 이번 기회에 올바른 정보와 방법을 알려드려 성기 벌침의 장단점을 떠나서 올바른 선택에 맡기도록 하겠다.

꿀벌건강법

*** 남성기 벌침 놓는 방법을 상세하게 설명해 놓은 책자는 세상에서 유일한 책자로 저자의 수십 년 된 경험 이야기를 해주지만, 어디까지나 사견인 점으로 공개한다.**

1) 제일 먼저 알레르기 테스트를 거치고 한 달간 벌침 적응을 마친 사람이 처음 시작한다면 성기의 귀두와 몸통 경계선에서 배 쪽으로 약 2cm 부위에 12시 방향에 직침으로 한 마리를 맞고 3일 후에 6시 방향과 3시 방향에 두 마리 맞고 또 사흘 지나 9시 방향과 12시 방향과 3시 방향에 세 마리 맞고 또 사흘 지나 6시 방향, 9시, 12시, 3시 방향에 네 마리 맞으면 벌침 맞은 부위가 해바라기 꽃 모양처럼 울퉁불퉁하게 변화한다.

2) 그 다음엔 12시와 3시 사이, 3시와 6시 사이, 6시와 9시 사이, 9시와 12시 사이와 12시에 맞으면 5마리를 맞게 되면 어느 정도의 울퉁불퉁한 모양이 원형으로 변한다.

3) 이런 방법으로 사이사이 골고루 맞으면서 보정 해주며 맞으면 모양이 테두리가 형성되어 소위 말하는 인공 링이 만들어진다.

4) 성기 벌침은 길이는 늘어나지 않고 단지 굵기는 조금씩 커지는 느낌이 들 것이다. 단 성기 벌침을 중단하여 맞지 않으면 그동안 형성된 테두리가 서서히 원상태로 돌아간다. 만약 꾸준한 성기 벌침을

제1장 벌침(봉침)

2~3년 맞으면 어느 정도 링이 완벽하게 되어 있기에 본인의 선택에 따라 맞고 안 맞고는 자유이다.

5) 어느 정도 벌침을 맞은 경험이 있더라도 성기에 처음으로 벌침을 맞으면 놀라워할 정도로 고환이 야구공처럼 부풀어 올라서 처음엔 당황하고 걱정도 되고 두려움도 느껴지기도 하지만 2~3일 지나면 차차 부기도 빠진다. 이것도 고난의 행군이라고 생각하시길.

6) 그래도 걱정이 되면 벌침 맞은 부위에 벌꿀, 프로폴리스나 로열젤리를 발라 주면 많은 도움이 된다. 또 특히 맞은 벌침을 빼낸다고 잔침이 남아 있을 경우 손톱으로 빼거나 무리하게 하다가 상처가 나 2차 세균 감염으로 고름도 나는 경우도 있으며 특히 사용하는 핀셋은 반드시 꼭 소독하여 사용하여야 하는 것이 위생 관념상 중요 포인트!!

7) 특히 젊은 사람들이 많이 맞으면 좋다는 개념으로 귀두에 맞을 경우 오히려 득보다 실이 많다. 귀두는 해면체로 구성되어 있어 충분한 혈류 순환과 산소가 공급되어야만 남성 구실이 팽배해 지면서 성기능이 좋아진다.

8) 성기 벌침의 대단함과 위력에 귀가 솔깃한 젊은 남성들이 욕심을 내어 성기와 회음혈에 무리하게 많은 벌침을 놓으면 벌침의 온열 작용으로 인하여 정낭 속 정충의 활동을 저하하기에 오히려 남성 불

임의 원인 제공도 되기에 주의를 요한다.

9) 남성이라면 어느 누구도 부정할 수 없는 인간의 욕망 중 성욕이지만 때론 사회생활을 하다 보면 수많은 스트레스나 신체 환경으로 인한 발기부전, 조루, 전립선, 소변불리 등등 문제로 고민하는 사람들도 많이 있다. 이런 이유로 벌침을 접하게 되지만 너무 무리하게 욕심내어 벌침 욕심에 중독이 되어서는 안 된다.

벌침은 인공적인 방법이 되겠지만, 세상은 자연의 순리에 따라 식생활이나 운동 등등으로 생을 마감할 때까지 끝없는 노력이 필요한 것 같다.

10) 성기 벌침에 대한 찬반을 논하기보다도 오로지 자신의 선택과 판단에 따라서 행하겠지만, 더욱 궁금한 내용이나 궁금증이 있으면 언제나 마음 편히 저자가 운영하는 다음 카페 '벌침과 봉료법' 카페에 가입해서 질문 글을 올려서 해결하거나 저자의 전화로 문의하거나 사무실에 방문하여 도움이 되길 바란다.

제2장
병증별 치료 처방(病症別 治療 處方)*

1. 호흡기계질환(呼吸器系疾患)
2. 순환기계질환(循環期系疾患)
3. 소화기계질환(消化器系疾患)
4. 비뇨기계질환(泌尿器系疾患)
5. 신진대사질환(新陳代謝疾患)
6. 신경계질환(神經系疾患)
7. 부인과질환(婦人科疾患)
8. 운동계질환(運動系疾患)
9. 소아과질환(小兒科疾患)
10. 안과질환(眼科疾患)
11. 이비인후과질환(耳鼻咽喉科疾患)
12. 피부(皮膚) 및 기타 질환(其他 疾患)

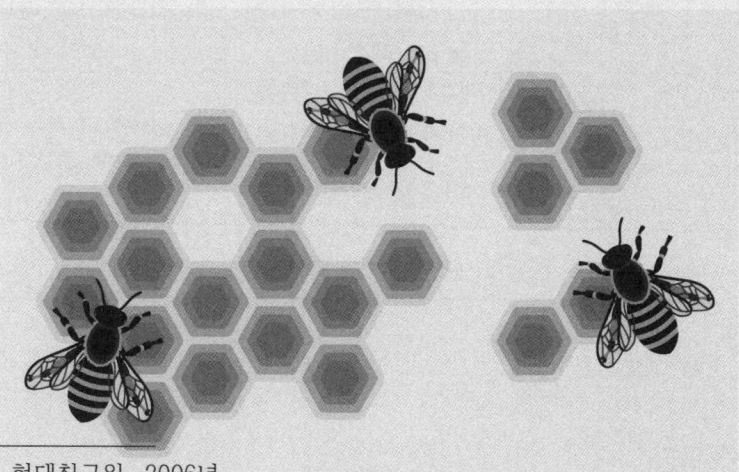

* 경혈도 이병국 저, 현대침구원. 2006년

1. 호흡기계질환(呼吸器系疾患)

병증(病症)	주용혈(主用穴)	배용혈(配用穴)
감모 (感冒)	풍지(風池)·대추(大椎)·합곡(合谷)·곡지(曲池)·소상(少商)	도도(陶道)·풍문(風門)·태양(太陽)·인당(印堂)
유행성감모 (流行性感冒)	대추(大椎)·외관(外關)투 내관(內關)	곡지(曲池)·합곡(合谷)·풍지(風池)·척택(尺澤)
급성기관지염 (急性氣管支炎)	척택(尺澤)·중부(中府)·공최(功最)·견정(肩井)	인영(人迎)·어제(魚際)·폐유(肺兪)·천돌(天突)
호흡곤란 (呼吸困難)	대저(大杼)·폐유(肺兪)·단중(膻中)·열결(列缺)	욱중(彧中)·인영(人迎)·척택(尺澤)·거궐(巨闕)
기관지천식 (氣管支喘息)	대추(大椎)·풍문(風門)폐유(肺兪)·정천(定喘)·고황(膏肓)·영대(靈臺)	궐음유(厥陰兪)·신주(身柱)·천돌(天突)·단중(膻中)·신도(神道)
급성폐렴 (急性肺炎)	공최(功最)·척택(尺澤)·중부(中府)·대추(大椎)·폐유(肺兪)	소상(少商)·풍륭(豊隆)·천돌(天突)
늑막염 (肋膜炎)	폐유(肺兪)·고황(膏肓)·간유(肝兪)·비유(脾兪)·중완(中脘)·기문(期門)·족삼리(足三里)·지기(地機)	아시혈(阿是穴)·연액(淵液)·대포(大包)·일월(日月)

2. 순환기계질환(循環期系疾患)

병증(病症)	주용혈(主用穴)	배용혈(配用穴)
중풍 예방 (中風 豫防)	백회(白會)·풍지(風池)·대추(大椎)·견정(肩井)·간사(間使)·곡지(曲池)	용천(涌泉)·풍시(風市)·족삼리(足三里)·현종(懸鍾)
고혈압 (高血壓)	곡지(曲池)·족삼리(足三里)·백회(白會)·풍지(風池)·삼음교(三陰交)·신문(神門)·심유(心兪)·내관(內關)	합곡(合谷)·태충(太衝)·양능천(陽陵泉)·소해(少海)·인영(人瑛)
저혈압 (低血壓)	간유(肝兪)·비유(脾兪)·신유(腎兪)·중완(中脘)·곡지(曲池)·족삼리(足三里)·복류(復溜)	관원(關元)·기해(氣海)·석문(石門)·양지(陽地)
심계항진 (心悸亢進)	극문(隙門)·음극(陰隙)·소충(少衝)·소택(少澤)	신문(神門)·노궁(勞宮)·곡지(曲池)·합곡(合谷)
류머티즘성 심장병 (風濕性 心臟病)	내관(內關)·간사(間使)·심유(心兪)·극문(隙門)·극상(隙上)·신문(神門)·통리(通里)·견정(肩井)·단중(膻中)·궐음유(厥陰兪)	태능(太陵)·중극(中極)·곡골(曲骨)·음능천(陰陵泉)·양능천(陽陵泉)·삼음교(三陰交)
무맥증 (無脈症)	내관(內關)·태연(太淵)·척택(尺澤)	곡지(曲池)·신문(神門)·풍지(風池)·견정(肩井)·족삼리(足三里)

혈전성 맥관병 (血栓性 脈管病)	경골(京骨)·태계(太谿)·태백(太白)·삼음교(三陰交)·음릉천(陰陵泉)·족삼리(足三里)	용천(涌泉)·곤륜(崑崙)·양릉천(陽陵泉)·해계(解谿)·태충(太衝)·위중(委中)·혈해(血海)
관상동맥 경화증 (冠狀動脈 硬化症)	심유(心兪)·내관(內關)·간사(間使)·궐음유(厥陰兪)·극문(隙門)·삼음교(三陰交)·양릉천(陽陵泉)	통리(通里)·태충(太衝)·단중(膻中)·곡지(曲池)·대추(大椎)
심내막염 (心內膜炎)	궐음유(厥陰兪)·심유(心兪)·곡택(曲澤)·신문(神門)·소충(少衝)·소택(少澤)	통리(通里)·내관(內關)·신도(神道)·영대(靈臺)·고황(膏肓)
심장판막증 (心臟瓣膜症)	대저(大杼)·심유(心兪)·거궐(巨闕)·극문(隙門)	간유(肝兪)·신유(腎兪)·중완(中脘)·중극(中極)·음곡(陰谷)
심통 (心痛)	공손(公孫)·내관(內關)·좌천종(左天宗)·소해(少海)	심유(心兪)·신당(神堂)·단중(膻中)·극문(隙門)·중충(中衝)
협심증 (狹心症)	극문(隙門)·음극(陰隙)·소해(少海)·신문(神門)·태능(太陵)	천주(天柱)·단중(膻中)·거궐(巨闕)·심유(心兪)·궐음유(厥陰兪)

3. 소화기계질환(消化器系疾患)

병증(病症)	주용혈(主用穴)	배용혈(配用穴)
횡격막 경련 (橫膈膜 痙攣)	구미(鳩尾)·내관(內關)·족삼리(足三里)·단중(膻中)·기문(期門)	상완(上脘)·격유(膈俞)경4협척혈·(頸4夾脊穴)합곡(合谷)·태충(太衝)
신경성 구토 (神經性 嘔吐)	내관(內關)·중완(中脘)·족삼리(足三里)·위유(胃俞)	간유(肝俞)·기해(氣海)·내정(內庭)·행간(行間)
식도경련 (食道 痙攣)	공손(公孫)·내관(內關)·단중(膻中)	중완(中脘)·족삼리(足三里)·천돌(天突)
위통 (胃痛)	공손(公孫)·내관(內關)·양구(梁丘)	중완(中脘)·족삼리(足三里)·상완(上脘)
식도 협착증 (食道 狹窄症)	대저(大杼)·심유(心俞)·격유(膈俞)·욱중(彧中)·거궐(巨闕)·예풍(翳風)	단중(膻中)·천주(天柱)·신회(顖會)·중완(中脘)
급성위염 (急性 胃炎)	여태(厲兌)·족삼리(足三里)·내정(內庭)·중완(中脘)	위유(胃俞)·위창(胃倉)·지기(地機)·양문(梁門)
만성위염 (慢性 胃炎)	족삼리(足三里)·풍륭(豊隆)·해계(解谿)·충양(衝陽)	좌장문(左章門)·중완(中脘)·양문(梁門)·지기(地機)·위유(胃俞)·위창(胃倉)
위확장 (胃擴張)	중완(中脘)·활육문(滑肉門)·천추(天樞)·족삼리(足三里)·음도(陰都)	불용(不容)·승만(承滿)·양문(梁門)·충양(衝陽)
위하수 (胃下垂)	위상(胃上)·관원(關元)·기해(氣海)·족삼리(足三里)	양문(梁門)·신궐(神闕)·중완(中脘)·하완(下脘)

위경련 (胃痙攣)	내정(內庭)·지기(地機)·양구(梁丘)·은백(隱白)	합곡(合谷)·태충(太衝)중완·(中脘)공손·(公孫)·내관(內關)
식욕부진 (食慾不振)	중완(中脘)·천추(天樞)·양문(梁門)·족삼리(足三里)·위유(胃兪)	간유(肝兪)·담유(膽兪)·위창(胃倉)·신유(腎兪)·지기(地機)·삼음교(三陰交)
오심 (惡心) 구토 (嘔吐)	내관(內關)·공손(公孫)·양구(梁丘)·지기(地機)·족삼리(足三里)	중완(中脘)·하완(下脘)·상완(上腕)·구미(鳩尾)
위산과다 (胃酸過多)	거궐(巨闕)·기문(期門)·일월(日月)·중완(中脘)·고황(膏肓)·지양(至陽)·격유(膈兪)·지기(地機)	간유(肝兪)·우담유(右膽兪)·위창(胃倉)·양능천(陽陵泉)·외구(外丘)
토혈 (吐血)	음곡(陰谷)·음극(陰隙)·삼양락(三陽絡)	내관(내관)·명문(命門)·신유(腎兪)
십이지장 궤양 (十二指腸 潰瘍)	중완(中脘)·우활육문(右滑肉門)·궐음유(厥陰兪)·격유(膈兪)·우담유(右膽兪)·위유(胃兪)·양능천(陽陵泉)	거궐(巨闕)·중완(中脘)·불용(不容)·우기문(右期門)·우태을(右太乙)
급성장염 (急性 腸炎)	중완(中脘)·천추(天樞)·대거(大巨)·기해(氣海)·비유(脾兪)·대장유(大腸兪)·상거허(上巨虛)·하거허(下巨虛)	합곡(合谷)·완골(腕骨)·삼음교(三陰交)
복통 (腹痛)	내정(內庭)·행간(行間)·곤륜(崑崙)·족삼리(足三里)·수삼리(手三里)·양구(梁丘)·삼음교(三陰交)·은백(隱白)	상복부 통증-간유(肝兪)·위유(胃兪) 복부 통증- 삼초유(三焦兪)·기해(氣海)

제2장 병증별 치료 처방(病症別 治療 處方)

설사 (泄瀉)	천추(天樞)·지사(止瀉)·양구(梁丘)·곤륜(崑崙)·비유(脾兪)	관원(關元)·족삼리(足三里)·상거허(上巨虛)·하거허(下巨虛)
변비(便祕)	지구(支溝)·신문(神門)·천추(天樞)·복결(腹結)·족삼리(足三里)·삼음교(三陰交)	합곡(合谷)·수삼리(手三里)·기해(氣海)·대거(大巨)·상거허(上巨虛)·하거허(下巨虛)
충수염 (蟲垂炎)	우복결(右腹結)·천추(天樞)·족삼리(足三里)·난미(闌尾)·합곡(合谷)	우측 하복부 압통점(右側 下腹部 壓通點)·우외릉(右外陵)·우대거(右大巨)
담낭염 (膽囊炎)	격유(膈兪)·간유(肝兪)·담유(膽兪)·중완(中脘)·구허(丘墟)·양능천(陽陵泉)	우양문(右梁門)·우기문(右期門)·태충(太衝)·중도(中都)
담석증 (膽石症)	간유(肝兪)·담유(膽兪)·우격유(右膈兪)·구허(丘墟)·일월(日月)·우복애(右腹哀)	양문(梁門)·견정(肩井)·풍지(風池)·외구(外丘)·족임읍(足臨泣)
급성간염 (急性肝炎) 황달 (黃疸)	은교(斷交)·수십이정혈(手十二井穴)·태충(太衝)·행간(行姦)·중도(中都)·지양(至陽)·우간유(右肝兪)	우기문(右期門)·우일월(右日月)·족삼리(足三里)
복수 (腹水)	심유(心兪)·신유(腎兪)·음교(陰交)·기충(氣衝)·위양(委陽)·연곡(然谷)	수분(水分)·수도(水道)·수천(水泉)
장내(場內) 가스 배출 촉진 (排出 促進)	천추(天樞)·족삼리(足三里)·삼음교(三陰交)·온류(溫溜)	곡지(曲池)·축빈(築賓)·사만(四滿)·복결(腹結)

4. 비뇨기계질환(泌尿器系疾患)

병증(病症)	주용혈(主用穴)	배용혈(配用穴)
신염 (腎炎)	신유(腎兪)·명문(命門)·지실(志室)·태계(太谿)·황유(肓兪)·음곡(陰谷)	위중(委中)·삼초유(三焦兪)·위양(委陽)·용천(湧泉)
부종 (浮腫)	태계(太谿)·신유(腎兪)·용천(湧泉)·수분(水分)·수도(水道)	기해(氣海)·위중(委中)·장문(章門)·태백(太白)
요폐증 (尿閉症)	위중(委中)·경골(京骨)·중극(中極)·음능천(陰陵泉)	태충(太衝)·곡골(曲骨)·방광유(膀胱兪)
유뇨 (遺尿)	관원(關元)·기해(氣海)·삼음교(三陰交)·기충(氣衝)·중극(中極)	신유(腎兪)·인중(人中)·회양(會陽)·위중(委中)
대하 (帶下)	대맥(帶脈)·양능천(陽陵泉)·음능천(陰陵泉)·곡골(曲骨)·삼음교(三陰交)	차료(次髎)·대거(大巨)·척택(尺澤)·수도(水道)·태충(太衝)
자궁 후굴증 (子宮 後屈症)	간유(肝兪)·신유(腎兪)·중료(中髎)·중완(中脘)·관원(關元)·수도(水道)·곡지(曲池)·양지(陽池)·교신(交信)	관원(關元)·사만(四滿)·대장유(大腸兪)
자궁 하수 (子宮 下垂)	백회(白會)·소부(少府)·격유(膈兪)·중완(中脘)·곡천(曲泉)·자궁(子宮)	태돈(太敦)·음곡(陰谷)·연곡(然谷)·횡골(橫骨)

제2장 병증별 치료 처방(病症別 治療 處方)

자궁 내막염 (子宮 內膜炎)	조회(照會)·태계(太谿)· 양능천(陽陵泉)·혈해(血海)·대맥(帶脈)·중극(中極)·대거(大巨)	간유(肝兪)·신유(腎兪)·지실(志室)· 차료(次髎)
자궁 근종 (子宮 筋腫)	신유(腎兪)·대장유(大腸兪)·차료(次髎)·천추(天樞)·관원(關元)·대혁(大赫)·축빈(築賓)·삼음교(三陰交)	횡골(橫骨)·기혈(氣穴)·석문(石門)· 비관(髀關)
불임증 (不姙症)	신유(腎兪)·소장유(小腸兪)·상료(上髎)·포황(胞肓)·중완(中脘)·기해(氣海)·대거(大巨)	족삼리(足三里)·태계(太谿)·삼음교(三陰交)·제중구(臍中灸)
불감증 (不感症)	태돈(太敦)·곡천(曲泉)·족삼리(足三里)·중극(中極)·대혁(大赫)·중완(中脘)	상차중하료(上次中下髎)·소장유(小腸兪)·신유(腎兪)·격유(膈兪)·신주(身住)
냉증 (冷症)	함곡(陷谷)·조해(照海)·음곡(陰谷)·대거(大巨)·관원(關元)·질변(秩邊)	제중구(臍中灸)·포황(胞肓)·대장유(大腸兪)·신유(腎兪)·비유(脾兪)
갱년기 장애 (更年期 障碍)	금문(金門)·태충(太衝)·복류(復溜)·축빈(築賓)·양지(陽池)·극문(隙門)·기해(氣海)·중완(中脘)·상료(上髎)	천주(天柱)·격유(膈兪)·비유(脾兪)· 신유(腎兪)
임신 오조 (妊娠 惡阻)	복류(復溜)·양능천(陽陵泉)·족삼리(足三里)·중완(中脘)·거궐(巨闕)·공손(公孫)·내관(內關)	천주(天柱)·격유(膈兪)·비유(脾兪)· 신유(腎兪)

임신 부종 (妊娠 浮腫)	용천(湧泉)·조해(照海)· 축빈(築賓)·대거(大巨)· 중완(中脘)·차료(次髎)	명문(命門)·신유(腎兪)·기문(期門)· 격유(膈兪)
태아 위치 이상 (胎兒 位置 異常)	지음(至陰)에 애조구(艾條灸) 30분	비유(脾兪)·신유(腎兪)·족삼리(足三 里)·삼음교(三陰交)
무통 분만법 (無痛 分娩法)	음교(陰交)·중극(中極)· 천추(天樞)·대거(大巨)· 대맥(帶脈)	신유(腎兪)·양관(陽關)·차료(次髎)· 삼음교(三陰交)
유즙 분비족 (乳汁 分泌足)	소택(少澤)·양지(陽池)· 견정(肩井)·천종(天宗)· 단중(膻中)	중완(中脘)·수삼리(手三里)·족삼리(足三里)·비유(脾兪)
야뇨 (夜尿)	방광유(膀胱兪)·위중(委中)·관원(關元)·삼음 교(三陰交)·태돈(太敦)	차료(次髎)·신유(腎兪)·곡골(曲骨)· 중극(中極)
요의빈삭 (尿意頻數)	위중(委中)·중극(中極)· 관원(關元)·태충(太衝)· 삼음교(三陰交)	음능천(陰陵泉)·곡천(曲泉)·방광유(膀胱兪)·신유(腎兪)
방광염 (膀胱炎)	관원(關元)·금문(金門)· 속골(束骨)·위중(委中)· 중극(中極)	통곡(通谷)·곡골(曲骨)·기충(氣衝)· 귀래(歸來)
요도염 (尿道炎)	곡천(曲泉)·태충(太衝)· 음능천(陰陵泉)·용문(龍門)·중극(中極)	방광유(膀胱兪)·차료(次髎)·위중(委 中)·부양(跗陽)

제2장 병증별 치료 처방(病症別 治療 處方)

전립선염 (前立腺炎)	관원(關元)·중극(中極)·삼음교(三陰交)·용문(龍門)·곡골(曲骨)	수도(水道)·귀래(歸來)·횡골(橫骨)·대혁(大赫)
양위 (陽萎)	관원(關元)·곡골(曲骨)·삼음교(三陰交)·복류(復溜)	대혁(大赫)·기해(氣海)·신유(腎俞)·양관(陽關)·명문(命門)·차료(次髎)·중극(中極)
음위 (陰痿)	신문(神門)·심유(心俞)·용문(龍門)·관원(關元)·기해(氣海)	곡골(曲骨)·중극(中極)·차료(次髎)·신유(腎俞)
유정 (遺精)	관원(關元)·중극(中極)·기충(氣衝)·곡천(曲泉)·삼음교(三陰交)·신문(神門)	간유(肝俞)·신유(腎俞)·지실(志室)·양관(陽關)·차료(次髎)
고환염 (睾丸炎)	태충(太衝)·삼음교(三陰交)·중도(中都)·관원(關元)·중극(中極)	기충(氣衝)·충문(衝門)·귀래(歸來)·수도(水道)
몽정 (夢精)	신문(神門)·심유(心俞)·태계(太谿)·지실(志室)·명문(命門)	신유(腎俞)·대혁(大赫)·삼음교(三陰交)·관원(關元)·기해(氣海)

5. 신진대사질환(新陳代謝疾患)

병증(病症)	주용혈(主用穴)	배용혈(配用穴)
빈혈 (貧血)	격유(膈兪)·간유(肝兪)·신유(腎兪)·명문(命門)·중완(中脘)·족삼리(足三里)·관원(關元)·기해(氣海)	복류(復溜)·태충(太衝)·태계(太谿)·태백(太白)
바세도우씨병 (氏病)	풍지(風池)·풍문(風門)·신주(身柱)·간유(肝兪)·신유(腎兪)·기문(期門)·관원(關元)·곡지(曲池)·인영(人迎)	삼양락(三陽絡)·복류(復溜)·천창(天窓)·천돌(天突)·수돌(水突)
갑상선종대 (甲狀腺腫大)	아시혈(阿是穴)·합곡(合谷)·기영(氣慶)	부백(浮白)·노회(臑會)·수돌(水突)·천돌(天突)·곡지(曲池)
당뇨병 (糖尿病)	췌유(膵兪)·폐유(肺兪)·비유(脾兪)·신유(腎兪)·족삼리(足三里)·태계(太谿)	소상(少商)·어제(魚際)·격유(膈兪)·위유(胃兪)·중완(中脘)·비열(脾熱)·관원(關元)·복류(復溜)·수천(水泉)
각기 (脚氣)	풍시(風市)·복토(伏兎)·독비(犢鼻)·외슬안(外膝眼)·족삼리(足三里)·상거허(上巨虛)·하거허(下巨虛)·현종(懸鐘)	음곡(陰谷)·지기(地機)·궐음유(厥陰會)·신문(神門)·음극(陰隙)

6. 신경계질환(神經系疾患)

병증(病症)	주용혈(主用穴)	배용혈(配用穴)
뇌출혈 (腦出血)	백회(白會)·수십이정혈(手十二井穴)·족십이정혈(足十二井穴) 혹 십선(十宣) 용천(湧泉)을 점자 출혈한다.	풍지(風池)·합곡(合谷)·족삼리(足三里)·행간(行間)
뇌연화증 (腦軟化症)	풍지(風池)·심유(心兪)·신유(腎兪)·곡지(曲池)·공최(孔最)·족삼리(足三里)·양능천(陽陵泉)·태계(太谿)	백회(白會)·견중유(肩中兪)·간유(肝兪)·대장유(大腸兪)·위중(委中)·현종(懸鍾)·환도(環跳)
반신불수 (半身不達)	백회(白會)·풍지(風池)·견정(肩井)·견료(肩髎)·간유(肝兪)·신유(腎兪)	사독(四瀆)·풍시(風市)·족삼리(足三里)·구허(丘墟)·삼음교(三陰交)·위중(委中)·양능천(陽陵泉)
언어장애 (言語障碍)	풍부(風府)·풍지(風池)·예풍(翳風)·부돌(扶突)·하관(下關)·협차(頰車)·심유(心兪)·간유(肝兪)·신문(神門)	아문(啞門)·천주(天柱)·신주(身柱)·금진옥액(金津玉液)·염천(廉泉)
뇌졸중 (議卒中)의 예방 (豫防)	백회(白會)·곡빈(曲鬢)·견정(肩井)·풍시(風市)·족삼리(足三里)·현종(懸鍾)·곡지(曲池)에 뜸 뜬다.	견정(肩井)·풍지(風池)·수삼리(手三里)·용천(湧泉)·태충(太衝)

뇌빈혈 (腦貧血)	천주(天柱)·인중(人中)·거궐(巨闕)·기해(氣海)·족삼리(足三里)·태돈(太敦)·소택(少澤)	중완(中脘)·기해(氣海)·간유(肝兪)·비유(脾兪)
뇌충혈 (腦充血)	천주(天柱)·견정(肩井)·고황(膏肓)·합곡(合谷)·곡지(曲池)·족삼리(足三里)	중충(中衝)·소충(少衝)·이첨(耳尖) 점자 출혈
신경쇠약 (神經衰弱)	백회(百會)·내관(內關)에 뜸, 기해(氣海)·족삼리(足三里)·합곡(合谷)	중완(中脘)·위유(胃兪)·비유(脾兪)
히스테리	백회(百會)·풍지(風池)·천주(天柱)·신주(身柱)·신문(神門)·태충(太衝)·삼음교(三陰交)	간유(肝兪)·신유(腎兪)·소장유(小腸兪)·차료(次髎)·중완(中脘)·기해(氣海)·곡택(曲澤)·곡천(曲泉)
편두통 (偏頭痛)	태양(太陽)·현로(懸顱)·외관(外關)·족임읍(足臨泣)	풍지(風池)·태양(太陽)·합곡(合谷)
전액통 (前額痛)	인당(印堂)·양백(陽白)·찬죽(攢竹)·내정(內庭)·곡지(曲池)	풍지(風池)·태양(太陽)·합곡(合谷)
두정통 (頭頂痛)	백회(百會)·신회(顖會)·태충(太衝)·용천(湧泉)·내관(內關)	풍지(風池)·태양(太陽)·합곡(合谷)
후두통 (后頭痛)	천주(天柱)·옥침(玉枕)·후계(后谿)·신맥(申脈)	풍지(風池)·태양(太陽)·합곡(合谷)
두중 (頭重)	풍지(風池)·천주(天柱)·견정(肩井)·신주(身柱)·신유(腎兪)·수삼리(手三里)·신문(神門)·복류(復溜)·음곡(陰谷)	두유(頭維)·백회(百會)·솔곡(率谷)·뇌공(腦空)·풍부(風府)

제2장 병증별 치료 처방(病症別 治療 處方)

견응통 (肩凝痛)	풍지(風池)·천주(天柱)·견정(肩井)·견외유(肩外兪)·곡원(曲垣)·거골(巨骨)·병풍(秉風)	복류(復溜)·액문(液門)·간유(肝兪)·외관(外關)
현운 (眩暈)	상성(上星)·백회(白會)·완골(腕骨)·천주(天柱)·신주(身柱)·액문(液門)·협계(俠谿)	복류(復溜)·태충(太衝)·간유(肝兪)·외관(外關)
불면증 (不眠症)	인당(印堂)·신문(神門)·삼음교(三陰交)·용천(湧泉)	풍지(風池)·태계(太谿)·내관(內關)
안면신경 마비 (顔面神經麻痺)	예풍(翳風)·사백(四白)·태양(太陽)·임읍(臨泣)·찬죽(攢竹)·동자료(瞳子髎)·지창(地倉)·화료(禾髎)·협승장(夾承漿)·협차(頰車)·영향(迎香)	수구(水溝)·합곡(合谷)·양백(陽白)·내정(內庭)·태충(太衝)·견정(肩井)
안근마비 (眼筋麻痺)	합곡(合谷)·함곡(陷谷)·곡지(曲池)·사죽공(絲竹空)·정명(睛明)·찬죽(攢竹)·동자료(瞳子髎)	승읍(承泣)·호료(禾髎)·사백(四白)·풍지(風池)·천주(天柱)
요골신경 마비 (橈骨神經麻痺)	견우(肩髃)·곡지(曲池)·수삼리(手三里)·공최(孔最)·족삼리(足三里)·지기(地機)	경1(頸1)경7(頸7)협척혈(夾脊穴)·흉1(胸1)협척혈(夾脊穴)
척골신경 마비 (尺骨神經麻痺)	견정(肩井)·소해(少海)·청영(靑靈)·지정(支正)·신문(神門)·음곡(陰谷)	상동(上同)

정중신경 마비 (正中神經麻痺)	천종(天宗)·소락(淸濼)· 삼양락(三陽絡)·외관(外關)·곡택(曲澤)·간사(間使)·태능(太陵)·양보(陽輔)·삼음교(三陰交·)	상동(上同)
안면신경 경련 (顔面神經痙攣)	합곡(合谷)·내정(內庭)· 태충(太衝)·협차(頰車)· 태양(太陽)·하관(下關)	지창(地倉)·대영(大迎)·권료(顴髎)· 영향(迎香)
저작근 경련 (咀嚼筋痙攣)	삼간(三間)·함곡(陷谷)· 협차(頰車)·승장(承漿)· 협승장(夾承漿)·하관(下關)	예풍(翳風)·견정(肩井)·풍지(風池)· 태충(太衝)·양능천(陽陵泉)
비복근 경련 (腓腹筋痙攣)	은문(殷門)·위중(委中)· 승근(承筋)·승산(承山)· 축빈(築賓)·곤륜(崑崙)· 복삼(僕參)	비유(脾俞)·신유(腎俞)·대장유(大腸俞)
횡격막 경련 (橫膈膜痙攣)	공손(公孫)·내관(內關)· 구미(鳩尾)·거궐(巨闕)· 기문(期門)·일월(日月)	단중(膻中)·격유(膈俞)·중완(中脘)· 불용(不容)·천주(天柱)·경4협척혈(頸4夾脊穴)
서경 (書痙)	통천(通天)·곡지(曲池)· 풍지(風池)·삼양락(三陽絡)·양지(陽池)·고황(膏肓)·견정(肩井)·천종(天宗)	사독(四瀆)·외관(外關)·공최(孔最)
주취(舟醉) 및 차취(車醉)	신회(顖會)·간유(肝俞)· 신유(腎俞)·중완(中脘)· 천추(天樞)·족삼리(足三里)·삼음교(三陰交)· 내정(內庭)	공손(公孫)·내관(內關)

제2장 병증별 치료 처방(病症別 治療 處方)

후두 신경통 (后頭 神經痛)	천주(天柱)·풍지(風池)· 풍부(風府)·완골(腕骨)· 뇌공(腦空)·대저(大杼)· 금문(金門)	후계(后谿)·신맥(申脈)·경1-경4협척 혈(頸1-頸4夾脊穴)
상완 신경통 (上腕 神經痛)	노회(臑會)·곡지(曲池)·수 삼리(手三里)·소해(少海)· 사독(四瀆)·지정(支正)·태 릉(太陵)·합곡(合谷)	천료(天髎)·천종(天宗)·노유(臑俞)· 중부(中府)·경5-경7협척혈(頸5-頸7 夾脊穴)·흉1협척혈(胸1夾脊穴)
늑간 신경통 (肋間 神經痛)	궐음유(厥陰俞)·심유(心俞)·격유(膈俞)·간유(肝俞)·단중(膻中)·기문(期門)·장문(章門)·연액(淵液)·대포(大包)	상응협척혈(相應夾脊穴)·족임읍(足 臨泣)·외관(外關)
요복 신경통 (腰腹 神經痛)	간유(肝俞)·신유(腎俞)· 대장유(大腸俞)·양관(陽關)·차료(次髎)·포황(胞肓)	삼음교(三陰交)·인중(人中)·태충(太 衝)·내정(內庭)
고신경통 (股神經痛)	대장유(大腸俞)·관원유 (關元俞)·환도(環跳)·승 부(承扶)·비관(髀關)·기 문(期門)	요3-요5협척혈(腰3-腰5夾脊穴)·상 료(上髎)·중료(中髎)·압통점(壓痛点)
좌골 신경통 (坐骨 神經痛)	환도(環跳)·은문(殷門)· 양능천(陽陵泉)·족삼리 (足三里)·위중(委中)·승 부(承扶)·위양(委陽)·구 허(丘墟)·곤륜(崑崙)	상동(上同)

요통 (腰痛)	위중(委中)·곤륜(崑崙)·은문(殷門)·명문(命門)·신유(腎兪)·지실(志室)·양관(陽關)·대장유(大腸兪)·십칠추하(十七椎下)·관원유(關元兪)	인중(人中)·은교(限交)·기해(氣海)·수요퇴점(手腰腿点)

제2장 병증별 치료 처방(病症別 治療 處方)

7. 부인과질환(婦人科疾患)

병증(病症)	주용혈(主用穴)	배용혈(配用穴)
희발월경 (稀發 月經) 및 과소월경 (過小 月經)	견정(肩井)·합곡(合谷)·삼음교(三陰交)·태충(太衝)·혈해(血海)·곡천(曲泉)·조해(照海)	지실(志室)·차료(次髎)·수도(水道)·귀래(歸來)·중극(中極)·곡골(曲骨)
무월경 (無月經)	상동(上同)	상동(上同)
빈발월경 (頻發 月經) 및 과다월경 (過多 月經)	혈해(血海)·격유(膈兪)·삼음교(三陰交)·합곡(合谷)·관원(關元)·족삼리(足三里)	용문(龍門)·태계(太谿)·태충(太衝)·기충(氣衝)
월경곤란 (月經困難)	관원유(關元兪)·수도(水道)·관원(關元)·공최(孔最)·합곡(合谷)·삼음교(三陰交)	축빈(築賓)·태계(太谿)·행간(行間)·간유(肝兪)·지실(志室)

8. 운동계질환(運動系疾患)

병증(病症)	주용혈(主用穴)	배용혈(配用穴)
낙침 (落枕)	후계(后谿)·신맥(申脈)·족임읍(足臨泣)·외관(外關)·외노궁(外勞宮)	대추(大椎)·경1-경7협척혈(頸1-頸7夾脊穴)
급성 요염상 (急性 腰捻傷)	인중(人中)·은교(齦交)점자출혈·위중(委中)·수요퇴점(手腰腿点)	대장유(大腸兪)·요양관(腰陽關)·압통점(壓痛点)
견관절 주위염 (肩關節 周圍炎)	곡지(曲池)·투소해(少海)·천종(天宗)·거골(巨骨)·운문(雲門)·견정(肩貞)	경5-경7협척혈(頸5-頸7夾脊穴)·흉1협척혈(胸1夾脊穴)·압통점(壓痛点)
흉협통 (胸脇痛)	족임읍(足臨泣)·외관(外關)·양능천(陽陵泉)·지구(支溝)	대포(大包)·연액(淵液)·첩근(輒筋)·상응협척혈(相應夾脊穴)
수완부 건초염 (手腕部 腱鞘炎)	양계(陽谿)·어제(魚際)·양지(陽池)·양곡(陽谷)·열결(列缺)	곡지(曲池)·척택(尺澤)·곡택(曲澤)·외관(外關)·소해(少海)
슬관절통 (膝關節痛)	양구(梁丘)·외슬안(外膝眼)·내슬안(內膝限)·음능천(陰陵泉)·음곡(陰谷)·곡천(曲泉)·위중(委中)·양능천(陽陵泉)	족삼리(足三里)·양교(陽交)·지기(地機)·축빈(築賓)·승근(承筋)·상거허(上巨虛)
과관절 염상	태계(太谿)·중봉(中封)·구허(丘墟)·신맥(申脈)	삼음교(三陰交)·양보(陽輔)·부양(跗陽)·교신(交信)·조구(條口)

(踝關節 炎傷)	곤륜(崑崙)·해계(解谿)	
류마티즘 관절염 (風濕性 關節炎)	순경취혈(循經取穴)을 하고 전신요법(全身療法)을 한다.	통처(痛處)를 위주로 취혈 한다.

9. 소아과질환(小兒科疾患)

병증(病症)	주용혈(主用穴)	배용혈(配用穴)
습관성 토유 (習慣性 吐乳)	사상대(絲狀大)로 신주(身柱)에 구(灸) 3장	피부침(皮膚針)으로 배부(背部) 방광경(膀胱經)과 복부(腹部) 위경(胃經)을 가볍게 자극한다.
소화불량증 (消化不良症)	신주(身柱)·명문(命門)에 사상대(絲狀大)로 구(灸) 3~5장	폐유(肺兪)·비유(脾兪)·중완(中脘)·기해(氣海)·곡지(曲池)·풍륭(豊隆)을 가볍게 경자(輕刺)
구내염 (口內炎)	후두부(後頭部)·배부(背部)의 방광경(膀胱經)·전경부일대(前頸部一帶)·손의 폐경(肺經)·발의 위경(胃經)을 피부침 한다.	신주(身柱)·비유(脾兪)·수리(手三里)에 구(灸) … 사상대(絲狀大) 3장
유행성 이하선염 (流行性 耳下腺炎)	예풍(翳風)·협차(頰車)·합곡(合谷)·행간(行間)·내정(內庭)	곡지(曲池)·소상(少商)·상양(商陽)·혈해(血海)·삼음교(三陰交)·곡천(曲泉)
백일해 (百日咳)	폐유(肺兪)·비유(脾兪)·중부(中府)·중완(中脘)·곡지(曲池)·척택(尺澤)	신주(身柱)·풍문(風門)·영대(靈臺)에 구(灸)
소아천식 (小兒喘息)	신주(身柱)·풍문(風門)·영대(靈臺)·중부(中府)·척택(尺澤)·정천(定喘)	수삼리(手三里)·중완(中脘)·고황(膏肓)·궐음유(厥陰兪)
경풍 (驚風)	백회(百會)·인당(印堂)·인중(人中)·합곡(合谷)·십선(十宣)·사봉(四縫)	내관(內關)·후계(后谿)·중완(中脘)·지창(地倉)

제2장 병증별 치료 처방(病症別 治療 處方)

야제 (夜啼)	이간(二間)·전곡(前谷)· 사봉(四縫)·백회(百會)· 인중(人中)	신주(身柱)·폐유(肺兪)에 소구(小灸) 3장 한다.
야뇨 (夜尿)	중극(中極)·관원(關元)· 명문(命門)·삼음교(三 陰交)·신문(神門)·음릉 천(陰陵泉)	백회(百會)·신주(身柱)·차료(次髎)· 경골(京骨)·곤륜(崑崙)·척택(尺澤)
소아마비 후유증 (小兒痲痺 後遺症)	●하지탄탄(下肢癱瘓) 명문(命門)·양관(陽關)· 요1-요5협척혈(腰1- 腰5夾脊穴)·환측(患側) ~상료(上髎)·차료(次髎)·환도(環跳)·은문(殷門)·복토(伏兎)·족삼리(足 三里)·양릉천(陽陵泉)	질변(秩邊)·건슬(建膝)·능후(陵後)· 위양(委陽)·위중(委中)·족하수점(足 下垂点)·해계(解谿)
	●상지탄탄(上肢癱瘓) 대추(大椎)·견우(肩髃)· 견료(肩髎)·견정(肩貞)· 곡지(曲池)·수삼리(手 三里)·합곡(合谷)	경5-경7협척혈(頸5-頸7夾脊穴)·소 해(小海)·외관(外關)·천종(天宗)
	●면탄(面癱) 하관(下關)·협차(頰車)· 견정(牽正)·합곡(合谷)· 내정(內庭)·삼간(三間)	태충(太衝)·예풍(翳風)·풍지(風池)· 양릉천(陽陵泉)
	●항기탄탄(項肌癱瘓) 천주(天柱)·신설(新設)· 천용(天客)·천유(天牖)· 완골(腕骨)	경2-경6협척혈(頸2-頸6夾脊穴)
	●복기탄탄(腹肌癱瘓) 중완(中脘)·양문(梁門)· 천추(天樞)·기해(氣海)· 상거허(上巨虛)	상응협척혈(相應夾脊穴)

10. 안과질환(眼科疾患)

병증(病症)	주용혈(主用穴)	배용혈(配用穴)
맥립종 (麥粒腫) (다래끼)	합곡(合谷)·풍지(風池)·태양(太陽)	정명(晴明)·건명(建明)·찬죽(攢竹)·천주(天柱)·삼간(三間)·양노(養老)·광명(光明)
안검경련 (眼瞼痙攣)	견정(牽正)·예풍(翳風)·합곡(合谷)·내정(內庭)·어요(魚腰)투정명(晴明)·사백(四白)	찬죽(攢竹)투 정명(晴明)·양백(陽白)·태충(太衝)
안검하수 (眼瞼下垂)	양백(陽白)·태양(太陽)·두유(頭維)·풍지(風池)	사죽공(絲竹空)투 어요(魚腰)·찬죽(攢竹) 투 어요(魚腰)
결막염 (結膜炎)	풍지(風池)·태양(太陽)·합곡(合谷)·광명(光明)·태충(太衝)	이첨(耳尖)·인당(印堂)·어요(魚腰)·사죽공(絲竹空)에 점자출혈(点刺出血)
유루 (流淚)	정명(晴明)·구후(球後)·찬죽(攢竹)	합곡(合谷)·광명(光明)·족삼리(足三里)·태충(太衝)·목창(目窓)
수명 (羞明) (눈부심)	찬죽(攢竹)·객주인(客主人)·사백(四白)·풍지(風池)·천주(天柱)·폐유(肺兪)·합곡(合谷)	목창(目窓)·광명(光明)·양노(養老)·화료(和髎)·간유(肝會)
안통 (眼痛)	합곡(合谷)·내종(內庭)·행간(行間)·소충(少衝)	인당(印堂)·이첨(耳尖)·어요(魚腰)·태양(太陽)·사백(四白)·점자출혈(点刺出血)
녹내장 (綠內障)	풍지(風池)·찬죽(攢竹)·동자료(瞳子髎)·합곡(合谷)·태충(太衝)·태계(太谿)·삼음교(三陰交)·간유(肝倉)	금문(金門)·신맥(申脈)·행간(行間)·족삼리(足三里)

제2장 병증별 치료 처방(病症別 治療 處方)

백내장 (白內障)	광명(光明)·목창(目窓)·승읍(承泣)·풍지(風池)·구후(球後)·상승읍(上承泣)	정명(晴明)·어요(魚腰)·찬죽(攢竹)·동자료(瞳子髎)·합곡(合谷)
노안 (老眼)	화료(和髎)·풍부(風府)·풍지(風池)·견정(肩井)·신주(身柱)·간유(肝兪)·신유(腎兪)·곡지(曲池)·족삼리(足三里)·외구(外丘)에 구(灸)한다.	찬죽(攢竹)·풍지(風池)·천주(天柱)·견정(肩井)·폐유(肺兪)·곡지(曲池)·합곡(合谷)·자침(刺針)
전광성 안염 (電光性 眼炎)	태양(太陽)·사백(四白)·합곡(合谷)·인당(印堂)	양백(陽白)·어요(魚腰)·행간(行間)
각막예- 백반 (角膜翳- 白斑)	건명1(建明1)·건명2(建明2)·정명(晴明)·승읍(承泣)·태양(太陽)·합곡(合谷)·예명(翳明)	정명(晴明)·간유(肝兪)·태충(太衝)·광명(光明)

11. 이비인후과질환(耳鼻咽喉科疾患)

병증(病症)	주용혈(主用穴)	배용혈(配用穴)
외이염 (外耳炎)	예풍(翳風)·곡지(曲池)·합곡(合谷)·외관(外關)·족임읍(足臨泣)	풍지(風池)·각손(角孫)·청궁(聽宮) 귀 주위에 피부침을 한다.
중이염 (中耳炎)	이문(耳門)·청회(聽會)·완골(完骨)·예풍(翳風)·대저(大杼)·폐유(肺兪)·신유(腎兪)·곡지(曲池)·척택(尺澤)·합곡(合谷)·광명(光明)·복류(復溜)	귀 주위 경혈(經穴)에 구(灸)를 하여도 효과적이다.
이통 (耳痛)	상양(商陽) 점자출혈·예풍(翳風)·족임읍(足臨泣)·외관(外關)·이문(耳門)	중저(中渚)·후계(后谿)·규음(竅陰)
난청 (難聽)	예풍(翳風)·풍지(風池)·청궁(聽宮)·소해(少海)·신유(腎兪)·외관(外關)·태계(太谿)	관충(關衝)·규음(竅陰) 점자출혈
이명 (耳鳴)	완골(完骨)·예풍(翳風)·풍지(風池)·중저(中渚)·전곡(前谷)	합곡(合谷)·중저(中渚)·외관(外關)·족임읍(足臨泣)·예명(翳明)
농아 (聾啞)	이문(耳門)·청궁(聽宮)·청회(聽會)·예풍(翳風)·아문(啞門)·염천(廉泉)·풍부(風府)	중완(中脘)·기해(氣海)·간유(肝兪)·비유(脾兪)
비염 (鼻炎)	인당(印堂)·합곡(合谷)·영향(迎香)·비통(鼻通)	상성(上星)·족삼리(足三里)·인중(人中)·화료(和髎)

제2장 병증별 치료 처방(病症別 治療 處方)

부비강염 (副鼻腔炎)	영향(迎香)·찬죽(僧竹)·통천(通天)·열결(列缺)	상성(上星)·풍지(風池)·합곡(合谷)·행간(行間)·곡차(曲差)·풍부(風府)
비출혈 (鼻出血)	신회(顖會)·천주(天柱)·폐유(肺兪)·공최(孔最)·풍부(風府)	상성(上星)·풍지(風池)·천주(天柱)·완골(完骨)·인당(印堂)
후각 감퇴 (嗅覺減退)	영향(迎香)·상성(上星)·천주(天柱)·비통(鼻通)	신회(顖會)·풍부(風府)·합곡(合谷)·족삼리(足三里)
인두염 (咽頭炎)	예풍(翳風)·인영(人迎)·천돌(天突)·대추(大椎)·풍문(風門)·수삼리(手三里)·척택(尺澤)	열결(列缺)·조해(照海)
후두염 (喉頭炎)	상동(上同)	상동(上同)
편도선염 (扁桃腺炎)	천용(天容)·삼상(三商-少商·中商·老商)·어제(魚際)	합곡(合谷)·곡지(曲池)·내정(內庭)
치통 (齒痛)	합곡(合谷)·하관(下關)·협차(頰車)·내정(內庭)·태계(太谿)	수아통점(手牙痛点)·열결(列缺)·온류(溫溜)·극문(郄門)
치은염 (齒齦炎)	내정(內庭)·족삼리(足三里)·대영(大迎)·하관(下關)	환부(患部)에 직접 자침하면 효과적이다.
치은 출혈 (齒齦出血)	합곡(合谷)·내정(內庭)·족삼리(足三里)	협차(頰車)·하관(下關)·대영(大迎)·승장(承漿)
구취 (口臭)	내정(內庭)·족삼리(足三里)·편력(偏歷)·삼간(三間)	지창(地倉)·승장(承漿)·인중(人中)

12. 피부(皮膚) 및 기타 질환(其他 疾患)

병증(病症)	주용혈(主用穴)	배용혈(配用穴)
담마진 (梅麻疹) (두드러기)	합곡(合谷)·곡지(曲池)· 견우(肩髃)·비노(臂臑)· 대추(大椎)·풍지(風池)	혈해(血海)·풍시(風市)·삼음교(三陰交)·족삼리(足三里)·격유(膈兪)
피부 소양증 (皮膚瘙痒症) (가려움증)	상동(上同)	상동(上同)
계안 (鷄眼) (티눈)	환부(患部)의 크기와 비슷한 쑥뜸을 놓고 5~7 상 정도 뜸 뜬다.	
우췌 (疣贅) (사마귀)	최대(最大)의 것에 뜸을 5~7 장 정도 뜨면 없어진다.	
원형탈모 (原形脫毛)	탈모부(說毛部)의 중심에 소구(小灸) 5~7장을 뜨면 생모(生毛) 되는 수가 있다.	천추(天樞)·대추(大椎)·폐유(肺兪)·곡지(曲池) 등에 구(灸) 병용
익수 (弱水)	영향(迎香) 투 비혈담점(鼻穴膽点)·용천(湧泉)·회음(會陰)	합곡(合谷)·태충(太衝)
일사병 (日射病)	곡지(曲池)·대추(大椎)·내관(內關)·인중(人中)	용천(湧泉)·십선(十宣) 및 위중(委中)에 점자출혈
휴극 (休克)	소료(素髎)·내관(內關)·인중(人中)·중충(中衝)	족삼리(足三里)·용천(湧泉)

제2장 병증별 치료 처방(病症別 治療 處方)

혼미 (昏迷)	●폐증(閉症) 인중(人中)·십선(十宣)·합곡(合谷)·태충(太衝)	대추(大椎)·내관(內關)·풍륭(豊隆)·용천(湧泉)
	●탈증(脫症) 백회(白會)·기해(氣海)·관원(關元)·소료(素髎)·태연(太源)·복류(復溜)	합곡(合谷)·노궁(勞宮)·족삼리(足三里)
운궐 (暈厥)	인중(人中)·중충(中衝)·족삼리(足三里)·십선(十宣)	소상(少商)·합곡(合谷)·후계(後谿) 투 노궁(勞宮)·용천(湧泉)
감전 (感電)	영향(迎香) 투 비혈담점(鼻穴膽点)·아문(啞門)·흥분(興奮)	소상(少商)·회음(會陰)

꿀벌건강법

<저자가 운영하는 벌침과 봉료법 다음 카페>

주소 : https://cafe.daum.net/yingyangbee

검색 : 벌침과 봉료법

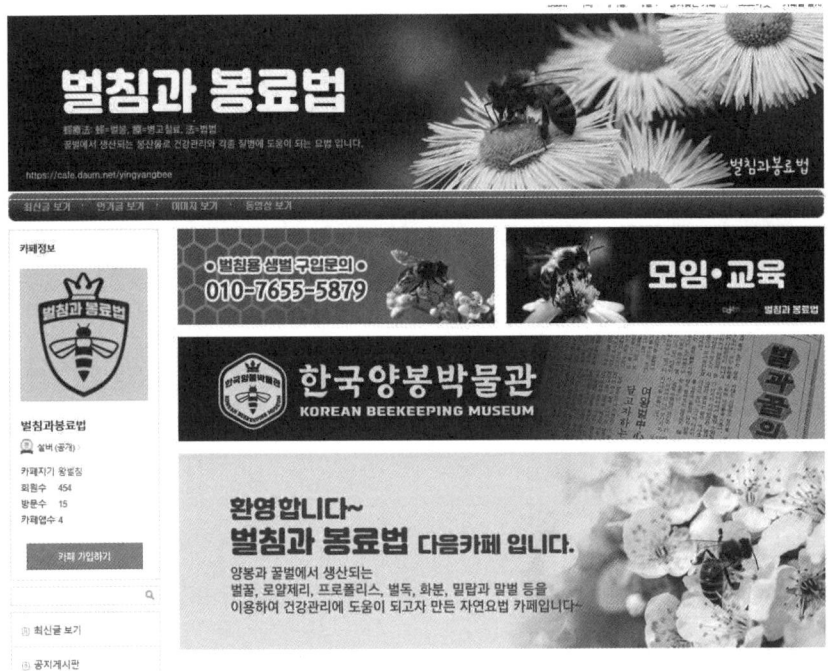

연락 전화: 카페지기 왕벌침:010-7655-5879

제3장
질병 증상별 벌침 혈자리

제1절 내과 질병
제2절 외과 질병
제3절 비뇨 성기 질병
제4절 산부인과 질병
제5절 피부병
제6절 이비인후과 질병

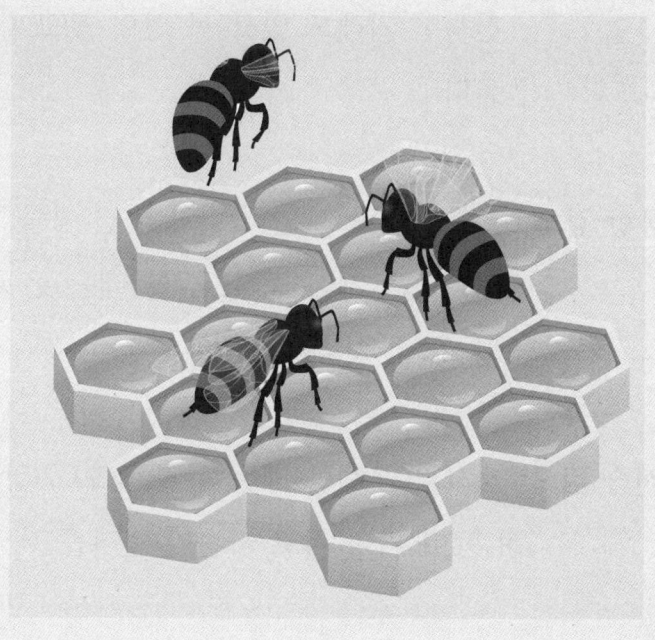

제1절 내과 질병

1. 감기

 환절기나 피로하거나 신체의 면역력이 떨어져 있을 때 공기 중의 바이러스나 세균 감염에 의해 걸려서 두통이나 코막힘, 기침, 재채기, 목 안이 붓고 아픔을 동반한 열이 나고 온몸이 나른하고 권태감을 느끼게 된다.
 급성으로 발병하여 2~3일 지속되다가 일주일을 전후하여 낫는다.

 1) **풍열 감모:** 바람을 싫어하고 열이 나며 땀을 흘리고 기침, 두통, 진득한 가래도 있고 목 안이 붓고 아프며 입안이 마른다.

 2) **풍한 감모:** 오슬오슬 춥고 열이 나고 멀건 콧물, 코막힘, 목쉰 소리, 묽은 가래 증상, 심할 때는 온몸이 아프며 식은 땀 등의 증상이 있다.

 3) **서습 감모:** 서사가 우세할 때는 풍열 감모 증상과 함께 몸이 달며 땀이 많이 나고 가슴이 번거롭고 입안이 마르고 소

변량이 적고 색이 누렇거나 붉다. 습사가 우세한 때는 열이 심하지 않고 오슬오슬 추우며 머리나 팔다리가 몹시 무겁고 아프며 입맛도 없다.

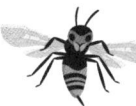 **벌침 혈자리**
백회, 대추, 풍지, 천돌, 폐유, 곡지, 풍문, 족삼리, 내관, 외관

2. 기침

공기 중의 먼지나 연기, 가스 등 자극성 물질이 기관지 점막을 자극하거나 세균이나 바이러스 감염으로 인하여 호흡기병일 때 기침이 난다. 외사가 폐에 침범하여 생기거나 내상으로 다른 장부의 병변이 폐에 영향을 주어 생긴다고 본다.

1) **외감 기침**: 감기 때와 같은 증상으로 풍한사가 입, 코, 피부를 침습하여 폐기가 잘 통하지 못하고 폐의 정수 하강 기능의 장애로 생긴다.
2) **내상 기침**: 비장이 허하여 운화 기능을 제대로 하지 못하여 수습이 몰려 담이 되거나 칠정 장애로 간기가 울결되면 간기가 위로 올라와 폐의 청숙 하강 기능 장애로 생긴다. 습담으로 오는 내상 기침은 기침이 나면서 걸쭉한 가래가 나오며 가슴과 명치 부위가 그득하고 입맛이 없으며 간화로 오는 내상 기침은 기침이 나면서 옆구리가 결리고 모통 마른 기침을 하는데 가래가 나오더라도 양이 적고 누렇고 길죽하며 기침할 때 얼굴이 붉고 목 안이 마르고 입안이 쓰다.

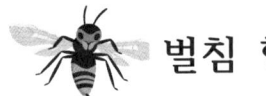 **벌침 혈자리**

대추, 천돌, 폐유, 간유, 곡지, 족삼리, 관원, 고황, 중부, 정천

3. 기관지 천식

기관지 천식, 천식성 기관지염, 심장성 천식으로 인하여 목에서 가래가 끓는 소리가 나며 묽고 양이 적으며 희며 숨가쁨은 심하지 않다.

입안이 마르지 않고 날씨가 차가워지면 점점 더 심해지는 경우가 있을 경우 한증이라 하고 가래가 걸쭉하고 누렇고 잘 뱉어지지 않고 가슴은 답답하고 땀이 나고 얼굴은 붉어지며 땀이 난다. 또한 목이 마르고 물이 당기는 경우는 열증이다.

효천=숨가쁨은 폐, 비, 신과 밀접한 관계가 있다. 즉 풍한사를 비롯한 다양한 병인이 작용하여 폐의 청숙 하강 기능이 약해져 기가 거슬러 오르는데 이때 담이 기도를 막으므로 숨이 차고 가래 끓는 소리가 나게 된다.

숨가쁨 발작이 만성화되는 것도 폐기와 비기가 허약한 것과 관련 있다.

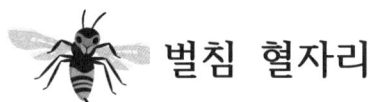 **벌침 혈자리**

대추, 천돌, 전중, 중완, 관원, 정천, 폐유, 족삼리, 풍문

4. 급, 만성 기관지염

급성기관지염은 기관지 점막의 급성염증으로서 바이러스, 세균, 먼지, 자극성 가스, 알레르기성 인자가 코안이나 목에 염증을 일으키게 된다.

주로 기침, 가래, 가슴 아픔, 두통, 미열, 목 안이 붓고 아픈 증상이 일어난다.

급성기관지염을 잘 치료하지 못하거나 대기오염, 담배, 알레르기성 인자, 작업 환경, 기후 조건, 감염성 인자에 따라 만성 기관지염을 유발한다.

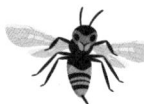 **벌침 혈자리**
대추, 천돌, 전중, 중완, 폐유, 고황, 중부, 족삼리, 곡지

5. 급성 폐렴

급성 폐렴이란 세균의 감염이나 바이러스나 알레르기성 인자에 의해 감기에 걸리거나 만성피로, 한랭한 신체 변화가 원인이며 고열과 기침, 가래, 갑자기 한기를 느끼거나 떨리고 가슴 통증, 입술 주위에 수포, 숨가쁨, 심계 증상도 나타나기도 한다.

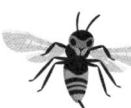 **벌침 혈자리**

백회, 대추, 전중, 폐유, 고황, 곡지, 중부, 관원, 족삼리

6. 구토

위기가 치밀어 위에 있는 내용물이 입을 통하여 밖으로 나오는 경우를 말하는데 급성위염, 십이지장궤양, 위궤양, 복막염, 췌장염, 담낭염, 위 신경증 등등 때와 임신오조, 정신 신경병 때도 구토를 하기에 반드시 원인 치료를 기본으로 하면서 위 기능을 조화시켜 구토 증상을 멈출 수 있도록 변증 치료를 한다.

기질적 변화가 심한 질병일 때는 병원 치료가 효과적이다.

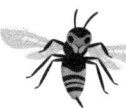 **벌침 혈자리**

중완, 위유, 비유, 내관, 외관, 관원, 족삼리, 곡지

7. 딸꾹질

횡격막 신경의 자극으로 위기가 거슬러 올라서 생기며 실증 때는 딸꾹질 소리가 크고 연속적이며 얼굴과 온몸에 열감이 있고 허증 때는 소리가 약하고 얼굴이 창백해지고 손발이 싸늘하다.

이는 비위가 차거나 위화가 성할 때 비신양이 허하거나 위음이 부족할 때 위기가 거슬러 오를 수 있다.

건강한 사람도 갑자기 몸을 차게 하거나 급하게 식사할 때도 생리적으로 나오며 소화기 병(위염, 간염, 췌장염), 호흡기병(폐렴, 늑막염)과 복부 수술 후에 생기는 반사성 딸꾹질, 전염성 독소(이질, 유행성뇌염 등), 물질대사 독(요독증, 알코올 중독, 당뇨병 혼수 등)에 의해 생기는 중추 자극성 딸꾹질과 뇌출혈, 뇌종양, 전간, 히스테리 등에 생기는 신경성 딸꾹질, 식도염이나 심장질병 때 원인과 증상에 따라 차이가 심하다.

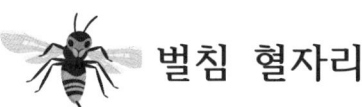 **벌침 혈자리**

대추, 전중, 중완, 천돌, 내관, 격유, 족삼리

8. 급, 만성 설사

급성 및 만성 소·대장염, 장결핵, 장신경증, 장알레르기 때 볼 수 있다. 대변이 묽고 누는 횟수가 잦은 병증을 말하는데 육음에 의하여 생기거나 식적, 담, 비위 허약, 칠정내상 등으로 생긴다.

주로 여러 감염성 세균, 기생충 감염에 의한 대장염이나 소화불량성 설사, 세균 독소에 의한 설사, 찬 음식이나 변실정 음식물을 먹거나 배를 차게 해서 오는 설사, 고기, 알, 게 등등 과민성체질인 알레르기성 설사 등등이 있다.

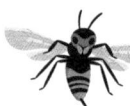 **벌침 혈자리**

중완, 천추, 비유, 위유, 대장유, 명문, 족삼리, 곡지

9. 위염

급성, 만성 위염 및 위궤양, 십이지장궤양, 위 신경증, 췌장염, 위경련 등으로 위 부위 즉 명치 부위의 아픔을 말하는데 비위가 허하거나 맺힌 간기가 위에 영향을 주어 생긴다.

비위 허한증일 때는 명치 밑이 은은하게 아프고 자주 신물을 토하거나 트림을 한다.

따뜻한 것을 좋아하며 위 부위를 덥게 하면 아픔이 덜하다.

기 체증 때는 명치 부위가 더부룩하면서 아프고 옆구리까지 아프며 한숨을 자주 쉬며 신물을 토한다.

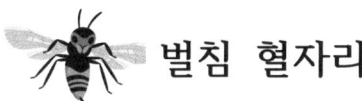 **벌침 혈자리**

중완, 상완, 하완, 비유, 위유, 곡지, 족삼리, 장문, 내관

10. 복통(배 아픔)

급성위장염, 소·대장염, 장 경련, 췌장염, 급성 맹장염 등과 같이 배 안의 장기에 이상이 있을 때 배 아픔을 총칭하며 음식물 섭취, 육음, 칠정, 기체, 담음, 어혈, 기생충 등에 의해 생긴다고 본다.

대체로 날씨가 차거나 몸을 차게 할 때 배가 더 아프고 몸을 따뜻하게 해주면 덜한 경향이 있고 입안이 마르지 않으면 한증이고 아픔이 갑자기 있었다가 갑자기 없어지는 경향이 있으면서 갈증이 있고 변비가 있으면 열증이다.

배가 아플 때 누르면 더 아프거나 누르는 것을 싫어하는 것은 실증이고 누르면 아픔이 덜하거나 멎는 것은 허증이다.

아픈 곳이 일정하지 않은 것은 기체이고 찌르는 듯이 아프면서 고정되어 있는 것은 어혈증이다.

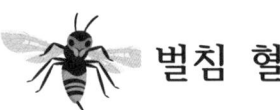 **벌침 혈자리**

중완, 관원, 비유, 위유, 대장유, 명문, 족삼리

11. 변비

습관성 변비, 경련성 변비, 이완성 변비 등으로 구분하며 대변이 굳거나 나가지 못하거나 힘들게 나가는 병증을 말하는데 대장에 열이 몰리거나 한기가 머물러 있을 때, 기가 맺히거나 기혈, 진액이 부족한 것 등으로 대장의 전도 기능 장애로 생긴다.

대변을 2~3일에 한 번씩 보거나 2일 이상 지나서 본다. 때로는 변 보는 시간 간격에는 별다른 변화가 없지만 몹시 굳어서 변을 보기 힘든 경우도 있다.

변비와 함께 머리가 무겁거나 어지럼증, 헛배부름, 트림, 가슴 답답함, 불면증 등 증상이 있을 수 있다.

원인과 증상에 따라 여러 가지로 나누고 있지만 실제 임상에서는 열비, 한비, 기체변비, 혈허변비로 나누어서 처방한다.

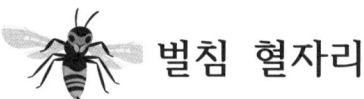 **벌침 혈자리**

천추, 중완, 명문, 대장유, 비유, 위유, 상거허, 지구, 곡지, 족삼리

12. 황달=간염

눈 흰자위와 피부, 점막, 오줌 등이 누렇게 되는 병증이다.

음식 조절을 잘못하여 습열이나 한습이 중초에 몰려서 생기거나 비위가 허하여 운화 기능을 제대로 하지 못하여 습이 몰려서 생긴다.

증상에 따라 양황과 음황으로 나누어 양황 때는 황달 색이 밝고 열이 나며 입안이 마르고 오줌량이 줄며 색이 노랗고 온몸이 무거우며 가슴이 답답하다.

음황일 때는 황달 색이 밝지 못하고 입맛이 없으며 명치 밑이 더부룩하고 헛배가 부르다. 또한 맥이 없고 찬 것을 싫어하며 나른한 감이 있다.

급·만성 간염, 간경변증, 담낭염, 담석증, 소화기 계통의 종양 등일 때 황달이 나타날 수 있다.

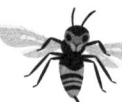 **벌침 혈자리**

간유, 담유, 비유, 대장유, 기문, 족삼리, 삼음교, 명문, 장문, 일월, 삼음교, 곡지

13. 어지럼증

눈앞이 아찔하면서 머리가 핑핑 돌아가는 듯한 자각 증상이 있거나 허공에 떠 있는 감, 메스껍거나 구토 증상이 나타나는 병증을 말한다.

외감이나 내상으로 간, 비, 신이 장애 되어 생긴다.

여러 가지 변증이 있지만, 대체로 간 양증, 신수 부족증, 기혈 부족증, 습담증으로 변증하여 치료한다.

메니에르병(이석증), 고혈압 병, 동맥경화증, 빈혈, 신경쇠약, 내분비장애, 뇌염, 뇌타박상 후유증, 대사 장애성 질병 등 때 볼 수 있다.

이 모든 것은 뇌혈관에 어혈이 쌓여 많아짐으로써 산소 부족과 영양 결핍이 주된 원인이다.

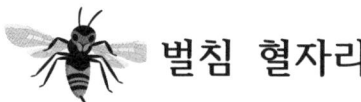 **벌침 혈자리**

백회, 상성, 풍지, 대추, 간유, 비유, 위유, 신유, 중완, 곡지, 족삼리

14. 두통

여러 가지 원인으로 머리가 아픈 병증을 말하는데 외감과 내상으로 머리의 기혈 순환이 장애가 되어 양기가 막히고 탁기가 몰려서 생긴다고 본다.

이 밖에 머리에 타박으로 어혈이 생겨도 온다.

외감성 두통 때는 갑자기 심하게 아프고 내상선 두통 때는 오래끌면서 더했다 덜어졌다 한다.

원인에 따라서 외감성은 풍열증, 풍한증, 풍습증으로 나누고 내상성은 혈허증, 간양증, 기허증, 신허증, 담궐증, 어혈증으로 나눈다.

두통의 발작 상태나 부위에 따라서 나누는 경우도 있지만 감기, 비염, 이명, 삼차신경통, 고혈압, 동맥경화증, 빈혈, 신경증, 뇌타박상 등등 때 볼 수 있다.

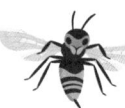 **벌침 혈자리**

아시혈, 백회, 상성, 사실총혈, 대추, 풍지, 곡지, 족삼리, 삼음교

15. 고혈압

고혈압은 원인에 따라 본태성과 중후성 고혈압으로 경과에 따라 양성과 악성, 혈압의 상태에 따라 수축기성과 확장기성, 결합형 고혈압으로 그리고 중증도에 따라 경증, 중등증, 중증 고혈압으로 나뉜다.

고혈압은 유전적 소인이 비교적 큰 질병이며 유인으로는 과도한 소금 섭취, 비만, 고지혈증, 당뇨병, 운동 부족, 스트레스, 담배 등이다.

일반적으로는 자각 증상은 적으나 합병증이 동반 되었을 때는 그에 따르는 여러 가지 장애 증상이 나타난다.

두통, 어지럼증, 머리가 무거운 감, 목이 뻣뻣한 감, 이명, 손발 저림, 불면증, 꿈 많이 꾸고 수시로 가슴 두근거리는 증상 등의 여러 가지 장애 증상이 나타나는데 이것은 간, 신, 비장의 기혈, 음양의 실조 혹은 부족과 관련하여 생긴다고 본다.

혈압계로 혈압을 확인하여 평균치 수축기 혈압이 160mmHg, 확장기 혈압이 100mHg 이상을 고혈압으로 보고 있다.

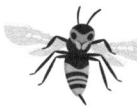 **벌침 혈자리**

백회, 대추, 풍지, 전증, 중완, 곡지, 간유, 신유, 족삼리, 삼음교, 용천

16. 저혈압

저혈압이란 보통 안정 때의 수축기 혈압이 만성적으로 100mmHg 아래인 것을 말한다.

확장기 혈압에서는 수축기 혈압만큼 문제로 하지 않으나 60~50mmHg 정도를 한계로 한다.

혈압이 이런 정도라고 해도 뚜렷한 호소와 다각적인 소견이 없는 경우에는 저혈압이지만 신체적인 정기 부족, 음양 기혈 부족, 육체적 및 정신적 과로 등으로 생기며 만성적으로 혈압 저하가 지속적으로 있으면서 중한 증상은 없고 피로감, 이명, 두통, 손발의 냉감, 무력증 증상이 지속될 경우 각종 봉산물 복용으로 몸을 보해 주면서 관리한다. 특히 저혈압 환우는 벌침 맞는 것을 유의하고 과량으로 맞는 것은 절대 삼간다.

필자는 모든 벌침을 직침으로 맞기를 교육하지만, 저혈압 환우만은 발침이나 산자로 하기를 권유한다.

어느 정도 정상 혈압으로 돌아온 다음 직침으로 맞아도 늦지 않다.

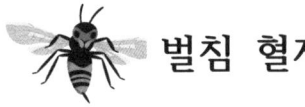 **벌침 혈자리**

백회, 대추, 중완, 관원, 내관, 족삼리

17. 협심증(심근경색)

　가슴이 막힌 것처럼 답답하고 조이는 듯이 아픈 병증을 말한다. 심한 경우는 아픔이 발작적으로 나타나며 심경맥의 순행 부위로 뻗친다.
　이밖에 가슴이 두근거리고 숨이 가쁘며 손발이 차고 청색증이 나타날 수 있다. 혀는 검붉고 어혈반이 있다. 습담이나 어혈 등 음사가 가슴에 몰려서 양기가 제대로 돌지 못하거나 맥락이 막혀서 생긴다.
　협심증, 심근경색, 심장신경증 등에 볼 수 있다.

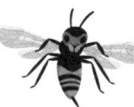 **벌침 혈자리**
대추, 전중, 심유, 궐음유, 관원, 곡지, 족삼리, 내관, 용천

18. 심계(가슴 두근거림)

가슴이 몹시 뛰거나 두근거리면서 불안한 병증을 말한다. 대체로 칠정 내상이나 심혈, 심양, 심음 부족으로도 생기고 수음, 담화가 몰려서도 생긴다.

신혈 부족증 때는 얼굴이 창백하고 어지럼증이 함께 나타나며 담화증 때는 얼굴이 붉고 잠을 자지 못하여 입안이 마르는 증상이 함께 나타나기도 한다.

수음이 몰려서 생기는 경우는 몸이 무겁고 찬 증상이 있을 수 있다. 심장신경증, 기질적인 장애가 있는 심장병, 빈혈, 갑상샘항진증, 갱년기 장애 등 때 볼 수 있다.

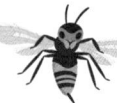 **벌침 혈자리**

대추, 전중, 내관, 관원, 심유, 삼초유, 비유, 격유, 노궁

19. 불면증

주로 신경증으로 잠을 자지 못하는 병증을 말하는데 잠들기 힘든 경우 깊은 잠을 자지 못하는 경우, 잠들었다가 깬 다음 다시 잠들지 못하는 경우 등 여러 가지 형태가 있을 수 있다.

음혈이나 정기 부족, 심비 허약, 담이나 수기가 몰리는 것 등 여러 가지 원인에 의하여 심신이 안정하지 못할 때 생긴다.

음혈이 부족하면 늘 허화가 상하기 때문에 가슴이 답답하고 잠을 자지 못하며 어지럽고 귀에서 소리가 난다.

때로 오심 번열이 있고 땀을 잘 흘리며 입안이 마른다.

정기 부족 때는 소화가 잘 안되며 늘 피로해한다.

심비 허약일 때는 꿈이 많고 가슴이 두근거리며 잊음 증이 있다.

담이나 수기가 몰려 생긴 경우에는 불면증과 함께 늘 메슥메슥하며 가슴이 답답하고 기름때 같은 설태가 낀다.

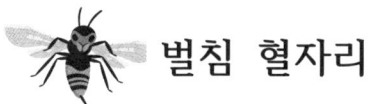 **벌침 혈자리**

백회, 대추, 풍지, 심유, 비유, 신유, 삼음교, 신문, 용천

20. 중풍

　갑자기 정신을 잃고 넘어지거나 구안와사, 반신불수, 언어장애와 같은 후유증을 남기는 병증을 말한다.
　대체로 심, 간, 신, 장기의 균형이 파괴된 상태에서 지나치게 근심하거나 노할 때, 술이나 기름진 음식을 지나치게 먹는 등 음식 조절을 잘하지 못할 때, 과로 등으로 간양이 몹시 성하면 화가 동하여 풍이 생긴다.
　또는 심화가 성하고 신수가 허해져도 열기가 몰려 풍증을 일으킨다.
　증상에 따라 중풍 전구기, 중풍 경증, 중풍 중증, 후유증기로 나누어 치료한다.

　전구기 증상은 두통, 어지럼증, 팔다리가 힘이 없어 나른함, 손가락의 지각 장애, 정신적 흥분, 손 떨기, 말이 어둔하고 일과성 마비 등이다. 고혈압 발증이나 뇌혈관 경련에 해당할 수 있다.

　중풍 경증 때는 정신을 잃지 않고 다만 입과 눈이 비뚤어지거나 피부 감각이 둔하며 반신을 잘 쓰지 못하고 말을 제대로 하지 못한다. 뇌혈전이나 뇌경색의 경증 때 볼 수 있다.

　중풍 중증 때는 갑자기 의식을 잃고 넘어지는데 나타나는 증상에 따라 폐증과 탈증으로 나눈다.

폐증 때는 갑자기 의식을 잃고 넘어지는데 주먹을 부르쥐고 이를 악물고 목 안에서 가래 끓는 소리가 몹시 나며 팔다리에 마비가 들고 숨소리가 거칠다. 대소변 실금은 없다. 혀는 마르고 설태가 누렇고 검으며 혓바늘이 돋고 맥은 실하다.

탈증 때는 눈은 감고 있으나 입을 벌리고 코를 골며 팔다리가 힘없이 늘어져 있으며 대소변 실금이 있고 얼굴이 창백하며 땀을 흘린다. 맥은 쇄약하다. 후유증기에는 반신불수와 언어장애가 기본이다.

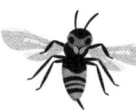 **벌침 혈자리**

1. **· 중풍 전구**: 백회, 상성, 곡지, 염천, 족삼리, 합곡, 태충, 내관, 풍부, 양릉천, 현종
   · 중풍 경증: 협거, 지창, 합곡, 곡지, 견우, 외관, 환도, 풍시, 족삼리, 양릉천, 현종, 곤류
   · 중풍 폐증과 중풍 탈증: 백회, 인중, 12정혈, 풍륭, 노궁, 합곡, 태충, 내관, 관원, 기해, 풍지, 신궐

2. **중풍 7처혈**: 백회, 곡빈, 견정, 풍시, 현종, 곡지, 족삼리

3. **중풍의 구안와사**: 백회, 대추, 예풍, 풍지, 견정, 인중, 대영, 태야

4. **중풍의 상지 마비**: 곡지, 격정, 견우, 견료, 병풍, 외관, 후계

5. **중풍의 하지 마비**: 환도, 풍시, 양릉천, 곤륜, 조구, 해계, 태충, 족삼리

6. **중풍의 언어 마비**: 천돌, 염천, 금진옥액, 아문, 풍지, 병풍, 견정

21. 당뇨병

물을 많이 마시고 음식을 많이 먹는 데도 몸은 여위고 늘 배고파하며 오줌을 많이 누는 병증을 말한다.

달거나 기름진 음식을 많이 먹거나 과음하거나 강한 정신적 자극, 신정의 지나친 소모 등으로 장부에 열이 몰려서 생긴다.

즉 소갈은 몸이 몹시 허하여 생긴 조열이 음액을 소모하여 생기고 폐, 위, 비, 신, 간과 밀접한 관계가 있다.

위가 조열을 받으면 음식물이 빨리 소화되므로 많이 먹는 데도 늘 배가 고프고 대변이 굳어진다.

신에 허화가 생기면 신음이 더욱 소모되어 신의 고삽 기능이 약해져 오줌량이 많아지고 오줌으로 당이 나온다. 이런 병리적 변화들은 서로 밀접한 연관 속에서 진행된다. 즉 폐에 조열이 있으면 진액이 운반되지 못하고 진액이 운반되지 못하면 위열이 더 왕성해져 진액을 더 소모하게 된다. 이렇게 되면 신음이 부족하게 되고 허화가 위로 올라와 폐와 위가 더 열을 받게 된다.

이처럼 폐, 위, 신은 서로 인과 관계 속에서 영향을 주고받으면서 많이 마시고 많이 먹으며 오줌을 많이 누는 증상들이 함께 나타나게 된다.

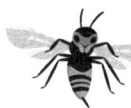 **벌침 혈자리**

위유, 폐유, 비유, 신유, 췌유, 격유, 중완, 관원, 족삼리, 명문, 삼음교

22. 갑상샘 기능 항진증

갑상샘 기능이 항진되어 생기는 병으로 심한 머리 외상, 정신적 스트레스, 임신, 해산, 감염, 요드제와 갑상샘 제재를 잘못 쓴 것과 관련하여 생긴다.

흥분하기 쉬운 사람, 청장년 특히 여자에게 잘 생긴다.

주 증상은 가슴 두근거림, 갑상샘종, 눈알 나오기 등이다.

가슴 두근거림과 잦은 맥(100~160번/분)은 초기에 나타나며 갑상샘은 양쪽이 다 커지는데 굳기는 연하고 혈관성 박동이 눈에 띄고 혈관성 잡음이 들린다.

이밖에 손가락, 눈꺼풀이 떨리고 갑상샘 호르몬이 많아지며 기초대사가 높아진다.

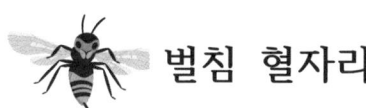 **벌침 혈자리**

대추, 천돌, 풍지, 간유, 곡지, 인영, 족삼리, 목협척혈 3~5

23. 비만증

비만증에는 과식과 운동 부족으로 생기는 단순성 비만과 기초 질병에 의하여 2차적으로 생기는 증후성 비만이 있는데 대부분의 비만은 주로 단순성 비만이다.

이는 우리 몸 안에 지방 조직이 뚜렷하게 많아진 경우이며 지방 세포의 크기 또는 수가 많아지면서 몸 안에 지방이 많이 축적되어 건강에 위험을 주는 과잉 지방 침착 상태를 비만증이라 한다.

기름지고 단 음식, 술 등을 과도하게 먹거나 운동 부족으로 비의 운화 기능에 장애가 생겨 습담이 피부 및 근에 쌓이는 데서 생긴다고 본다.

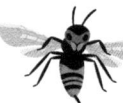 **벌침 혈자리**

거궐, 중완, 관원, 간유, 위유, 대장유, 삼초유, 곡지, 족삼리, 삼음교, 수도, 명문

24. 통풍(고요산혈증)

통풍의 원인에는 체질적인 요인과 환경인자 특히 식사성 인자와 밀접한 관계로 풍, 한, 습, 열의 사기를 받아 혈맥이나 경맥이 막혀서 생긴다고 보며 고요산혈증에 기인하는 독특한 관절염 발작을 기본 증상으로 하고 신장 장애, 신결석, 고혈압, 고지혈증, 당뇨병, 비만증, 허혈성심장병 등을 합병하는 대사의 이상을 말한다.

주로 중년이 이후의 남성에게 많이 발생하고 여성은 폐경기 이후에 생긴다.

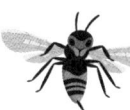 **벌침 혈자리**

일반적으로 아시혈을 비롯하여 격유, 담유, 간유, 신유, 지실, 명문, 거궐, 중완, 족삼리, 합곡, 태충, 대추

25. 전광증(정신분열증)

현대의학적으로 정신분열증, 심인성 정신병, 조울병, 전간성 정신병에 해당할 수 있다.

정신 이상으로 우울하고 외적 자극에 대한 반응이 둔하며 웃거나 울기도 하고 때론 노래를 부르거나 혼자 중얼거리기도 한다. 또한 앞뒤가 맞지 않게 말하거나 큰소리를 치며 과격한 행동까지 하는 병증이다.

기혈이 몹시 허하거나 기울체로 담화가 몰려서 생긴다.

음이 성하면 전증이 되고 양이 성하면 광증이 되는데 전증은 음증이면서 허증이고 광증은 양증이면서 실증에 해당한다.

전증 때는 우울하고 웃거나 울면서 앞뒤가 맞지 않게 말하거나 환각으로 노래를 부르거나 큰소리친다.

광증일 때는 사람을 가려 보지 못하고 고함을 지르거나 돌아다니며 과격한 행동을 한다.

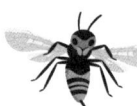 **벌침 혈자리**

백회, 상성, 풍지, 대추, 간유, 비유, 심유, 아문, 후계, 곡지, 족삼리, 신문, 장강, 용천

제2절 외과 질병

1. 기운목(사경)

잠을 자고 난 다음 목이 아파서 돌리지도, 숙이지도 못하는 경우이다.

감기, 한랭, 외상 등으로 목덜미가 아파서 목을 제대로 움직이지 못하거나 목을 곧바로 세우지 못하는 등 목 아픔을 주 증상으로 하는 병을 말한다.

발생 원인에 따라서 아픔의 정도에서는 차이가 있지만 대체로 아픔이 목덜미나 뒷머리로부터 어깨로 퍼지며 목을 돌리거나 숙일 때 더 심하므로 목을 기울인 자세를 취하게 된다. 목덜미나 어깨, 잔등에 압통점이 나타나기도 한다.

현대의학적으로는 후두신경통, 경추관절증, 목 근육에 생긴 류머티즘, 목 염좌 때 기운목 증상이 나타날 수 있다.

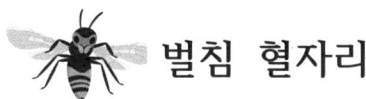 **벌침 혈자리**

주로 아시혈 위주, 대추, 천추, 풍지, 견정, 견우, 대저, 외관, 후계

2. 관절염좌

염좌란 당기는 힘에 의하여 염부조직이 손상된 것을 말하는 데 해부학적으로 보면 연부조직이 끊어지지 않은 상태이다.

관절염좌는 갑자기 생리학적 한계를 넘는 관절운동을 할 때 생기며 이때 뼈마디의 인대가 손상 된다.

손상 부위와 정도에 따라 임상 증상은 다르지만 일반적으로 염좌된 뼈마디의 아픔, 부종, 혈종, 기능 장애 등 증상이 있다.

때로 관절 연골, 반달 모양 연골이 손상 되고 관절낭이 터지며 주위 조직에서 피가 날 수 있다.

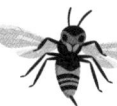 **벌침 혈자리**

무릎관절 염좌: 아시혈, 슬안, 학정, 위중, 양릉천, 곡천, 족삼리

발목관절 염좌: 아시혈, 구허, 태계, 삼음교, 곤륜, 현종

3. 손목관절 증후군

이 병은 손가락을 굽히고 근과 건의 염증으로 손목관이 중창비후되어 손목관 안의 정중 신경이 눌려서 손가락을 쓰지 못하여 찌르는 듯한 아픔을 나타내는 증후군이다.

이 병이 생기면 손가락을 쓰기 힘들고 찌르는 듯이 아픈데 특히 밤에 심하여 잠을 자지 못한다.

제때 치료하지 않으면 어제혈 부위의 살이 빠지고 근력이 약해지며 정중 신경 지배 부위의 지각 장애가 온다.

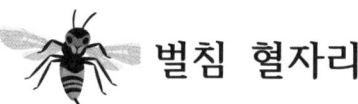 **벌침 혈자리**

내관, 외관, 후계, 어제, 대릉, 팔사혈, 수삼리

4. 건초염

건초염은 근육의 끝부분이나 건을 둘러싸고 있는 건초에 생기는 화농성 및 비화농성 염증이다.

협착성 건초염은 외상을 받거나 손목이나 손가락을 무리하게 놀릴 때 해당한 건초에 섬유소성 변형이 오면서 근육과 건의 운동이 장애가 되어 생긴다. 또는 화농성 세균의 감염에 의해서도 생기고 류머티즘, 결핵에 의해서도 생긴다.

급성은 주로 화농성, 류머티즘성으로 오는 경우가 많고 만성은 결핵성과 단순성으로 오는 경우가 많다.

대체로 근골과 엄지손가락, 집게손가락, 가운뎃손가락에 잘 생기고 손목 관절에도 잘 생긴다.

생긴 부위에 따라서 기능 장애 증상이 다를 수 있지만 일반적으로는 건 주위가 불어나도 아프며 손을 움직일 때 건의 주행을 따르는 아픔이 있을 수 있다.

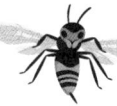 **벌침 혈자리**

·**아시혈, 어제, 팔사혈, 내관, 외관**

·**손목 건초염**: + 곡지, 완골

·**엄지손가락**: + 척택, 수삼리, 공최, 태연, 어제

·**집게손가락**: + 곡지, 수삼리, 양지, 삼양락

·**근골건 건초염**: + 신유, 대장유, 위중, 승산, 곤륜, 태계

5. 다발성 신경염

다발성 신경염, 진행성 근위축병, 척수염, 중증근무력증, 주기성마비, 어린이 마비 후유증 등 때 볼 수 있듯이 몸의 근육이 이완되고 팔다리의 힘살이 위축되면서 약해져 마음대로 움직이지 못하는 병증을 말한다.

온열병이나 열증으로 음액이 몹시 부족하여 근맥을 자양하지 못하여 생기거나 습열이 근맥에 침습되어 기혈 순환이 장애될 때도 생기고 오랜 병으로 간, 신의 정혈이 부족하여 근맥을 자양하지 못할 때도 생긴다. 대체로 한쪽에 생기며 드물게는 양쪽에 다 생기는 경우도 있다.

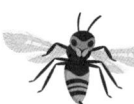 **벌침 혈자리**

· **아시혈, 명문, 외관, 삼음교, 요양관, 신유**

· **팔을 쓰지 못하는 데는:** 대추, 견우, 곡지, 합곡, 양계

· **다리를 쓰지 못하는 데는:** 족삼리, 양구, 해계, 환도, 현종

6. 류머티즘성 관절염

뼈마디가 아프고 저리며 부으면서 팔다리의 운동장애가 있는 병증을 말한다.

대체로 풍한습사가 침습하여 기혈 순환이 장애 되므로 생긴다

흔히 날씨가 차거나 비가 많이 내리는 시기에 몸조리를 잘 못하는 것, 습한 곳에서 오랫동안 생활하는 것 등이 계기가 된다. 원인과 증상에 따라 풍비(행비), 한비(통비), 습비(착비)로 나누고 풍비 때는 아픔이 한 곳에 고정되어 있지 않고 여기저기 옮겨가며 한비 때는 아픔이 몹시 심하다.

습비 때는 아픔이 한 곳에 고정되며 무겁고 시큰시큰하다. 이밖에 열 증상이 있으면 열비, 풍한 증상이 같이 나타나면 풍한비, 풍습 증상이 같이 나타나면 풍습비라 한다.

류머티즘성 관절염, 신경통, 신경염 등 때 볼 수 있다.

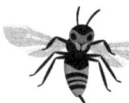 **벌침 혈자리**

아시혈, 대추, 명문, 환도, 풍시, 곡지, 족삼리, 위중, 요양관, 양릉천, 곤륜

7. 요통(허리 아픔)

허리가 아픈 병증으로 대체로 풍, 한, 습 등 육음의 사기가 침입하여 방광 경맥의 기혈 순환을 장애하거나 타박, 높은 곳에서 떨어지는 것 등 외상으로 근맥이 상하고 어혈이 몰려서 생긴다.

내상이나 오랜 병으로 신정이 몹시 쇠약해져도 생기고 늙은이들에게서 정혈 부족으로 근맥을 자양하지 못해도 생긴다.

허리의 힘이 약해지면서 아픈데 심하면 허리를 굽히지도, 돌리지도 못한다.

척추 질병 때와 결합 조직의 염증, 부인과 질병, 일부 비뇨기 질병 때 허리 통증이 나타난다.

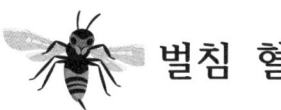 **벌침 혈자리**

아시혈, 위중, 신유, 간유, 삼초유, 요유, 명문, 지실, 요양관

8. 좌골신경통

허리와 다리가 아픈 병증을 말한다. 대체로 풍한습사가 침입하여 기혈이 막혀서 생기거나 혈허, 음양허, 신허 등 내상으로도 생긴다.

다리의 바깥쪽 앞이 아픈 것은 양명, 뒤쪽이 아픈 것은 태양, 가운데가 아픈 것은 소양에 해당하고 다리의 안쪽, 뒤가 아픈 것은 소음, 앞이 아픈 것은 태음, 가운데가 아픈 것은 궐음에 해당한다.

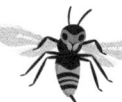 **벌침 혈자리**

아시혈, 환도, 풍시, 위중, 승산, 승부, 신유, 족삼리, 삼음교, 허리 3~5 협척혈, 명문, 지실, 상료, 차료, 하료

9. 늑간신경통(옆구리 아픔)

옆구리가 아픈 병증으로 대체로 외감이나 기울, 어혈, 담음, 식적 등에 의한 내상으로 간과 담의 경맥이 막혀서 생긴다.

그밖에 옆구리를 지나는 심, 폐, 비, 신의 낙맥이 장애되어도 생긴다.

외감에 의한 것은 옆구리 아픔이 빨리 나타나고 경과도 빠르고 오슬오슬 춥고 열이 나는 등 표증이 함께 나타난다.

내상에 의한 것은 천천히 발병하고 경과가 길며 표증이 없이 간기울결, 어혈, 간음 부족 증상이 나타난다.

급성 및 만성 간염을 비롯한 간장질병, 급성 및 만성 담낭염, 늑막염, 늑간신경통, 대상포진, 옆구리 외상 등 때 볼 수 있다.

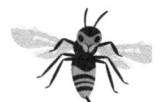 **벌침 혈자리**

아시혈, 기문, 대포, 지구, 장문, 양릉천, 족삼리, 삼음교, 외관

10. 오십견

어깨 관절낭과 관절 부위의 연부 조직에 온 퇴행성 염증성 질환이다. 이 병은 어깨의 경한 염좌, 지나친 운동, 외상 및 찬 자극 등이 원인이 되는 경우가 있으나 종종 뚜렷한 발병 유인을 찾지 못하는 경우도 있다.

증상은 어깨 부위의 만성적인 통증이다. 이 아픔은 낮에는 강하고 밤에 더 심한데 자다가 깰 정도로 심한 경우도 있다.

아침에 자고 나서 좀 움직이기 시작하면 아픔이 도리어 약해지는 것이 특징이다.

아픈 국소의 넓은 부위에 압통이 있고 팔의 움직임이나 회전 운동에 제한이 있다.

병이 진행됨에 따라 병든 조직에서 유착이 생기면서 운동 장애도 더 심해져 어깨 관절 운동이 완전히 제한된다.

때문에 이 병의 초기에는 아픔이 기본이고 말기에는 운동 장애가 기본이다.

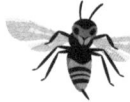 **벌침 혈자리**

아시혈, 견우, 견정, 견료, 곡지, 수삼리, 척택, 외관, 후계, 천종, 거골

11. 삼차신경통

얼굴 한쪽에 발작적인 격심한 통증이 짧은 시간동안 발작적으로 반복되는 국소 경련과 신경통을 말한다.

심한 경우는 말하거나 음식 먹을 때, 면도, 세수와 같은 가벼운 자극에도 통증이 유발된다.

중추성인 경우에는 지각 장애, 국소 경련이 동반되며 원발성인 경우에는 지각 과민이 있다.

원인으로는 외감사 즉 풍한, 풍열, 습에 의하거나 위염, 담, 어혈, 허약 등이 얼굴로 지나는 경맥 순행을 장애하여 생긴다고 본다.

또는 바이러스 감염, 종양, 외상과 삼차신경의 염증과 변형, 혈액순환과 물질대사 장애로 생긴다.

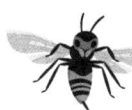 **벌침 혈자리**

백회, 풍지, 대추, 태양, 예풍, 승장, 동자료, 찬죽, 하관, 수삼리, 족삼리

12. 구안와사(얼굴 신경 마비)

입과 눈이 한쪽으로 비뚤어지는 병증을 말한다.

풍담이 경맥에 침습하여 기혈이 잘 통하지 못하여 생긴다.

얼굴 신경 마비는 중추성과 말초성으로 나눈다.

중추성 얼굴 신경 마비를 구안와사라고도 하는데 뇌혈관질병, 뇌종양 때 볼 수 있으며 얼굴 윗부분의 표정은 마비가 없는 것이 특징이다.

말초성 얼굴 신경 마비는 면탄, 구안와사라고 하는 데 찬 자극에 의하여 얼굴 신경을 영양 하는 국소 핏줄이 줄어들어 신경영양 장애를 일으켜서 생기거나 국소의 병조성 감염에 의해서 생긴다.

보통 갑자기 생기며 얼굴 신경이 지배하는 표정근들의 이완성 마비로 입과 눈이 비뚤어지고 입, 귀가 처지며 이마에 주름이 잡히지 않고 마비된 쪽 눈을 감지 못하며 말소리가 어둔하다.

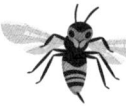 **벌침 혈자리**

백회, 대추, 풍지, 예풍, 찬죽, 태양, 지창, 승장, 청회, 인중, 양백

13. 림프샘 결핵

결핵균의 감염이나 화농균의 감염으로 목 또는 겨드랑이에 멍울이 생기는 병증을 말하는데 폐와 신의 음이 허한 데다 간기울결로 화가 성하여 담이 생기거나 풍열사독에 의하여 생긴다고 본다.

몸이 허약한 어린이들에게 잘 생긴다.

처음에는 한두 개의 콩알 크기만 한 멍울이 생기는데 단단하고 아프지도 않고 열도 나지 않는다.

점차 커지면서 여러 개가 잇달아 생겨 마치 구슬을 꿴 것처럼 된다. 오래되면 약간 아프고 멍울이 합쳐지면서 밀어도 잘 움직이지 않는다.

곪아 터지면 멀건 고름과 함께 비지 같은 것이 섞여 나오며 창구는 잘 아물지 않는다.

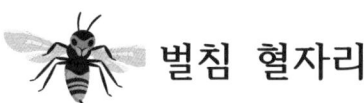 **벌침 혈자리**

아시혈, 대추, 폐유, 간유, 격유, 관원, 곡지, 족삼리, 예풍

14. 치질

치질은 치정맥총의 정맥류성 확장인데 직장 하단부와 홍문 부위의 정맥총이 매듭 모양으로 불어난 것이다. 생긴 부위에 따라 외치핵과 내치핵으로 임상형에 따라서 정맥류형, 혈관종형, 섬유종형으로 나눈다.

원인에 따라서는 홍문 자체의 병변으로 생긴 것을 1차성 치질, 문맥압 항진증을 비롯한 기타 다른 원인으로 생긴 것을 2차성 치질이라고 한다.

치질은 오랫동안 앉아서 일하거나 무거운 것을 지고 다니거나 자극성 음식물을 먹을 때, 이질을 오래 앓거나 해산을 여러 번 하여 중기가 약해지는 경우 또한 칠정 내상으로 경기가 잘 통하지 않는 경우, 변비 등이 있으면 홍문 국소의 기혈 순환이 장애 되고 어혈이 생겨 치핵이 생겨 치정맥층의 울혈을 일으킬 수 있는 조건이다.

외치핵은 아무런 증상이 없이 경과하는 경우가 많으며 때론 홍문 부위의 가려움감과 이물감이 있다. 피가 나는 증상은 거의 없다.

홍문 쥐이 피하 또는 홍문 정맥 아래에서 청자색의 치핵결절을 볼 수 있다.

내치핵은 초기에는 특별한 증상이 없이 지내다가 점차 이물감, 불쾌감, 대변 볼 때 둔한 아픔과 함께 출혈도 있다.

자남색의 결절로 크기가 콩알 크기이며 탈출이 되어 들어가지 못하고 홍문에 끼어 압박되면 염증성 부종이 심하고 괴사할 수도 있다.

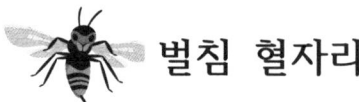 **벌침 혈자리**

치핵 부위, 백회, 승산, 공최, 장강, 회음, 삼음교, 대장유

제3장 질병 증상별 벌침 혈자리

제3절 비뇨 성기 질병

1. 소변 장애

오줌이 시원히 나오지 않고 방울방울 떨어지거나 잘 누지 못하는 배뇨장애로 대체로 습열이 몰리거나 간기울로 어혈이 생기는 것, 신기 부족 등으로 방광과 삼초의 기화 작용이 장애 되어 생긴다.

그밖에 폐열이 성하거나 방광 또는 음부의 외상으로도 생긴다. 방광에 습열이 성하여 생겼을 때는 오줌이 잘 나오지 않으면서 색이 벌겋고 아랫배가 그득하며 입맛이 쓰다.

폐열이 성하여 생긴 때는 오줌이 방울방울 떨어지면서 입안과 목안이 마르고 물을 많이 마시려하며 숨이 차다.

방광이나 음부의 외상으로 생긴 때는 오줌이 방울방울 떨어지거나 전혀 누지 못하며 아랫배가 찌르는 듯이 아프다.

신양이나 신음이 허하여 생긴 때는 오줌이 방울방울 똘어지면서 추위를 잘 타고 손발에 열감이 있고 식은땀을 흘리며 조열이 난다.

요도협착, 전립선비대, 요도결석, 방광 마비, 방광 괄약근 경련, 전립선 종양 등일 때 배뇨 장애가 나타날 수 있다.

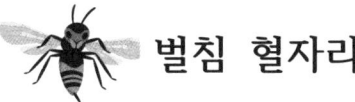 **벌침 혈자리**

관원, 중극, 곡골, 신유, 삼초유, 방광유, 삼음교, 기해, 음곡

2. 방광염(요도염)

오줌이 잦으며 잘 나가지 않고 방울방울 떨어지면서 아랫배와 요도가 아픈 병증을 말한다. 대체로 하초의 습열이 방광에 몰리거나 신기가 허하여 방광의 기화 작용이 장애되어 생긴다.

원인과 증상에 따라 기림, 혈림, 수림, 노림, 열림, 고림 등으로 나누었다.

기림 때는 오줌이 방울방울 떨어지면서 아랫배가 그득하며 불어 오르고 때로 아프다.

혈림 때는 피오줌을 자주 누는데 오줌이 잘 나오지 않고 요도가 몹시 아프거나 아랫배가 불어나며 아프고 음경에 열감이 있다.

석림은 오줌에 모래알 같은 돌이 섞여 나오면서 오줌이 잘 나오지 않고 아프며 여러 방향으로 뻗친다.

노림 때는 오줌이 시원히 나가지 않고 찔끔찔끔 누며 눈 다음에도 방울방울 떨어지거나 은은하게 뻗친다.

열림 때는 오줌을 조금씩 자주 누면서도 시원히 나오지 않고 음부 작열감이 있으며 은은하게 아프다.

고림 때는 쌀 씻은 물 또는 기름 같은 오줌을 누는데 시원히 나오지 않고 오줌을 눌 때 음부가 아프다.

급만성 방광염 및 요도염, 방광요로결석, 고름 오줌, 단백 오줌, 방광 결핵, 방광 및 요로 외상, 방광신경증 때 볼 수 있다.

제3장 질병 증상별 벌침 혈자리

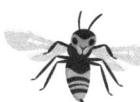 벌침 혈자리

관원, 중극, 곡골, 신유, 방광유, 차료, 수도, 기해, 조해, 삼음교, 내관

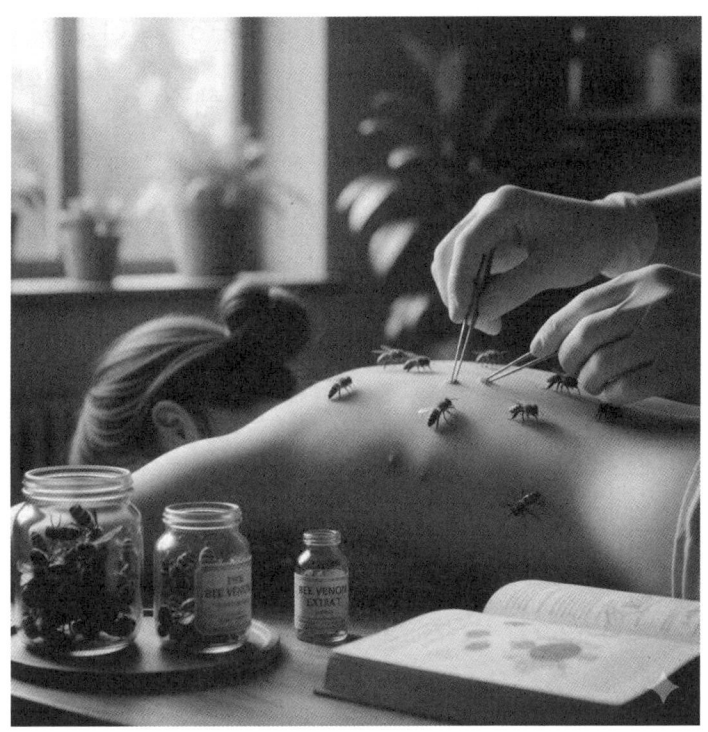

3. 유뇨증

보통 오줌을 가릴 수 있는 나이가 지난 다음에도 잠자리에 오줌을 누는 병증을 말한다. 노인들의 요실금도 유뇨증에 포함된다.

유뇨증은 신과 삼초의 기능이 장애 되어 생긴다. 즉 신과 삼초의 기화 작용이 약해지면 하초가 허하고 차서 방광이 자기 기능을 하지 못하기 때문에 유뇨증이 생긴다.

현대 의학적으로는 부교감 신경의 흥분성이 높아져서 대뇌피질의 신호가 없이 방광 괄약근의 수축 부전으로 생긴다고 본다. 그 원인은 여러 가지가 있다.

비뇨 생식기 계통의 선천성 기형, 잠재성 척추 파열, 대뇌 발육 부진 등 선천성 질병과 비뇨기의 감염, 방광 마비, 기생충병, 척수와 뇌수의 손상, 발육이 나쁜 경우 등이 다 뇌수와 척수의 기능을 장애하고 방광 국소에 대한 자극을 쎄게하여 유뇨증을 일으킬 수 있다.

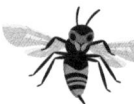 **벌침 혈자리**

백회, 관원, 중극, 곡골, 방광유, 신유, 삼초유, 차료, 족삼리, 삼음교, 회음

4. 콩팥 및 요로결석

　콩팥과 요로에 결석이 생겨서 요로통과 장애 증상과 오줌 울체에 의한 요로 감염 및 콩팥 기능 장애에 의한 여러 가지 증상이 나타나는 것을 말하는데 어떤 결석이 어느 부위에 있는가에 따라 증상에서 차이가 있지만 주된 증상은 통증과 피오줌 및 소변 장애이다.
　콩팥선통 발작은 작은 결석이 아래로 내려가면서 신우나 요관의 경련성 수축을 일으켜 생기는 것이다.
　작은 결석은 저절로 나오는 경우가 있지만 3~5달 정도 지나도 결석으로 콩팥 기능 장애가 있고 감염이 심한 경우는 병원에서 빨리 수술하는 것이 좋다.

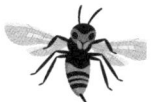 **벌침 혈자리**
관원, 중극, 곡골, 신유, 방광유, 지실, 경문, 천추, 수도, 삼음교, 기해, 태충

5. 고환염

고환이나 음낭이 커지면서 아프거나 아랫배가 당기면서 아픈 병증으로 한습사가 침습하거나 내상으로 기혈이 제대로 들지 못하여 생기는데 주로 족궐음간경과 임맥의 장애와 관련되어 있다.

이밖에 원기가 허한 데다 무거운 것을 들거나 과로하여 중초의 기가 아래로 처져서도 생기기도 한다.

임상 증상에 따라 생식기가 붓거나 헐면서 아픈 것(수산, 퇴산), 배 안의 내용물이 위벽의 간극을 통해서 겉으로 나왔다 들어갔다 하는 것(호산), 배가 몹시 아프면서 대소변을 누지 못하는 것(충산) 등이다.

이밖에 원인에 따라서 한산, 열산, 습열산 등으로 나누기도 한다.

현대 의학적으로 음낭헤르니아, 서해헤르니아, 음낭수종, 고환염, 부고환염 등이 산증의 범주에 속한다.

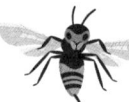 **벌침 혈자리**

대추, 관원, 중극, 신유, 방광유, 귀래, 음릉천, 삼음교, 태충, 곡지, 조해

6. 전립선염

전립선에 오는 염증으로서 급성과 만성으로 앓는다.

신이 허하거나 습열이 몰려서 생기며 병원균은 요도로부터 역행성으로 침습하거나 혈행성, 임파행성으로 침입한다. 급성은 카타르성, 여포성 및 실질성 전립선염으로 나누고 만성은 대부분 급성에서 온다.

카타르성 전립선염 일 때는 염증이 배설관과 신체에 국한되어 있다. 오줌을 자주 누고 오줌 눌 때 통증, 회음부 압박감 등 증상이 있고 직장 내진에서 선체는 크지 않으나 압통이 있다.

여포성 전립선염 일 때는 전립선염이 진행되어 선 안에 수많은 고름집을 만든다. 때문에 열이 나고 피오줌을 누거나 고름 오줌을 누며 회음부 통증이 있다. 직장 내진에서는 선체 안에 압통성 경결이 있을 수 있다.

실질성 전립선염 때는 전체 전립선에 염증이 퍼져서 으슬으슬 춥고 열이 나며 오줌 누기가 힘들다. 직장 내진에서 커진 전립선을 만질 수 있고 파동이 있으며 압통이 심하다. 때론 주위에 조직봉와직염, 패혈증이 생길 수 있다.

만성 때는 일반적으로 회음부 압박감이 있거나 오줌 눌 때나 대변을 볼 때 홍문 방산통이 있으며 전립선이 붇어나 압통도 심하다.

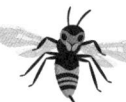 **벌침 혈자리**

백회, 신유, 방광유, 관원, 중극, 곡골, 수도, 기해, 삼음교, 대혁, 회음

7. 발기부전(음위증)

성욕은 있으나 음경이 발기되지 않는 병증을 말한다. 신기가 부족하거나 명문화가 쇠약해져서 생긴다. 또는 정신적 타격으로 심비가 상하거나 간신음이 허하여도 생기고 습열이 하초에 몰려 종근이 이완될 때도 생긴다.

신기 부족이나 명문화의 쇠약으로 생길 때는 얼굴에 핏기가 없고 어지러우며 이명이 있고 허리가 시큰거리고 다리가 시리고 추위를 잘 탄다.

심비가 상해서 생길 때는 우울하고 불안해하며 수면 장애가 있고 음식 맛이 없으며 얼굴에 윤기가 없다.

간신음허증 때는 유정이 있고 가슴이 답답하며 입이 마르고 혀가 붉다.

습열증에는 음경과 아랫도리에 힘이 없고 음낭 부위가 늘 축축하다.

음위증은 생식기 기형, 내분비 질병(당뇨병), 척수 손상, 신경쇠약 등 때 생길 수 있다.

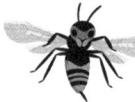 **벌침 혈자리**

백회, 대추, 중완, 관원, 중극, 곡골, 명문, 신유, 심유, 지실, 곡지, 족삼리, 삼음교, 회음

8. 불임증

1) 남성 불임증

남성이 결혼하여 2년 이상 정상적인 성생활을 하여도 임신하지 못하는 원인이 남자에게 문제점이 있을 때를 말한다.

이는 정자의 성숙 장애와 음경의 이상으로 성교 장애 등에 의하여 생기고 선천적인 신정 부족, 신기 허약, 간기울결, 하초습담, 비신허 등이 원인이다.

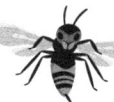 **벌침 혈자리**

중완, 관원, 중극, 곡골, 신유, 방광유, 지실, 명문, 차료, 족삼리, 회음

2) 여성 불임증

여성이 2년 이상 정상적인 성생활을 하여도 임신하지 못하는 경우는 월경 이상이 많고 성기의 염증, 종양과 배란, 수정, 착상 장애로 인하여 불임이 되는 것으로 몸이 허약하거나 비, 신양이 허할 때, 7정이 상했을 때 생긴다고 한다.

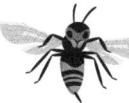 **벌침 혈자리**

관원, 중극, 곡골, 명문, 지실, 신유, 비유, 기해, 음곡, 삼음교, 족삼리, 내관

제4절 산부인과 질병

1. 월경통

월경 때 주기적으로 아랫배와 허리가 아프면서 메스꺼움, 구토 등 온몸 장애 증상이 나타나는 것을 말한다.

아픔은 월경을 며칠 앞두고 시작되거나 월경과 함께 시작되어 주기적으로 반복되는 경우(원발성 아픔이 있을 수 있는 기질적 병변이 있다.)와 월경통이 없는 여자들에게서 도중에 아픔이 나타나는 경우(속발성 아픔이 있을 수 있는 기질적 병변이 있다.)가 있다.

보통 실증과 허증으로 나누는데 실증은 찬 자극을 받아서 충임맥과 자궁의 혈이 제대로 돌지 못하여 생기거나 정서의 변화로 기가 몰려서 생긴다고 보며 허증은 본래 체질이 허약한 데다가 기혈이 부족하여 생긴다고 본다. 대체로 실증이 많다.

생식기의 국소병변 또는 내분비 및 신경 정신 인자와 관련된다고 보고 있다.

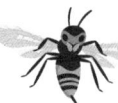 **벌침 혈자리**

관원, 중극, 신유, 비유, 명문, 차료, 혈해, 삼음교, 족삼리, 혈해, 합곡, 태충

2. 월경 불순

 월경 이상은 하나의 독립적인 질병 단위가 아니라 주기 이상, 양과 색의 이상, 월경 지속 기간의 이상, 월경 때 나타나는 이상 증상 등으로 나타나는 생리적 기능의 장애 증후이다.
 임상적으로 잦은 월경, 늦은 월경, 월경 착란, 월경 과다, 월경 과소, 무월경, 월경통 등 여러 가지로 나누어지지만, 잦은 월경은 정서 장애로 간기가 울체되고 그것이 오래되어 화로 전변할 때 혈이 열을 받아서 경혈이 망행한다고 본다. 또는 음식 섭생을 잘 못하거나 다른 병으로 비기가 허해지면 기허로 충임맥의 경혈을 고삽하지 못하므로 월경이 잦아진다고 한다.
 이때는 월경이 앞당겨지는데 심하면 한 달에 두 번씩 하기도 한다. 월경량은 보통 정상이나 많거나 적어지기도 한다.
 그밖에 빈혈이 나며 입이 마르고 시원한 것을 좋아한다.
 늦은 월경은 한사가 침습하여 충임맥의 경혈이 제대로 돌지 못하여 생기거나 음혈 부족, 양기 부족, 간기울체, 습담 등에 의해서도 생긴다.
 이때는 월경 주기가 정상 때보다 길어져 5~6주일 또는 그 시앙으로 되며 양은 적어지는 것이 보통이나 정상적이거나 많아지는 경우도 있다. 색은 연하거나 어두컴컴하며 추위를 잘 타고 더운 것을 좋아한다.
 고르지 못한 월경 때는 주기가 길어졌다 짧아졌다 하면서 고르지 않고 양도 월경 지속시간도 일정치 않다.

색은 멀겋거나 검붉은색을 띠며 몸이 허약하고 얼굴색이 누렇다. 원인은 대체로 충임맥이 허해지고 기혈 순환이 문란해지는 데 있다.

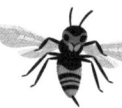 **벌침 혈자리**

합곡, 태충, 혈해, 기해, 삼음교, 신유, 비유, 관원, 족삼리, 공손, 음릉천

3. 무월경

월경이 있어야 할 시기에 없는 것을 말한다.

월경이 있어야 할 나이에 이른 여자들에게서 월경이 없는 것을 원발성무월경이라 하고 월경이 정상적으로 있다가 병적으로 석 달 이상 없는 경우를 속발성무월경이라 한다.

또는 생리적 무월경(성 발육 기전, 젖 먹이는 시기, 임신기, 갱년기)와 병적 무월경으로 나누기도 한다.

병적 무월경은 충임경혈이 부족하거나 막혀서 생긴다고 본다. 충임경혈이 부족해지는 경우는 혈허, 신허, 음혈 소모가 많을 때이며 충임경혈이 막히는 경우는 어혈, 기체, 습담 등 때이다.

이러한 원인에 따라서 혈허경폐, 신허경폐, 어혈경폐, 기체경폐, 습담경폐 등으로 변증하여 치료한다.

생식기계통, 내분비계통 장애 때 생길 수 있고 기타 장기의 질병으로 온몸에 변화가 있을 때 생긴다고 본다.

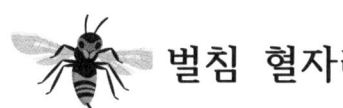 **벌침 혈자리**

비유, 신유, 격유, 기해, 혈해, 음교, 족삼리, 삼음교, 합곡, 지기

4. 대하증

여성 성기에서 나오는 분비물을 말한다.

생리적인 이슬은 양이 많지 않으므로 밖으로 흘러나오지 않는다. 월경 전이나 배란기, 임신기에는 그 양이 좀 많아지지만, 대하증이라 하지 않는다.

이슬이 이상적으로 많거나 수반 증상들이 나타날 때 대하증이라고 한다. 대체로 생식기 감염증 때 볼 수 있으며 그 밖의 질병 때도 볼 수 있다.

신기가 부족하거나 비기기 장애 되어 임맥과 대맥의 기능이 약해져 수습이 몰려서 생긴다고 본다.

습열증 때는 이슬이 누렇고 찐득찐득하여 역한 냄새가 난다.

이밖에 입 안이 쓰고 마르며 가슴이 두근거리고 잠을 잘 자지 못한다. 대변은 굳고 오줌은 붉은색을 띠며 설태는 누렇다.

한습증 때는 이슬이 적고 멀거며 약간 비린내가 나고 손발과 아랫배가 차며 소화가 잘 안 된다.

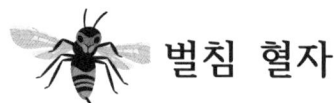 **벌침 혈자리**

관원, 중극, 대맥, 행간, 기해, 삼음교, 음릉천, 행간, 족삼리

5. 산후 복통

해산한 후에 주기적으로 아랫배가 아픈 것을 말한다.

늘어났던 자궁이 줄어들면서 생기는 배 아픔은 산후 3~4일 사이에 멎지만, 자궁 수축이 늦어지거나 자궁강 안에 혈괴, 태반 및 난막 조직이 남아 있을 때는 아픔이 잘 멎지 않을 수 있다.

이때는 반드시 자궁강 안의 내용물을 병원에서 치료해야 한다. 이렇게 해도 산후 배 아픔이 잘 멎지 않을 때는 벌침이 많은 도움이 된다.

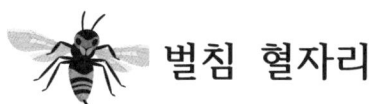 **벌침 혈자리**

중완, 관원, 신유, 기해, 조해, 혈해, 삼음교, 족삼리, 명문

제5절 피부병

1. 두드러기

두드러기는 여러 가지 원인에 대한 피부의 혈관 반응으로 진피 위층의 혈관 투과성이 높아져서 생기는 국한성 부종이다. 갑자기 생기며 몹시 가렵고 갑자기 나타났다가 없어지는 것이 특징이다.

피부의 혈관 운동 신경 장애로 생기는 데 곤충(개미, 벌, 모기 등)에게 물렸을 때, 음식물(게, 생선, 조개, 버섯, 계란, 우유, 젓갈 등), 약물(페니실린, 혈청 등), 한랭과 온열 자극, 장기의 질병(위장병, 간장병, 콩팥병, 내분비 기능 이상, 여성 생식기 병, 기생충 등), 병조성감염(충치, 치주농루, 편도염, 중이며, 부비강염 등) 등이 원인이다.

급성, 만성으로 경과하여 전구 증상은 일정하지 않으나 머리가 무겁고 미열이 있다. 때로는 구토와 설사도 한다. 또 가려움도 동반한다.

온몸 피부에 생기며 때로는 목안, 인후 등 국소에만 생기는 경우도 있다.

두드러기 색깔이 빨간색일 경우는 풍열증이고 희거나 약간 붉으며 몸이 무거운 경우 풍습증으로 구분한다.

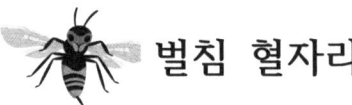 **벌침 혈자리**

　　대추, 풍지, 곡지, 족삼리, 풍시, 혈해, 삼음교, 중완, 음릉천

제3장 질병 증상별 벌침 혈자리

2. 단독

단독은 피부 및 점막의 임파 간격에 생기는 급성 진행성 염증인데 그 특징은 갑자기 생기고 오슬오슬 춥고 열이 나며 국소 피부가 붉어지면서 건강한 피부와의 경계가 뚜렷해지고 빨리 퍼져 나가는 것이다.

발생 부위에 따라 머리, 옆구리, 허리, 다리 또는 여기저기에 발생한다.

염증 반응 특성에 따라서 홍반 단독, 농포성 단독, 봉와직염성 단독으로 나누며 원인균은 대부분 독성이 센 용혈성사슬알균이다.

창상이나 오염된 손상에 의해서도 생길 수 있고 만 부위의 화농성 염증으로부터 임파행성, 혈행성으로 감염될 수도 있다.

동양 의학에서는 화사가 혈분에 침습하고 열사가 피부와 기육에 머물러서 생기거나 피부 점막에 생긴 상처로 사독이 침습하여 경락이 막히고 기혈 순환이 장애 되어 생긴다고 보았다.

단독이 생기면 갑자기 연지를 찍은 것처럼 피부가 붉어져 건강한 피부와의 경계가 뚜렷하고 사방으로 빨리 퍼지며 아프고 붓어난다.

붉어진 중심부에는 크고 작은 물집이 생긴다.

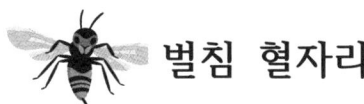 **벌침 혈자리**

아시혈, 합곡, 곡지, 위중, 혈해, 대추, 족삼리, 삼음교

3. 습진

습진은 내적, 외적 요인으로 생체 반응이 변화하면서 주로 피부 겉층에 염증성 병변이 생기는 알레르기성 피부병의 하나이다.

생체 감작을 일으키는 외적 요인은 중추신경계통 및 내분비계통 장애, 위장관, 간, 콩팥, 혈액, 당뇨병, 삼출성체질, 일정한 약물과 음식물이다.

이밖에 기후, 풍토, 직업 등도 습진 발생에 영향을 미친다.

습진은 일정한 곳에 국한되며 몹시 가렵다. 주로 머리, 얼굴, 외음부, 팔, 다리, 귀 부위, 음낭 등에 대체로 습열로 생기거나 허혈로 생긴다고 본다.

(홍반성 습진) 처음에는 경계가 두렷하지 않은 염증성 홍반이 생기고

(구진성 습진) 이것이 점점 커지며 좁쌀알이나 흰 쌀알 같은 삼출성 구진이 하나둘 돋기 시작하면서 가려움도 더 심해진다.

(수포성 습진) 긁으면 약간의 진이 나오다가 물집이 생긴다.

(농포성 습진) 물집 내용은 점액성이다가 점점 흐려지면서 고름으로 변한다.

(미란성 습진) 가려움이 심하여 긁으면 고름이 터져 미란이 생기고 딱지가 앉는다.

(낙설성 습진) 급성염증 과정이 없어지기 시작하면 병조는 마르고 상피화되면서 부종도 내리고 비늘이 앉는다.

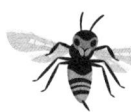 **벌침 혈자리**

아시혈, 대추, 폐유, 간유, 위유, 삼초유, 신유, 중완, 곡지, 족삼리, 혈해, 축빈, 삼음교, 지양

4. 신경성 피부염

몹시 가려워서 긁으면 그 부위에 특이한 구진이 돋는 만성 피부신경증의 하나이다.

내분비장애, 기계적 자극, 기호품의 남용, 자가중독, 월경 이상 등과 일정한 관계가 있다 본다.

양쪽 목덜미에 많이 생기며 기타 무릎, 허벅지, 팔굽, 팔목 등에도 생긴다.

처음엔 몹시 가려워서 긁으면 좁쌀알, 팥알 크기의 만성 염증성 구진이 생기고 점차 표피가 증식되며 태선화된다.

색은 보통 피부색과 같으나 연붉은색을 띠며 경계가 뚜렷하다. 비늘이 약간 끼고 윤기가 돈다.

발작적으로 가려우며 피부가 메마르고 특히 갱년기 여자들에게 많다. 형태와 부위에 따라 국한성신경성피부염(만성단순성태선), 빈발성신경성피부염 등으로 나눈다. 우피선에 해당시킬 수 있다.

이 병은 거듭 도지면서 잘 낫지 않으나 벌침과 봉료법으로 낫는 경우가 적지 않다.

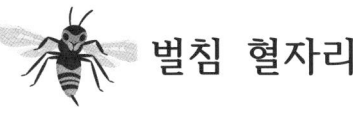 **벌침 혈자리**

아시혈, 풍지, 대추, 합곡, 곡지, 혈해, 족삼리, 삼음교

5. 대상포진

대상포진은 신경 친화성 바이러스에 의해 생기는 비전염성 피부질환인데 일축성으로 일정한 신경주행에 따라 생기는 경우가 많다.

주로 뒷잔등, 허리, 사타구니, 엉덩이, 얼굴 특히 3차신경극행 부위에 잘 생긴다.

피부진이 나오기 전에 부분적인 사람들은 오한, 열, 온몸이 피로할 때 등의 증상이 있다가 2~3일이 지나서 일정한 신경극행에 따라 지각이상, 신경통 등이 있으면 갑자기 그 부위의 피부에 빨간색의 작은 반점들이 돋는데 이것이 물집으로 되었다가 마치 띠 모양으로 배열된다.

자각 증상은 포진 국소의 작열감과 아픔, 가려움이다.

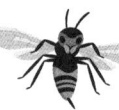 **벌침 혈자리**

포진 부위, 곡지, 족삼리, 혈해, 삼음교, 외관, 태충

6. 탈모증

정신 신경성 요인이나 호르몬 분비 장애, 각질 장애, 국소의 기계적 자극과 순환장애, 빈혈, 과민성 소화기장애 등의 요인 또는 유전적 요인이나 내분비 이상으로 인하여 음혈이 부족하고 비기가 허약하거나 기혈 순환장애로 생긴다고 본다.

머리칼이 원형 모양으로 빠지는 것을 원형탈모증이라 하고 앞머리와 옆머리 기슭에서부터 M형을 띠면서 조금씩 빠지다가 점차 넓어지면서 윗머리까지 빠지며 때로는 앞머리보다 윗머리가 먼저 빠지는 경우도 있다.

머리칼이 빠진 자기의 피부는 긴장되고 매끈하여 번들거리고 털구멍이 보이지 않게 된다. 대체로 2~30대부터 빠지기 시작하여 4~50대에 심해지는데 가끔 여성들에게도 생기는 경우가 있다.

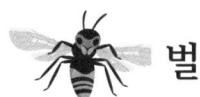 **벌침 혈자리**

탈모 부위, 백회, 통천, 풍지, 대추, 폐유, 두유, 신유, 천추, 관원, 곡지, 족삼리, 합곡

제6절 이비인후과 질병

1. 치통

여러 가지 원인(이 시림, 치주염, 치근막염, 이 쑤심, 이 과민증)으로 이가 쑤시는 것을 말하는데 병변 부위의 원인에 따라 아픔의 성질과 정도가 다르나 대체로 몹시 아픈 것이 특징이다.

치통은 풍한사가 침습하거나 양명열이 위로 훈증(입안 냄새, 변비 등 위장 증상이 있다.) 할 때 생긴다.

또 간신음이 허하여 허화가 치밀 때(이가 들뜨고 아픔은 심하지 않음)에도 생긴다.

치아가 벌레 먹을 때도 이 아픔이 있다.

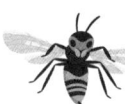 **벌침 혈자리**

아시혈, 풍지, 예풍, 하관, 협차, 소해, 합곡, 내정, 온류

2. 인후두염

인두와 후두 점막의 급성염증으로 바이러스, 세균 감염에 의해 생기는 경우가 많다. 알레르기성, 기계적인 원인으로도 생긴다.

특히 한냉과 가스 등의 자극으로 생기는 경우가 많다.

증상은 인후두의 마르는 감, 작열감, 이물감, 가려움, 아픔이 있으며 후두염 때는 목이 쉬고 기침이 나며 숨쉬기가 가쁘다.

이밖에 국소가 붓고 벌걸게 되며 고름 테가 낀다.

외감풍열사가 폐에 침습하거나 음식 조절을 잘못하여 위열과 담화가 성할 때, 신음이 허할 때 생긴다고 한다.

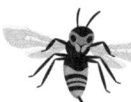 **벌침 혈자리**

염천, 천돌, 대추, 폐유, 조해, 척택, 내정, 합곡, 소상

3. 편도선염

세균 감염에 의하여 생기는 구개편도의 급성염증을 말한다.

몸을 차게 하거나 피로하게 되면 그것이 유인으로 되어 편도 부위의 피순환 장애가 오게 되고 세균이 쉽게 감염되어 염증을 일으킨다.

감염 알레르기, 자가면역 질병으로 보는 경우도 있다.

증상은 ㄷ 편도가 벌겋게 되고 붓고 침을 삼킬 때 목 안이 아프다. 아래턱 부위의 임파절이 불어나기도 한다.

때로는 열이 나고 온몸이 나른하며 뼈마디가 쏘는 등 온몸 증상이 있을 수 있다.

제때 치료하지 않으면 국소적으로는 편도주위염, 편도쥐위농양, 전신적으로는 류머티즘, 심장병, 콩팥염, 신우신염 등이 생길 수 있다.

급성편도염이 거듭 도지면 만성으로 될 수 있다.

풍열독이 인후 부위에 침습하거나 폐위의 열독으로 생긴다고 본다.

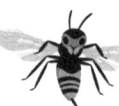 **벌침 혈자리**

천돌, 염천, 대추, 곡지, 족삼리, 합곡, 천용, 소상

4. 근시

눈의 조절 이상으로 오는 병인데 조절을 하지 않은 상태에서 평형관선이 막막보다 앞쪽에 모임점이 맺히는 상태이다. 즉 눈 측의 길이에 비해서 굴절력이 비교적 강한 눈이다.

근시는 가까운 곳은 잘 보나 먼 곳은 잘 못 본다. 근시는 일반적으로 망막에 모임점 대신 빛의 분산원이 이루어지기 때문에 그것을 작게 하여 똑똑히 보려고 눈을 가늘게 찌푸리고 뜨는 습관이 있다. 그러면 눈동자가 작아져서 분산원도 작아지며 모임점 깊이가 길어지면서 시력이 좋아진다. 근시도의 정도가 클수록 시력이 더 나빠진다.

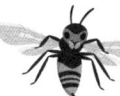 **벌침 혈자리**

풍지, 태양, 정명, 사백, 찬죽, 동자료, 승읍, 간유, 신유, 관원, 합곡

5. 녹내장

병적으로 눈압이 높아지면서 눈동자가 커지고 눈이 아프며 잘 보지 못하게 되는 병을 말한다.

원발성과 속발성으로 나누며 원발성은 다시 충혈성과 단순성으로 나눈다. 진행 경과에 따라 급성과 만성으로 나누기도 한다. 급성은 노인들에게서 흔히 보게 된다.

녹내장에서 제일 중요한 증상은 눈압이 높아지고 시신경이 위축되어 시력 장애가 생기는 것이다.

이밖에 두통과 눈 아픔 등이 있다.

녹내장은 보통 중증으로 경과하며 잘 낫지 않는 병 중 하나다.

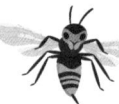 **벌침 혈자리**

풍지, 찬죽, 동자료, 정명, 간유, 신유, 합곡, 삼음교, 태충, 양로

6. 결막염

세균의 감염이나 물리, 화학적 자극으로 생기는 눈 결막의 염증성 질병이다. 보통 급성과 만성으로 나눈다.

증상은 원인에 따라차이가 있지만, 대체로 급성결막염 때는 이물감이 있고 시그러우며 눈꼽이 많이 끼고 결막은 충혈되어 있다. 심하면 붓고 출혈반들이 생긴다. 즉 이물감, 피로감이 있고 눈꼽은 작게 낀다.

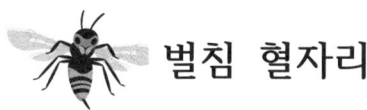 **벌침 혈자리**

태양, 정명, 동자료, 찬죽, 태양, 간유, 풍지, 합곡, 태충

7. 이명과 난청

이명과 난청은 다 청각 장애 증상으로서 난청은 잘 듣지 못하는 증상이고 이명은 소리가 없는 데도 자신의 귀에서 소리가 난다고 하는 증상을 말한다.

난청은 귀안에 이물이 들어갔거나 귀경화증, 청신경염 때 잘 생기고 이명은 겉귀, 속귀 등 전음기구의 장애와 청신경, 청각중추 등 감응 기구의 장애로 생긴다.

즉 청신경 흥분, 외청도 이물, 중이염, 귀경화증, 내이염, 청신경염 때 나타나며 동맥경화, 콩팥병 때도 있을 수 있다.

간담의 화가 상역되거나 외감풍사가 침습하여 생기거나 신기가 허할 때 생긴다고 한다.

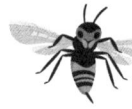 **벌침 혈자리**

백회, 예풍, 청회, 청궁, 이문, 간유, 담유, 족임읍, 내관, 외관, 중저

8. 중이염

세균에 감염되어 생기는 염증성 질병으로 급성전염병, 콧병, 인후염 등으로 생기는 경우가 많다.

어린이들에게 잘 생기며 급성과 만성으로 나눈다.

급성기에는 귀 안이 아프고 귀에서 소리가 나며 열이 나거나 머리가 아프고 입맛을 잃는다. 고막은 벌겋고 붓는다. 터지면 고름이 나아고 귀 아픔이 덜어진다.

급성 유치돌기염이 함께 생기기 쉽다.

만성으로 넘어가면 고막이 터진 부위로부터 고름이 계속 나온다. 고막은 혼탁되고 난청, 이명이 있을 수 있다.

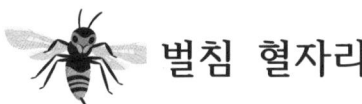 **벌침 혈자리**

풍지, 청궁, 청회, 이문, 구허, 외관, 족삼리, 합곡, 조해

9. 메니에르병(내이성 어지럼병)

발작적으로 거듭되는 어지럼증, 귀울이, 난청을 주증상으로 하는 증후군을 말한다.

그 원인은 확실히 밝혀지지 않았으나 속귀의 변태 반응, 대사장애 및 혈관 경련 등으로 속귀의 미로에 수종이 와서 생긴다고 보고 있다.

어지럼증은 발작적으로 거듭되는데 몇 분 동안 지속된다. 심하여도 하루 이상은 지속되지는 않는다.

심한 경우에는 5~6일 간격으로 발작하며 어지러워서 걷지 못하고 눕게 된다. 이밖에 자발 눈알 아픔, 얼굴의 열감 등 증상이 있을 수 있다.

맑은 양기가 위로 오르지 못하거나 신음이 허한 데다 간양이 상충하여 생긴다고 보았다.

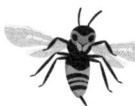 **벌침 혈자리**

백회, 풍지, 대추, 예풍, 청궁, 내관, 중완, 합곡, 태충, 족삼리

10. 비염

급성 비염은 몸을 차게 하거나 기후 조건이 갑자기 변할 때, 기계적 및 화학적 자극으로 신경 반사적으로 코안 점막 기능이 낮아질 때 잘 생기며 감기나 기관지염 때도 잘 합병된다.

코안 점막이 충혈되고 불어나고 아프고 콧물이 많이 나오며 코막힌 감이 있다. 이밖에 열이 나거나 두통이 있을 수 있다.

만성 비염은 급성이 잘 낫지 않거나 인후염, 편도염, 부비강염이 거듭 도질 때, 오랫동안 유해가스를 마시거나 불리한 기후조건 및 온도의 변화가 심한 경우 잘 생긴다.

만성 비염은 증상에 따라 단순성, 비후성, 건조성, 위축성 등으로 나눈다.

만성 비염 때는 코막힌 감이 있고 코안 점막이 두터워지거나 위축되고 점액성, 농성분비물이 많아지고 피가 날 수 있다.

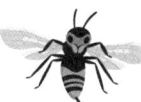 **벌침 혈자리**

백회, 대추, 풍지, 비통, 영향, 화료, 인당, 견정, 곡지, 합곡, 족삼리

꿀벌건강법

<저자가 운영하는 벌침과 봉료법 다음 카페>

주소 : https://cafe.daum.net/yingyangbee

검색 : 벌침과 봉료법

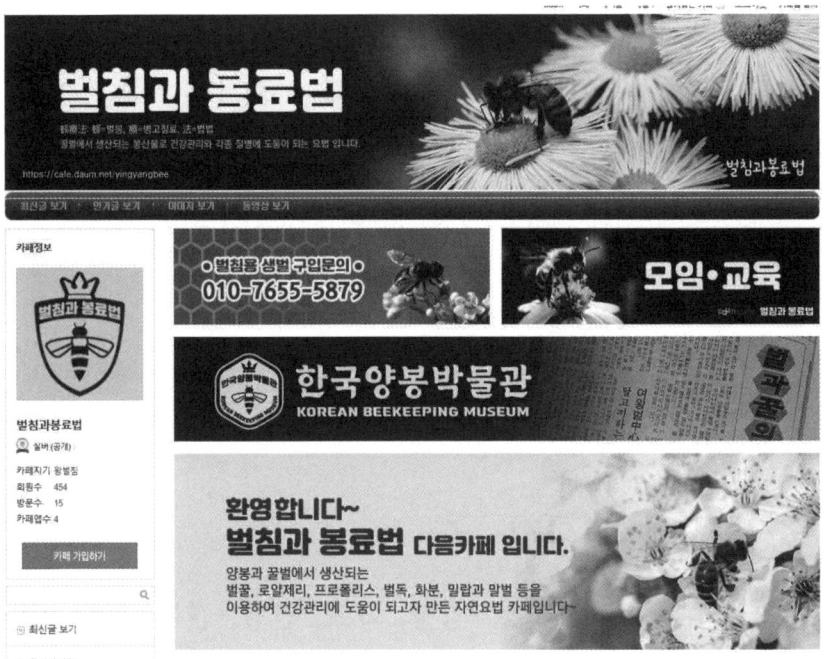

연락 전화: 카페지기 왕벌침:010-7655-5879

제4장
봉산물 요법(蜂産物療法)

제1절 벌꿀(蜂蜜) Honey

제2절 로얄제리(蜂王乳) Royaljelly

제3절 프로폴리스(蜂膠) Propolis

제4절 벌화분(蜂花粉) Beepollen

제5절 벌유충(蜂蛹虫, 蜂子, 蜂兒) Beelarva

제6절 밀랍(蜜蠟) Beewax

제7절 벌집(蜂巢) Honeycomb

제8절 말벌((胡蜂)Vespa

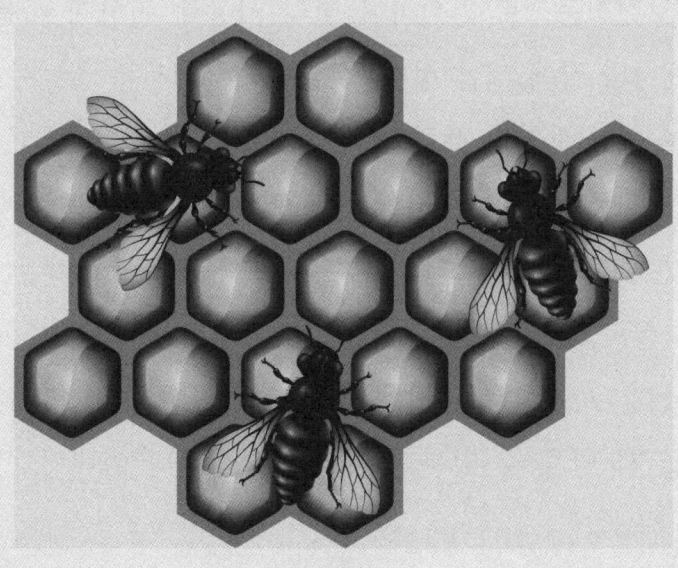

제1절 벌꿀

1. 벌꿀

벌꿀은 고대 그리스나 로마 신화에서는 신들의 음식이었고 성경, 불경, 코란에서도 조차 언급하고 특히 3400여 년 전 중국의 은왕조 시대의 상갑골문에 꿀이 기재되어 있고 2000여 년 전 중국의 신농본초경에 상약으로써 "꿀은 맛이 달고 평하며 무독하여 심복사기를 한다." 또 본초강목에서는 벌꿀의 여러 기능으로 "익기보중, 지통해독, 여러 가지 병을 제거하고 백가지 약과 화하고 구복강지정신, 불로연년 한다."고 하였다.

이렇듯 꿀은 고대로부터 지금까지 세계적으로 전통적으로 천연 영양 보건식품으로 인식하여 널리 사용해 귀하게 사용되고 있다. 간략하게나마 꿀에 대한 정의는 세계 각국에서는 꿀벌들이 식물에서 채집하여 벌집에 저장 보관한 자연 꿀만이 꿀이다. 라고 규정하지만 우리의 현실은 혼돈스럽게 할 정도로 초본류와 목본류에 따라 꿀 이름도 각각이고 숙성꿀, 완숙꿀, 봉개꿀, 감로꿀, 사양꿀, 설탕꿀, 토종꿀, 농축꿀, 잡화꿀, 야생화꿀, 진짜꿀, 가짜꿀 등으로 표현을 하고 있기에 많은 사람들이 벌꿀에 대한 인식이 별로이기 때문에 벌꿀을 복용 구입 시 믿을 수 있는 주위의 양봉장이나 아니면 한국양봉협회나 한국양봉농협조합에서 품질검사를 받은 벌꿀을 구입하는 편이 도움이 된다.

참고로 젊은 식물이나 나무의 꽃에서 나온 꽃꿀(花蜜, Nector)이나 분비물을 꿀벌이 수집하여 골의 뱃속에서 전화효소에 의해 가공되어 벌집에 저장 보관되어 있는 것을 벌꿀이라 칭한다.

벌꿀에 대한 자료는 인터넷이나 서적을 통해서 공부에 도움이 되시길 바라며, 여기서는 상세하게 기술을 못하는 점 양해 바란다.

2. 벌꿀의 영양 성분과 기능

1) 벌꿀의 영양 성분

벌꿀에는 생명체의 성장 발육에 필요한 180여종 이상의 영양 물질을 함유한 종합적인 영양식품으로써 신이 꿀벌을 통해 우리 인간에게 선물로 준귀한 물질 중 하나로 표현하고 싶다.

세계 각국의 연구자들이 연구 분석한 바로는 평균적으로 다음과 같은 구성 성분을 함유하고 있다.

① **당류**: 생물체의 주요 에너지원이고 영양성분인 당은 탄수화합물로써 70~80% 차지하고 있다.

그 중 단당 즉 포도당과 과당이 각각 31%와 38%, 자당 1~5%, 맥아당7%, 다당류가 1~2%로 꿀 속에 포도당이 과당보다 많이 함유되어 있으면 결정이 생기며 이는 주로 초본류나 키가 작은 목본류 꽃에서 나온다.

② **수분**: 벌꿀에 자연 수분이 함유되어 있는데 벌꿀 중에 수분의 함량이 많고 적음이 벌꿀의 숙성도를 가늠하는 지표이다. 일반적으로 벌꿀에는 17~25%의 수분을 함유하고 있으며 숙성된 벌꿀은 평균적으로 18% 정도이며 수분이 25%이상 된 것은 꿀이라고 할 수 없다.

③ **광물질**: 벌꿀 중의 광물질의 함량은 그다지 높지 않으며 일반적으로 0.03~0.9%이며 광물질의 함량은 밀원식물과 관계가 있으며 일반적으로 질은 색의 꿀이 옅은 색의 꿀 보다 비교적 많은

광물질이 포함되어 있다.

④ **비타민**: 비타민의 주요 근원은 벌화분에 있으며 주로 비타민B군과 C군의 함량이 가장 많다.

⑤ **효소류**: 벌꿀 속에 함유한 특수한 활성물질로써 벌꿀에 있는 자당을 포도당과 과당으로 전환시켜 주는 역할을 하며 인버타제, 아밀라제, 옥시디아제, 디아스타제가 중요한 역할 효소로써 꿀을 50℃ 이상 가열 한 경우 파괴되기 때문에 미지근한 물에 타서 마시는 것이 좋다.

⑥ **산류**: 벌꿀의 당도가 높아서 신맛은 느끼지 못하지만 벌꿀은 산성을 띄고 있으며 주로 유기산의 함량이 0.1%이며 무기산의 함량은 매우 적다. 벌꿀은 산성이지만 우리 인체에 들어가면 알카리성으로 변하기에 체질 개선에 많은 도움이 된다.

⑦ **단백질**: 벌꿀 중의 단백질 함량은 꿀의 종류와 생산지에 따라 차이가 있으며 일반적으로 얕은 색의 벌꿀 중 단백질 함량은 0.2%이고 짙은 색은 0.3% 정도이다.

⑧ **기타류**: 아미노산, 네일, 방향, 색소 등의 기다 생물학상 활성물질이 함유하고 있다.

2) 벌꿀의 기능

꿀은 예부터 전해져 내려오는 귀한 약이나 식용가치가 높은 천연영양을 알 수 있다. 식품으로써 의약품으로 기원전부터 세계 여러 나라에서 사용해온 것을 알 수 있다.

① **항소염 작용**: 천연의 숙성된 벌은 각종 세균의 증식을 억제하고 살균작용이 있다.

② **신체 조직의 재생과 통증의 멎음과 수렴작용**: 벌꿀은 외상을 입은 조직을 매우 빠르게 재생할 수 있으며 각종의 상처 아뭄과 궤양에 대해 모두 조직의 성장과 작용을 가속화시키고 또한 습기의 흡수 수렴과 통증을 경감 시켜주는 작용도 한다.

③ **우리 인체의 오장육부**를 편하고 윤택해 주면서 보양하고 해독작용도 한다.

④ **심장의 조혈기능**을 강화하고 혈압과 혈당을 조절한다.

⑤ **신경의 조절, 수면**을 개선하고 정신을 안정시켜 기억력을 증가한다.

⑥ **피부의 보호**와 미용 효과가 있다.

⑦ **양생과 수명의 연장**, 노화의 방지와 인체의 강화 효과가 있다.

⑧ **향균 방부제 역할**: 꿀을 제외한 일체 음식물은 시간이 지나감에 따라 변질하고 부패하지만 잘 숙성이 된 꿀은 세월이 흘러도 변하지 않다는 것을 고대 이집트의 피라미드에서 발굴한 꿀단지에서도 보아왔고, 고대 이집트나 로마인들은 벌꿀에 육류를 담가 보관 해 두면 변질도 되지 않고 맛도 그대로 유지되어 장기 보관하여 활용하고 최근에 세계 의학계에서도 사람이나 동물의 골수, 힘줄 장기를 벌꿀에 장기 보관하여 수술에 이용을 하고 있다는 논문이 종종 들려오기도 하고, 미국에서는 일부 병원에서 소독약 대신에 벌꿀거즈를 사용을 하여 살균 소독을 하기도 한다.

3. 벌꿀의 보관과 활용과 감별법

1) 벌꿀의 보관

벌꿀을 저장하는 장소는 건조하고 통풍이 잘 된 청결한 곳이나 서늘하고 직사광선이 없는 곳에 두어야 한다. 간혹 꿀 병에 꿀이 꽉 차 있을 경우 특히 여름철에 온도가 높을 경우 팽창하여 파손되기도 한다. 뚜껑을 잘 닫아 보관하여 사용을 하고 만약 수분함량이 23-25% 이상이 되면 온도와 습도의 적당한 상황 아래서 효모균이 번식과 성장을 하여 벌꿀을 발효시켜 변질되게 한다. 간혹 거품도 일어나기도 한다.

2) 벌꿀의 활용

옛부터 벌꿀은 보건 의료용의 처방약으로 사용되어 왔으며 또한 여성들의 피부미용 관리와 귀한 선물용으로 활용을 해 왔으며 산업용으로 접착제, 방부제, 화장품, 식품 등 전반적인 우리 생활 중에 많이 활용하고 있는 봉산물 중 하나이다.

꿀벌이 사라진다면 꿀벌이 생산하는 봉산물을 얻지도 못하고 인공적으로나 합성 화학적으로도 생산이 불가능한 천연식품인 것을 명심해야 하겠다.

① **벌꿀 복용법**: 우리가 식탁에서 사용하는 1숟가락을 기준 한다면 대략 15-20g 정도로 생각하여 2-3숟가락을 매일 아침과 저녁 공복에 따뜻한 물이나 찬물에 녹여서 마시거나 또는 우유나 요구르트에 섞어서 복용해도 된다.

② **벌꿀 외용법**: 잘 숙성된 벌꿀을 상처부위나 화상, 피부 트러블, 두드러기, 가려움증 등에 하루에 2~3번 발라 준다.

3) 꿀을 쉽게 감별하는 방법

① **꿀에 설탕이 섞인 경우**: 순수한 성숙 꿀은 단맛이 나고 꽃향기가 끊임없이 난다. 설탕이 섞인 꿀은 단맛이 덜하고 꽃향기가 적거나 없다. 순수한 꿀은 결정체가 투명하지 않으며 입에 넣으면 사르르 녹고 입에 남는 이물질이 없어야 하며 두 손으로 비벼보면 이내 녹고 단단한 이물질이 없어야 한다.

설탕이 섞인 꿀은 결정된 결정체가 투명하며 입에 넣으면 이내 녹지 않고, 두 손으로 비벼보면 잘 부스러지지 않고 모래알 같은 깔깔한 이물질이 남는다. 또한 설탕이 섞인 꿀은 오래 동안 저장할 경우 통의 바닥에 설탕알갱이가 가라앉거나 통의 벽에 작은 설탕알갱이들이 붙어있다.

- **감별방법**: 감별하려는 꿀 1g을 시험관에 넣고 19% 수산화나트륨 5ml를 넣은 후 측당령(測糖콧)을 조금(귀이개 하나 만큼) 넣고 시험관을 한참 흔든다. 이때 설탕이 섞인 꽃은 연한 황록색, 황록색, 진한 황록색과 밤록색을 띤다. 설탕함량이 많을수록 꿀의 색깔이 더 진해진다. 만약 꿀에 설탕이 섞이지 않았으면 원색이 변하지 않는다. 이 방법으로 꿀에 설탕이 10% 이상 함유된 것을 감별할 수 있다.

② **꿀에 전분이 섞인 경우** : 감별할 꿀 2g을 시험관에 넣고 깨끗한

제4장 봉산물 요법(蜂産物療法)

물을 조금 넣고 고루 희석한 후 요드액 두 방울을 떨구고 다시 시험관을 흔든다. 이때 전분이 섞인 꿀은 남색이거나 붉은색 혹은 녹색을 띤다.

③ **꿀에 엿이 섞인 경우** : 감별할 꿀을 시험관에 조금 넣고 같은 량의 깨끗한 물을 넣어 고루 희석한 후 95% 알코올을 5배 좌우로 넣는다. 이때 엿이 섞인 물은 유백색의 물질이 형성된다.

④ **꿀에 소금이 섞인 경우** : 감별할 꿀과 깨끗한 물을 1:4 비례로 시험관에 넣고 고루 희석한 다음 5-10% 질산은(銀) 용액 3~5방울을 떨구어 넣는다. 이때 소금이 섞인 꿀은 흰색 침전물이 생긴다.

⑤ **꿀에 철녹이 섞인 경우** : 감별할 꿀 한 숟가락을 차물에 넣어 고루 섞는다. 이때 철 녹이 섞인 꿀은 회색, 갈색 혹은 흑색으로 변한다.

⑥ **발효된 꿀** : 꿀에 거품이 많고 맛을 보면 신맛이 나면 발효된 꿀이다.

⑦ **시각으로 꿀을 감별하기** : 눈으로 꿀의 색깔, 형태, 점성, 결정, 잡질, 발효 등 현상을 자세히 살펴보면 진짜와 가짜를 감별할 수 있다.
예: 발효된 꿀은 거품 기포, 잡질이 있다. 전분을 넣은 꿀은 투명도가 차하다. 설탕가루를 넣은 꿀은 광택이 적고 꿀통 벽에 설탕가루 덩어리가 붙어 있으며 색깔이 어둡고 투명하지도 못하다.

⑧ **경험으로 감별하기** : 우선 꿀의 농도를 감별한다. 무른 꿀은 성숙 꿀이 아니다. 색깔과 투명도가 높을수록 좋은 꿀이며 광택이 날수록 좋은 꿀이다. 품질이 좋은 꿀일수록 입안에서 이내 사르르 녹고 목이 매캐하고 꽃향기가 끊임없이 난다.

4. 각종 질병에 벌꿀을 이용한 북한의 민간요법들

출처: 고려림상의전 고려의학병원편찬위원회, 2002.
전통의학리용안내, 최태성 저, 2005.

◎ **급성폐렴**

선인장을 즙을 내어 꿀에 2:1 비율로 섞어서 한번에 20ml씩 하루에 2번을 나누어 먹는다. 또한 하루 3번 식후에 먹는 방법으로 5일 동안 한다.

◎ **늑막염**

선인장 100g 즙을 내어 꿀 15g을 두고 하루 3번씩 나누어 먹으면서 선인장 찌꺼기는 아픈 쪽 가슴에 대고 찜질한다.

◎ **기침**

- 방울풀 열매를 진한 꿀물에 30분 동안 담기었다가 꺼내서 누런색이 되도록 닦은 후 7~12g를 달여서 하루에 한 번 식후에 먹는다.
- 참배를 꼭지 쪽으로 돌려 자르고 속을 파낸 다음 그 속에 꿀 10~20g를 넣고 기름종이로 꿀이 나오지 않게 잘 싼다. 그것을 가마에 넣고 쪄서 하루에 한 알씩 5~10일 동안 먹는다.
- 아편꽃 열매깍지를 꿀에 불쿠어 닦은 후 보드랍게 가루 내어서 한 번에 2~3g씩 하루 2번 꿀물에 타서 먹는다.
- 부정맥 영사를 보드랍게 가루 내어 한번에 0.5-1g씩 꿀 15g에 개여서 하루 1~2번 식사 사이에 먹는다.

제4장 봉산물 요법(蜂産物療法)

◎ **변비**
  • 꿀을 한 번에 50-60g씩 하루 2-3번 먹는다.
  • 꿀 100g 물 400ml에 풀어서 관장을 한다.

◎ **콩팥하수**
  승마를 보드랍게 가루 내어 같은 양의 꿀을 두고 반죽해서 콩알 크기의 알약을 만든 것을 한 번에 20알씩 하루 3번 식후에 먹는다.

◎ **음위증(임포텐스)**
  구기자 200g과 꿀 800g을 한데 섞어 약엿을 만든 것을 한번에 10~15g씩 하루 3번 공복에 먹는다.

◎ **급성척수염**
  개구리밥(아래 면이 자주빛 색이 나는 것) 500g 햇빛에 말려 가루 낸 다음 졸인 꿀에 반죽하여 알약을 만든 것을 한 번에 6-9g씩 하루 3번 식사 사이에 먹는다.

◎ **식도암**
  왕지네 2마리, 전갈 3마리, 쌍낚시돌풀 10g, 꿀풀, 지치, 띠뿌리, 반지련 각각 10g, 마, 대추 각각 6개, 닭알속껍질, 더덕, 금불초꽃, 끼무릇을 각각 5g, 위의 약을 물에 달여 찌끼기를 버리고 꿀 60g를 넣은 다음 다시 졸여서 식사 사이에 하루 2첩 먹는다.

◎ **안검연염**
  꿀을 거즈에 묻어서 잠자기 전에 눈꺼풀 기슭에 대고 고정한다.

◎ **카타르성 각막궤양**
  꿀 0.5g을 증류수에 10mm에 풀어 한번에 1~2방울씩 하루 2~3

번 눈에 넣는다.

◎ **공막염**

꿀, 향부자 각각 15g을 물에 달여 하루 2번 식사 후 먹는다.

◎ **귀바퀴습진**

유황, 리바놀, 꿀을 3:1:6의 비율로 고루 섞어서 국소에 바른다.

◎ **만성위축성 비염과 만성악취생위축성 비염**

- 꿀과 룡뇌를 조금 섞어서 코 안에 바른다.
- 꿀, 어간유, 박하유 등 윤활하게 하는 약을 코 안에 바른다.

◎ **급성인두염**

꿀, 오미자, 5~25% 마늘 즙을 목안에 바른다.

◎ **인두농양**

생강 500g를 갈아 즙을 짜서 꿀 125g을 섞어 물에 달여 하루 여러 번 먹는다.

◎ **뽀두라지몰림(옹저)**

기름진 음식을 지나치게 많이 섭취해 목덜미, 엉덩이, 배 등에 생겨 나중에 곪아서 터진다. 말벌집 40g을 물 1L 에 두고 15분 정도 달이 국소를 하루 2-3번 씻어준다.

◎ **생손앓이 (표저)**

같은 양의 밀가루, 비누 간 것, 꿀을 섞어 개어서 앓는 부위에 하루 2번씩 붙인다.

◎ **단독(丹)**

단독이 자주 도질 때는 삽주 50~100g을 물에 진하게 달인 다음

꿀을 섞어 엿처럼 만들어 하루 3번에 나누어 먹되 오랫동안 먹는 것이 좋다.

◎ **만성골수염**

다릅나무껍질 가루와 류동엑스, 꿀을 50:5:45의 비례로 고루 섞어 상처에 하루 한 번씩 바른다.

◎ **골관절 결핵**

황경피나무껍질을 보드랍게 가루를 내어 꿀에 개어 국소에 바른다.

골관절 결핵의 초기나 누공이 심한데 쓴다.

◎ **산후복동**

꿀, 식초, 술 각각 30g를 고루 섞어 하루에 한 번씩 1~2번 먹는다.

5. 벌꿀을 이용한 각종 활용법

먼저 벌꿀을 이용해 건강에 많은 도움을 주는 식품과 피부 미용 등에 활용하는 방법만 하더라도 많은 자료가 있지만 간략하게 소개하고자 한다.

① 구기자 꿀술

사상자 150g, 오미자 100g, 원지 100g, 육종용 100g, 토사자 100g, 꿀500g, 화분 200g, 소주 5L를 큰 용기에 넣어서 밀봉하여 냉암소에 3개월 이상 뒀다가 잠자기 전에 소주잔 2-3잔을 마신다. 성기능감퇴, 발기부전, 조루 등에 효과가 좋다.

※ 지나친 음주는 오히려 건강을 해친다.

② 국화꿀술

국화꽃잎 250g, 소주 1L. 꿀 50g, 프로폴리스 10방울을 용기에 넣어 밀봉한 후 3개월 정도 지나 잠자기 전에 소주잔 2~3잔정도 마신다.

현기증, 두통, 피로회복, 불면증에 도움이 된다.

③ 꿀녹차

꿀 25g, 녹차 1-2g을 준비하여 300ml~500ml 물에 녹차를 넣고 끓여서 물이 50℃ 이하일대 꿀을 타서 마신다. 피로회복과 정력을 높인다.

④ 꿀토마토즙

토마토 50g에 꿀 10g를 넣어 매일 한 번씩 먹는다.
식욕증진과 빈혈을 방지하고 정력을 높인다.

⑤ 꿀감자즙

감자 50g을 즙을 내어 꿀 15g에 섞어서 잠자기 전에 먹는다. 위궤양, 위산과다, 위병에 좋고 신진대사를 촉진시켜 준다.

⑥ 꿀양파즙

양파 150g 즙을 내어 꿀 45g에 섞어서 아침저녁 식사하기 30~60분 전에 먹는다.

감기 예방과 소변을 잘 통하게 하며 식욕증진과 정력에 도움이 된다.

⑦ 꿀입술 크림

꿀 1g, 밀랍 18, 아몬드오일 7ml, 바닐라엣센스 및 방울(아로마 오일도 가능)을 준비하여 먼저 밀랍을 부수어 중탕에 넣고 녹여서 꿀과 오일을 넣어 잘 저어 식혀 주면서 미열이 있을 때 바닐라엣센스를 넣어 용기에 옮겨 굳힌다.

입술이 트기나 갈라질 때 바르면 보습작용과 보호 작용을 해준다.

⑧ 글리세린 꿀마사지 팩

꿀: 글리세린: 물을 1:0.5:3의 비례로 적당한 전분을 섞어 풀처럼 만들어 얼굴에 바른 후 20분 후에 미지근한 물로 씻는다. 피부가 매끄럽고 부드러워 진다.

⑨ 꿀 식초 만드는 법

물을 끓여서 식힌 물 1L에 벌꿀 1kg을 넣어서 고루 잘 휘저은 다음 현미식초 50g, 청주 50g과 함께 병에 넣고 잘 밀봉하여 30일 후에 먹는다.

제2절 로얄제리(蜂王乳) Royaljelly

1. 로얄제리

기원전 그리스의 철학자인 아리스토텔레스가 저술한 "동물지"에 여왕벌이 태어나오는데 진한 꿀과 같은 담황색의 연한 점액에서 나온다고 표현을 하였으며 1792년 스위스의 맹인 양봉학자 "휴비"가 "꿀벌의 새로운 관찰"에서 "gelee royale"이라는 단어에서 유래되어 협력자인 스위스의 꿀벌학자 "뉴베"에 의해 영어로 "로얄제리"라고 기록하였다.

로얄제리를 왕유, 왕장유라고도 부르며 이는 여왕벌이 만드는 것이 아니고 12일령 미만의 어린 벌의 인두선에서 만들어지는 동물성 물질이며 인공적으로 절대 만들 수 없는 자연의 무공해, 무오염의 환경에서 나오는 천연 영양물질로 꿀벌에게는 생명의 원천으로서 절대적인 신비의 물질이다.

맛은 시고 떫으며 매운맛과 단맛도 같이 난다. 냄새는 석탄산(페놀) 혹은 산과 비슷한 미세한 냄새가 난다.

로얄제리의 비중은 물보다 약간 높지만 벌꿀보다는 낮으며 약산성을 띄지만 인체에 흡수되면 알카리성으로 변한다.

특히 로얄제리가 전 세계적으로 주목 받은 것은 "비오 12세의 기적"이라고 불리는 1958년 로마에서 열린 제17차 국제양봉대회

(Apimondia)에 친히 참석하셔서 로마 교황 비오 12세(1876~1958)가 1954년 노환으로 위독할 때 주치의사인 "갈리에찌"(Dr. Galeazzi) 박사의 로얄제리 처방으로 건강을 회복하셔서 양봉가들에게 감사하는 연설을 통해 "하느님이 창조하신 작은 생물체"라고 높이 평가 하시고 불가사의한 기적의 영약으로 세상에 널리 소개된 바 있다.

2. 로얄제리의 영양성분과 기능

1) 로얄제리의 성분

로얄제리에 함유하고 있는 풍부한 영양성분은 아직까지도 완전히 규명되어 있지 않지만 현재까지 생화학적 분석결과는 ① 62-67% 수분, ② 14% 탄수화물, ③ 4% 지방질, ④ 13% 단백질, ⑤ 다량의 비타민, ⑥ 무기물, ⑦ 기타 성분물질로 요약하지만 로얄제리에는 지금까지 알려지지는 않았지만 극미량의 물질이 있다고 Royaljelly의 첫 글자를 따서 R물질이라 명명하여 계속 의학자와 생화학자들이 연구를 하고 있다.

특히 1940년 캐나다의 유명한 양봉학자 "다운샌드" 박사는 양봉가들은 왜 암환자가 적은가에 대한 의문을 풀기위해 2년간 1000마리의 쥐를 이용한 동물 임상 실험 결과 로얄제리가 암세포 증식을 억제시킨다는 연구 보고서를 발표하여 세계적인 관심을 갖게 되었고 로얄제리를 수주일 동안 냉동실에 넣어둘 때 나타나는 결정물질을 채취해 연구하여 분자식이 $C_{10}H_{18}O_3$인 지방산을 발견하였으며 독일의 유명한 생화학자인 "부테난트"와 "볼트" 박사팀이 1957년에 이 물질의 구조식을 밝혀내고 10-HDA C10-Hydroxy-⊿2-decenoicacid)로 명명된 항암물질이다.

또한 이 데센산은 인슐린 분비를 자극하여 당분의 대사를 도와 활동하고 있기에 혈당치를 내려 당뇨병에도 도움이 되고 콜레스테롤 강하작용이나 혈압안정 작용도 있으며 이는 오로지 로얄제리에만 존재하는 특별한 성분이다. 로얄제리 속에는 성장 발육에 필요한 모든 영양성분이 함유한 천연의 종합영양소로써 각광을 받고 있는 것 같다.

2) 로얄제리의 기능

① 피로회복　　② 체질강화　　③ 노화방지
④ 신체면역기능 증가　⑤ 항방사성　　⑥ 내분비 호르몬 조절
⑦ 신지대사 촉진　　⑧ 혈압과 콜레스테롤 감소
⑨ 간기능 회복　　⑩ 신경기능 활성　　⑪ 세포활성
⑫ 항암작용　　⑬피부미용 효과　　⑭뇌졸중후유증 회복

3. 로얄제리의 보관과 복용

1) 로얄제리의 보관

로얄제리는 신선한 특징을 갖고 있는 동물성 천연 건강기능 식품이기에 생산, 보관, 판매, 유통, 식용까지 빛, 공기, 습도, 금속, 열, 세균에 잘 오염되어 변질과 부패를 초래하여 신선함을 잃어버려 복용도

할 수 없으며 경제적 손실과 불필요한 낭비만 가져온다.

　가장 위생적이고 환경이 좋은 양봉장에서 채유한 로얄제리를 즉시 작은 갈색 유리병이나 플라스틱 통에 넣어 빛을 차단하고 공기와의 접촉을 최대한 피하기 위해서 밀폐하여 곧바로 냉동실에 넣어서 보관하여 유통 판매를 해야만 되고 가정에서도 필히 냉동 보관을 해서 복용을 해야만 된다.

　현재 시중에서 생로얄제리, 동결 건조한 분말 로얄제리, 캡슐 로얄제리, 꿀과 로얄제리 혼합, 꿀과 로얄제리, 화분, 프로폴리스 혼합, 냉동한 여왕벌유충이 들어있는 로얄제리 같은 상품들이 고가에 판매하고 있지만 모든 면에서 로얄제리 고유의 성분이 들어있는 로얄제리 생원액이 가장 좋다.

　우리가 순수한 로얄제리와 로얄제리에 벌꿀, 화분, 프로폴리스를 섞어 만든 상품과의 성분에 대한 중요한 영향도 한번쯤 생각해 보고 또한 소비자들은 함량을 확인 할 방법도 없거니와 오로지 판매자의 신용과 유통과정에서의 문제점도 고려 해 보시고 선택을 하시길 조심스레 권해 본다.

　되도록 로얄제리는 냉동 보관하여 한 달 정도로 보관하면서 복용하는 것이 좋고 장기적으로 보관을 하려면 -18℃에서 수년간 변질 되지 않아 오래보관이 가능하다.

2) 로얄제리의 복용량

　성인의 하루 복용량은 사람의 식용여하에 따라 조절이 가능하겠지만 최소 10g 정도로 하여 아침저녁으로 공복에 복용하고 중병일 경우 평균 30g 정도이며 어린이들은 성인의 정도가 적당하다.

로얄제리 복용시 단기간에 어떤 효과를 얻으려고는 생각 말고 적어도 3개월~6개월 이상 매일 지속적으로 복용해야 조금씩 변화가 나타나는 경우가 많기에 마음 편하게 건강관리에 도움이 되시길 바란다.

로얄제리는 특별한 금기사항은 없고 부작용도 없다.

복용이나 외용으로도 다른 어떤 합성의약품 보다도 순수한 천연적으로 생산 된 자연적인 동물성 생약이다. 외국에서는 로얄제리 주사제도 만들어 주사해 주어 처방하기도 한다.

4. 로얄제리의 미용법

1) 복용

매일 아침저녁으로 혀 밑에 로얄제리 5g을 물고 있거나 10g의 로얄제리와 20g 정도의 꿀을 200ml 온수에 타 마신다.

2) 바른다

① 로얄제리 안마고

신선한 로얄제리 100g, 꿀 100g, 가루낸 화분 258 레몬 1개를 즙을 내어 골고루 섞어 냉장고에 보관해 둔다. 이것을 얼굴, 목, 가슴 등에 고루 바르면서 문지르고 가볍게 두들겨 주면서 피부에 충분히 침투되게 한 후 깨끗이 씻거나 닦아 준다. 피부미백과 보호, 보습에 도움이 된다.

② 로얄제리 미용상

로얄제리와 꿀을 1:2 비율로 잘 혼합하여 병에 넣어서 냉장고에 보관해두고 이것을 손바닥에 놓고 약간의 미지근한 물을 타 비벼서 얼굴이나 손에 바르고 다음 날 아침 씻어 낸다.

색소를 감소시켜 주고 피부를 미백 자원하게 하며 두드러기를 없애 주기도 한다.

③ 로얄제리 얼굴 도포

먼저 온수로 얼굴을 씻은 후 손가락으로 로얄제리를 묻혀 얼굴에 골고루 바른 다음 가볍게 얼굴부위를 2-3분 마사지 해 준 다음 20분 후에 손으로 만져 손에 묻지 않는 감각이 있을 때 뜨거운 수건으로 깨끗이 닦아내고 스킨을 바른다. 얼굴과 눈 주위의 주름을 없애고 또 색반, 노년반, 두드러기를 없앤다.

④ 로얄제리 도면유

계란 노란자 1개를 그릇에 넣고 20g 로얄제리와 10g 정도의 식물유를 넣고 골고루 섞어 얼굴을 씻은 후 5g을 얼굴에 바르고 10분간 마사지 하다가 20분 후에 뜨거운 수건으로 닦아 낸다. 3일에 한 번씩 해 주면 건조성으로 쇠약해진 피부에 좋고 피부가 맑아지고 부드럽고 주름을 감소시킨다.

제3절 프로폴리스(蜂膠) Propolis

1. 프로폴리스

봉교 즉 프로폴리스란 그리스어의 Pro(앞)와 Polis(도시)에서 유래된 단어인데 이는 꿀벌들이 자기 집을 지키고 방어하기 위해 본능적으로 식물이나 나무의 싹이나 껍질 부위에서 나오는 수액을 빨아서 침액과 섞어서 만든 흑갈색의 점액성 물질이다.

프로폴리스는 각종 박테리아나 바이러스의 생장과 번식을 억제 해 주기에 세균의 감염과 병충해를 방지해 주고 꿀과 화분의 보관에 부식과 변질을 방지해 주며 특히 여왕벌이 번식을 위해 알을 놓기 전에 각각의 벌집 방에 프로폴리스를 코팅하여 소독을 하여 각종 질병예방을 해 주고 또한 벽의 틈이나 구멍을 막아 비바람도 막아 주고 외적의 침범도 막아주는 역할을 하며, 벌통의 숨은 파수꾼 역할을 해 주는 자연산 천연 항생제이다.

로마신화에 나오는 이야기이지만 쥬피터신이 아름다운 멜리사 꿀벌로 화신시켰는데 멜리사가 이 기적적인 물질을 치료약으로 사용할 수 있도록 준비해 주었다는 이야기도 전해오고 있으며 서양의학의 시조로 불리는 히포크라테스도 통증과 궤양에 내복약이나 외용약으로 치료하는데 이 수지상의 물질을 사용을 하도록 처방하였다.

고대 그리스의 철학자인 아리스토텔레스의 저서인 동물지에 이 물질은 피부병과 상처 및 감염에 대한 치료약이라고 하였고 그 밖에 많은 의학자들이 봉교에 관한 자료들이 나와 있을 정도로 인류가 프로폴리스를 활용한 역사는 2000여 년 전 부터이다.

2. 프로폴리스의 영양성분과 기능

1) 프로폴리스의 영양 성분

일반적으로 크게 구분을 해 본다면 50-55%의 수지상물질과 방향성물질, 25-35%의 밀랍, 10%의 휘발성 유지, 5%의 화분 기타 5%의 다양한 유기물과 무기물로 구성되어 있는데 밀원수에 따라서 성분의 차이가 있다.

최근에는 분석화학의 발달로 유기물과 무기물 등 미량물질이 속속 알려지고 있으며 유기산, 석탄산, 방향족 알데히드, 각종 광물질, 비타민류, 플라보노이드류 등의 성분이 밝혀지고 있다.

특히 프로폴리스 성분 중 플라보노이드(후라보노이드)성분은 암세포의 증식을 억제하고 죽이는 작용도 하고 항염증, 항알레르기, 항균작용, 지혈작용 등 수많은 질환에 효과가 있다는 수많은 임상과 연구 논문이 나와 있을 정도이다.

2) 프로폴리스의 기능

프로폴리스는 강력한 천연 항생물질이며 항염 작용과 다양한 항균작용은 물론이고 면역증강 기능이 있어서 세균 방어 작용과 국부 마취작용도 있으며 지동, 지양작용과 상처를 빨리 아물게 하고 외상, 화상, 피부병 등에 비교적 좋은 치료 작용이 있고 암세포 성장과 분열을 억제하며 암 예방과 치료에도 사용된다.

또한 모세혈관의 삼투성을 낮춰주며 혈관을 연화시켜 혈관의 정화를 방지하며 아울러 혈압, 혈당, 혈지, 콜레스테롤을 낮추는 작용과 항피로 작용도 있다.3. 프로폴리스의 활용

3. 프로폴리스의 활용

1)프로폴리스의 활용

일찍이 3000여 년 전 이집트에서 미라의 방부제로 사용하고 고대 그리스의 철학자인 아리스토텔레스는 피부병, 창상과 화농증을 치료한다고 서술하였을 정도로 고대로부터 유럽의 여러 나라뿐만 아니라 남미의 인디언 부족까지 민간 치료약으로 오랜 역사가 있었음에도 불구하고 20세기 초부터의 학자, 과학자, 화학자, 양봉가들의 노력으로 봉교의 연구, 생산, 응용 등이 활발한 발전을 가져와 일종의 진귀한 천연약제로써 주요하게 의료에 사용하고 있고 다양한 제품이 개발되어 광범위하게 활용하고 있다.

예를 들면 프로폴리스 치약, 연고, 크림, 과자, 비누, 껌 등등의 다양한 제품들이 판매되고 있다.

2) 프로폴리스와 질병 효능

봉고는 건강한 사람뿐만 아니라 각종 질병에 시달리는 환우에게 직접적인 치료 작용은 물론 면역력과 저항력을 강화시켜 주기에 이미

세계 각국에서 다양한 임상 연구와 논문을 통해서 부작용 없이 다른 약물요법과 병행하여 프로폴리스를 투여하여 호전반응을 보인 질환은 다음과 같이 열거해 본다.

① 피부병 ② 각종 종양과 암 ③ 기관지염과 비염 ④ 감기, 기침, 천식 ⑤ 위장병 ⑥ 변비 ⑦ 구취 및 치조농루 ⑧ 비뇨기과 질환 ⑨ 신경정신과갑상선질환 ⑩ 대상포진 ⑪ 당뇨병 ⑫ 고지혈, 혈압조절 등 이 밖에도 수많은 상세한 질병에 대한 임상 사례는 많지만 생략한다.

4. 봉교 채집과 가공 방법

일반적으로 양봉 자재 판매처에서 판매하고 있는 나일론 망으로 만든 채집망을 각각의 별동의 벌집위에 덮어 놓아 두면 외역이나 노봉들이 수집한 프로폴리스를 채집망에 붙어 있는 흑갈색의 봉교망을 추운 겨울에 손으로 비비거나 방망이 같은 것으로 두들기면 쉽게 떨어진다. (간혹 냉동실에 30분 이상 넣어서 단단하게 해서 하거나) 이렇게 채집한 몽교의 양은 1동 당 연간 평균 100g~300g 정도이며 벌의 군세에 따라 벌통안의 상태에 따라서도 다르다. 이렇게 채취한 봉교는 거의 대부분 밀랍과 화분 등 불순물도 섞여 있기 때문에 곧바로 치료제로 사용할 수 없으므로 엄격한 정선 과정을 거쳐 순수한 봉교를 주정회사에서 판매하고 있는 순도 95% 식용알코올 즉 주정을 구입하여 냉암소에서 가끔 흔들어 주면서 충분히 1년 이상 숙성시켜서 정제한 액상을 사용한다.

특히 해외에서나 우리나라에서는 건강기능식품판매법에 의해 프로폴리스 제조와 판매는 식약청의 허가 사항이기에 참조하길 바라며 상품에 부착되어 있는 라벨에 성분표시 중 후라보노이드 함량이 높을수록 좋은 제품이다.

5. 프로폴리스의 복용

현재 세계 각국에서는 프로폴리스를 정제 가공하여 대부분 액상으로 하여서 상품으로 만들어 판매를 하고 있으며 원괴상의 봉교환이나 가루를 캡슐로 만든 제품도 있다. 액상으로 복용시는 프로폴리스 복용용으로 전용컵에 물, 우유, 요구르트 등에 원액을 떨어트려서 복용하거나 아니면 원액을 복용하거나 스프레이를 사용해 입안이나 목, 코에 뿌려 주기도 한다.

일반적으로 원액을 복용시 스포이드로 5-10방울 정도로 하고 질병 치유 시 서서히 용량을 늘리기도 하면서 하루에 한 번 또는 아침, 저녁으로 복용을 해 주고 어린이들은 성인의 정도로 하여서 건강관리에 많은 도움이 된다.

6. 생활 속의 프로폴리스 활용법

1) 냉장고 냄새 제거

봉교 원액을 솜에 묻혀 냉장고에 넣어 두면 음식냄새 등의 악취를 제거 해 준다.

2) 벌레퇴치

봉교액을 집안 구석구석에 조금씩 뿌려주면 바퀴벌레 등의 벌레를 없애 준다.

3) 실내공기 정화

작은 분무기에 물을 넣고 봉교액(물 1컵에 10방울 정도)을 넣어서 방안에 뿌려 두면 실내의 냄새도 좋아지고 살균작용으로 공기도 깨끗해진다. 가습기에 넣어줘도 좋다.

또는 에어컨이나 차량의 필터 중앙과 양쪽 사각 모서리에 몇 방울 떨어뜨려 주면 필터에 묻은 각종 세균들을 없애수 있고 실내공기 정화에 도움이 된다.

4) 담배의 해독 물질 제거

담배 필터에 봉교액을 떨어트려 주면 흡연 시 타르 화합물이 활성화 되는 것을 막아 주는 후라보노이드 성분 때문에 도움이 된다.

5) 어항이나 수족관 살균

어항이나 수족관에 붙어 있는 나쁜 미생물이 살균되기 때문. 몇 방울 떨어뜨려 주면 도움이 된다.

6) 반려동물 피부병

애완견이나 고양이들의 피부병에 봉교액을 발라주면 많은 도움이 된다.

7) 숙취 예방

술을 마시기 전에 물에 봉교액을 타서 한잔 마시고 난 다음 술자리에서 술잔에 봉교액 1~2방울 넣어서 마시면 술맛은 없겠지만 약술이라고 생각하고 마시면 숙취 예방에 도움이 된다.

지나친 과음이나 폭음은 전혀 도움이 안 되고 건강에도 해롭다.

제4절 벌화분(蜂花粉) Beepollen

1. 벌화분

화분 즉 꽃가루는 식물의 생식세포로써 자연 바람에 날려 수정이 되는 풍매화분과 벌이나 나비, 곤충 또는 인공적으로 사람이 수정하는 충매화분으로 구분하며 꽃의 종류에 따라 황색, 갈색, 회색, 청색, 적색 등의 색상의 작은 알맹이 모양으로 꿀벌들의 식량이고 종합에너지원이다.

꿀벌들은 하루에 1000개 이상의 꽃들을 찾아 10~15회나 드나들면서 평균 2km-4km까지 비행하여 꽃과 꽃가루를 모아 오는 실로 상상도 못할 정도의 정력적인 힘의 원천은 항상 화분을 상용하고 있기 때문이다.

일찍이 물리학자로 유명한 아인슈타인 박사가 "만약에 꿀벌이 이 지구상에서 사라진다면 아마도 4년 후에는 지구에서 살아 갈수가 없다"라고 발표한 적이 있다.

이는 다른 어떤 곤충보다도 부지런한 꿀벌이 꽃가루 수정이 불가하여 식물의 성장과 번식을 하지 못해 동식물의 먹이 사슬의 균형이 깨져버려 결국 인간도 식량 부족으로 살아남지 못한다는 경고의 이야기로 우리 모두가 꿀벌의 고마움과 보호에 많은 관심을 가져야 되겠다.

화분을 이용한 역사도 유구하다.

그리스 신화에 나오는 여신 시그라다와 이집트의 클레오파트라 여왕은 해바라기꽃 화분을 채취하여 피부에 발라 아름다운 용안을 유지하였으며 그리스인들은 화분을 "신들의 음식", "청춘과 건강의 원천"이라고 부르며 성경과 코란을 비롯하여 세계 각국의 고서에도 찬미한 기록들을 볼 수 있다.

1958년 프랑스하자 갈리아스는 <화분>이란 책에서 "화분을 인류 식품으로 이용하는 것은 인류가 생긴 이래 처음 있는 일이다. 고대 아시아 주민들은 화분으로 각종 떡과 과자를 만들었는데 나는 이것이 인종학 속의 하나밖에 없는 사례라고 믿는다"고 썼다.

이처럼 극찬하는 벌화분은 건강식품으로 전 세계인들이 애용하는 종합영양제이고 장수식품이다.

2. 벌화분의 영양성분과 기능

1) 벌화분의 영양 성분

완전 영양식품으로써 밀원식물의 종류와 계절에 따라서 성분도 다르지만 일반적으로 인체에 필요한 필수아미노산을 비롯한 단백질, 비타민, 미네랄, 지방, 효소를 비롯한 각종 활성 성분을 함유하고 있는 완전식품이다.

<화분단(Bee pollen)의 성분표>

<비타민류> 16종
비타민A
비타민B, (티아민)
비타민B, (리포플라빈)
비타민B, (나이아신)
비타민BS 그룹
판토텐산
비오틴
비타민B12
엽산
콜린
이노시톨
비타민C
프라본
페놀산
티펜스
누크레오시드
오키신
프라크토제
그루코스
브라신스
지베레콘
키닌누
베루닌
구아닌
키산탄
히포키사루틴
누크레인
아민
레시틴
키산토피리스
코로세틴

비타민D
비타민E
비타민K
루틴

<미네랄류> 17종
칼슘
인
포타슘(칼륨)
황
나트륨
염소
마그네슘
모노그리세리드
지그리세리드
토리프세리드
펜톤산

<효소·보효소> 18종
아밀라제
지아스타제
삭크라제
페크타제
포스파타제
카타라제
지스포라제
코지마제
티토크롬계
탈수소 효소
호박산탈수소효소
24옥시도리다크타제
(산화환원효소)

철
망간
구리
요드
요드
시리콘(규소)
모리브덴
붕소
티타늄(규소)
아연

<기타 원소> 28종
핵산
페프신
토리프신

<프로테인/아미노산> 18종
이소로이신
로이신
리진
메티오닌
페닐알라닌
트레오닌
트리프토판
바린
히스티진
알기닌
시스틴
티로신
알라닌
아스파라긴산
글루타민산

제아크산틴	21전이효소	히도리키실프로린
리코펜	33가수분해효소	프로린
헥소데카날	11리아제	세린
알파·아미노프틴	5인메라제(이성체)	<1983/,young mates에서>

세계 각국의 의학자, 식품영양학자, 화학자, 생화학자들의 연구 논문과 문헌에 의하면 사람의 몸에 필요한 영양소는 거의 포함되어 있으며, 특히 우리 인체를 알카리성 체질로 만들어 주는 종합영양제로써 식물의 열매, 뿌리, 줄기, 잎으로 먹는 것보다도 화분을 직접 복용하는 것이 간편하게 영양가도 높이고 부작용 없는 무공해 장수식품이다.

2) 벌화분의 기능

이미 수천 년 전에 밝혀진바 있듯이 <신농본초경>을 비롯한 각종 본초약학에서 화분의 약용, 식용기능에 대해 많은 기록이 있다. "오래 복용하면 몸을 튼튼하게 하고 기를 이롭게 하며 수명을 연장시켜 준다."고 말하고 있으며 또한 노화방지와 미용, 심장과 폐를 원활하게 해주며 소변을 이롭게 해준다.

또한 어혈을 없애주고 피를 활성화 시켜주고 지혈, 풍을 없애준다. 그리고 성기능 개선 등에 이르기 까지 다양한 효능이 있다.

이로써 화분은 인체에 각종 영양 성분을 제공하고 신체에 조직 세포의 성장과 회복을 위하여 제공해 주는 종합 에너지 원료인 셈이다.

주요효능은

① 피로회복　　② 면역력증강　　③ 각종 암 예방　④ 갱년기장애

⑤ 체질개선 ⑥ 당뇨병 ⑦ 변비 ⑧ 만성전립선염
⑨ 성기능증진 ⑩ 빈혈증 ⑪ 고지혈증 ⑫ 동맥경화증
⑬ 우울증 ⑭ 소화 기능증진 ⑮ 피부미용 ⑯ 노인병예방 등등

인체의 모든 기관에 대하여 보건 작용이 있다.

3. 벌화분의 채취와 복용

1) 벌화분 채취와 보관

봄과 가을에 각종 꽃들이 왕성한 밀원지에서 꿀벌들의 성장 발육과 번식을 위한 에너지원으로 수집한 꽃가루를 꿀벌이 침액과 섞어서 작은 알갱이로 만들어 뒷다리에 묻혀 논 화분을 벌통 입구에 채분기를 설치하여 인위적으로 떨어뜨리게 하여 채집한다.

보통 오전 9시경에 채분기를 설치하여 시작하고 오후 2시경쯤에 채분기를 걷어 들여서 각종 이물질을 선별 한 화분을 생화분으로써 입 속에 넣으면 저절로 녹을 정도로 맛이 좋다.

되도록 오후 2시 이후까지 화분을 채취하는 것은 꿀벌들의 화분 부족으로 인한 영양 결핍과 식량을 위해서 채집을 안 하는 것이 좋다.

채집량은 주변의 밀원에 따라 차이가 있겠지만 보통 벌통 1군당 하루에 50-100g정도 채취하여 화분 채취 기간에는 봉군 1군당 5~10kg 정도 채취해 양봉인들의 커다란 수입원 중의 하나이다.

생화분은 상온에서 쉽게 상하기 때문에 밀폐된 용기에 넣어 냉동보관하거나 생화분을 그늘에서 자연건조 시키거나 건조기에 넣어서 두

제4장 봉산물 요법(蜂産物療法)

손가락으로 비벼서 부서지지 않으면 잘 건조된 것으로 건조화분으로 상품화가 된다.

건조화분도 밀폐된 용기에 넣어 냉장보관 하는 것이 좋다.

2) 화분 복용법

① 일반적으로 건강한 사람이 각종 질병 예방 차원이나 건강관리를 위해서는 아침저녁으로 두 숟가락 정도를 공복에 먹는다.

만약에 화분을 복용하고 위기 쓰리고 통증이 있는 사람은 식후 1시간정도 지나서 복용하거나 복용량을 적게 한다.

② 각종 질병 치유 목적으로 복용할 때에는 아침, 점심, 저녁에 2-3 숟가락 정도 복용해도 된다.

③ 어린이들은 성인의 1정도의 량을 우유나 요구르트 또는 꿀과 섞어서 먹이면 좋다.

④ 화분 복용시 일반적으로 생화분이나 건조화분을 그대로 입에 넣어 물을 마셔 삼키거나 아니면 캡슐에 넣어서 복용을 하기도 한다.

⑤ 꿀과 화분을 1:2의 비율로 섞어서 용기에 보관하여 따스한 물에 타서먹거나 그대로 복용을 해도 된다.

⑥ 간혹 화분 중에 일부가 옻나무화분이 섞여 있어 화분 알레르기가 있는 사람은 복용을 중지하고 옷 알레르기 없는 사람은 복용을 해도 무방하다.

⑦ 화분을 복용시에는 최소한 3개월 이상 연속으로 먹어야만 체질 개선이 시작된다.

4. 화분 미용법

1) 화분 미용꿀

1/2컵의 가루 낸 화분과 1컵 분량의 벌꿀을 잘 섞어 피부에 바르고 30분후에 미지근한 물로 씻는다. 이렇게 해주면 노화된 피부를 개선하고 기미나 색소반을 없애주고 피부가 윤택하게 되고 탄성이 있게 해주는 등 작용이 있다.

얼굴에 바를 때는 달걀흰자 1개를 물에 타서 죽처럼 만들어 얼굴에 바른다.

2) 옥수수 화분 연고

가루 낸 옥수수화분 1/2컵, 숙성된 꿀 1/2컵, 적당량의 전분에 물을 넣어 죽처럼 만들어 얼굴을 씻은 후 바르고 10분간 마사지를 해주고 20분 후에 따뜻하게 젖은 수건으로 닦아 준다.

옥수수 화분 속의 글루탄산은 물에 용해되어 양호한 흡습성과 피부를 부드럽게 해 준다.

제5절 벌유충(蜂蛹虫, 蜂子, 蜂兒) Beelarva

1. 벌유충

벌유충이라고 칭하며 부르는 것은 한자어로 봉용충, 봉아, 봉자, 봉태로 표현하는데 이것은 꿀벌이 여왕벌, 수벌, 일벌들의 각각의 발육은 모두 산란기, 유충기, 번데기와 성충기의 4단계를 거치며 발육단계는 형태에 있어서 완전히 다르고 각각의 특징이 있다. 우리가 말하는 벌의 번데기는 곧 성충, 번데기와 유충기 3단계에 있어서 꿀벌이 발육하는 3단계의 영양체이다.

대부분 일반인들이 벌유충 즉 벌 애벌레를 식용한다고 하면 혐오스럽게 생각을 할지는 몰라도 옛 부터 보양식으로 이어져 내려 온 봉료법 중 하나이다. 벌 유충에는 여왕벌, 수법, 땅벌, 장수말벌의 애벌레를 주로 많이 사용하며 이는 영양가가 높은 고단위 단백질로써 병약자나 허약자들의 보양식으로 중국, 일본, 한국을 비롯한 동남아 지역 국가에서 많이들 식용을 하고 있으며 특히 일본의 신주지방에는 장수말벌 애벌레가 향토 요리의 하나로써 에도시대 때부터 식용 해 왔으며 특히 중국에서는 2000년 전부터 상품 약으로써 치료와 보건에 도움이 된다고 기술이 되어 있을 정도이다.

①벌유충

꿀벌의 유충을 봉자, 봉아, 봉태 라고도 부른다. 특히 여왕벌의 유충을 봉왕태라고도 부르며 로얄제리를 생산할 때 부산물로 나와서 냉장하거나 술에 담아 보관한다.

②벌번데기

주로 숫벌의 번데기 즉 봉용충을 이용하는데 벌들의 번식기에 수벌의 숫자가 너무 많으면 매일 많은 양의 물과 화분을 먹어 치우기에 양봉가들이 교배 할 목적의 수만 남기고 그 나머지는 번데기 단계에서 죽여서 얻을 수 있다.

③ 벌성충

월동기에 추위와 굶주림으로 죽는 벌, 운송과정에서 질식해서 죽는 벌 싸우다 죽는 벌, 과잉된 꿀을 이용하며 절대로 농약 중독이나 질병으로 죽은 꿀벌 등은 이용할 수 없다.

2. 벌유충의 영양 성분과 기능

1) 벌유충의 영양 성분

꿀벌의 유충에는 효소, 호르몬을 비롯한 사람의 성장 발육에 필요한 영양성분을 풍부하게 함유하고 있을 뿐만 아니라 생물활성물질도 있다. 평균적으로 수분 77%, 단백질 15.4%, 지방 3.17%, 탄수화물 0.14%, 광물질 3.02% 정도이다.

또 벌 번데기는 고단백, 저지방과 많은 비타민과 미량원소가 있는 영양식품이다. 일반적으로 수분 42.7%, 단백질 20.3%, 지방 7.5%,

탄수화물 19.5%, 미량원소 0.5%, 회분 9.5% 등이다. 그리고 벌 성충의 영양성분을 실험에 근거하면 단백질 함량은 높게 30~72%를 차지하며 아미노산의 종류도 17가지 이상 완전하다. 기타 광물질과 비타민 등 각종 영양물질과 활성물질을 함유하고 있다.

벌유충 분말의 함유 성분(100g당)

성분	함량	성분	함량
아미노산(18종류)	42.25%	판토텐산	2.37mg
비타민A	201u(국제단위)	인	451mg
비타민D	8250u(국제단위)	칼슘	83.1mg
비타민B_1	0.71mg	철	7.72mg
비타민B_2	1.83mg	아연	68.3ppm
총 비타민C	488mg	세렌	0.07ppm

출처: 일본식품분석센터 자료임.

2) 벌번데기의 기능

2000여 년 전의 중국의 본초하의 전문 서적인 <신농본초경> 중에 이미 번데기를 보익제의 상품으로 기재되어 있으며 송나라 때의 <종시정과검사종류비용본초> 20권에 "벌번데기는 맛이 달고 약간 차고 독이 없으며 풍을 주관하고 독기를 없애고 상한 것을 이긴다. 허한 것을 보충하며 가슴과 배가 아프고 소아의 복중에 회충을 토하는 사람은 얼굴과 눈이 노랗다. 오래복용하면 광택 있게 해주고 안색의 노화를 막아 주고 몸을 편하게 해 주며 기를 이롭게 한다."라고 기재하였다. 꿀벌의 유충과 번데기에는 풍부한 영양물질과 고단위 단백질로써 사람들의 체력과 체질을 강화시켜 주는 훌륭한 건강식품인 것이다.

3) 벌유충의 효능

① 면역력 강화 작용 ② 피로회복 ③ 정력증강 ④ 노화방지 ⑤ 스트레스 개선 ⑥ 갱년기 장애 개선 ⑦ 피부미용 효과 ⑧ 자율신경실조증의 개선 ⑨ 노안예방 ⑩불면증 ⑪고혈압 ⑫감기 ⑬ 생리불순 ⑭백발, 탈모예방 ⑮발기부전 ⑯전립선비대 ⑰체력증강

이와 같이 훌륭한 종합영양제로써 풍부한 영양성분과 단백질의 원천으로 옛날부터 활용해 온 훌륭한 완전식품이기에 최근 우리나라 6차 산업인 곤충산업에서 "수벌애벌레"가 선정이 되어 양봉농가의 소득증대에 많은 도움이 되길 바라며 앞으로 많은 연구와 활용이 있기를 바란다.

3. 벌유충의 보관과 활용

신선한 살아 있는 여왕벌, 장수말벌, 땅벌애벌레들을 채집한 후에 상온에 방치하면 매우 빠르게 부패와 변질을 일으킨다. 뿐만 아니라 유충 체내에 있는 타이로신과 공기가 접촉하면 30분 안에 곧 산화되어 유충을 흑색으로 변하게 한다. 그러므로 새로 채집한 유충들은 바로 처리해야만 신선도를 유지할 수 있다.

① **술에 담그는 법**: 새로 채집한 번데기를 즉시 35도 이상의 식용 알콜에 담아 단단히 밀봉하고 직사광선을 피하여 냉암소에 보관한다.

② **소금물에 담그는 법**: 새로 채취한 유충들을 먼저 20%의 식염수에 넣고 깨끗이 씻은 후에 약간 삶아서 번데기의 단백질이 알맞게 응고가 되었을 때 건져서 물기를 짜고 말려서 유리병이나 용기에 넣어서 냉장고에 보관한다.

③ **냉동저장 법**: 채집한 번데기를 용기에 담아 밀봉한 후 영하 18도 이하로 냉동시켜서 보관한다.

제6절 밀랍(蜜蠟) Beewax

1. 밀랍

　밀랍을 봉랍, 황랍이라고도 부르며 이것은 일벌의 복부에 4쌍의 선에서 분비해 나오는 일종의 지방성 물질이다. 일벌들은 스스로 분비한 랍으로 소비를 짓고 꿀과 화분을 저장하고 새끼들을 돌보며 모두들 살아나가는데 필요한 생존과 번식에 꼭 필요한 생산 물질 재료이다.

　봉군 중에서 일벌만 4쌍이 랍선이 복부의 마지막 4절의 복판 위에 있으며 세포 구멍을 통해 액체 상태의 분비액이 공기와 접촉하여 백색 투명한 랍인으로 응결된다.

　일벌이 랍인을 뒷발에 붙인 후 앞발을 통하여 입천장에 가져가 입천장에서 나오는 분비액과 혼합하여 씹는다. 벌집 안 온도의 조건하에서 부드러운 봉랍이 되며 이것으로 소방을 짓는다. 여왕벌과 수벌에는 랍선이 없으며 일벌이 밀랍을 분비하는 양은 계절, 기후, 일령, 먹이와도 관계가 있고 일벌이 밀랍 1kg을 분비하려면 벌꿀류를 3.5kg 이상 소비를 해야 하며 어린 유봉과 외역벌과 노령벌은 랍선이 퇴화하여 일반적으로 밀랍을 분비하지 않고 주로 13~18일령의 내근벌만이 랍선이 발달되어 밀랍을 제일 많이 분비한다. 밀랍의 생산량은 일반적으로 꿀 총 생산량의 1.5%~25%이다. 순수한 밀랍은 백색인데 흔히 보는 밀랍은 담황색이나 중황색으로 보이는 것은 화분, 색소류 봉교중의 지용성류가 있기 때문에 이런 색깔을 띠고 상온에서 밀랍은 고체이며 꿀과 벌화분 맛이 난다.

·온도가 20도일 때 비중은 0.95도 사이이다.
·녹는점은 일반적으로 62-67도 사이이다.

2. 밀랍의 영양성분과 기능

1) 밀랍의 영양 성분

밀랍의 주요 성분은 고급지방산과 1가 알콜을 합성시킨 에스테르, 지방산과 탄수화물로 일종의 복잡한 유기화학물질이다. 그러나 벌의 종류 밀원식물 채취 방법에 따라 그 성분도 일정한 차이가 있다.

주된 성분은 에스테르류, 지방산, 탄화수소, 광물질 등 여러 화합물질이 포함되어 있다.

2) 밀랍의 기능

밀립도 중국의 최고 본초 약제학 시적인 <신농본초경>에서는 약제로 기술되어 있을 정도로 "맛이 달고 약간 온화하며 주요하게 이질, 고름, 피를 치료하며 보중, 속절상, 전상, 익기, 불기내노"한다고 서술해 놓았다.

밀랍은 전통적인 한약제로서 중국 의학의 성인 "장중경"은 "조기음" 처방을 만들어 "적백리, 참기 어려울 정도로 아픈 소복통, 뒤가 무겁고 얼굴이 파랗고 수족의 색이 변하는 자를 치료하였다." 그 밖에 "임신 태동을 치료하며 복통하혈 한다.", "부스럼에 붙이면 새살이 나오고 아픔을 지통한다. 딸뚝질을 치료한다." 등등의 수많은 밀랍의 기능 효과를 상세하게 기술하였다.

주요기능은 보중익기, 항균과 방부작용, 항노쇠작용, 피부를 윤택하게 하고 피부보호, 주름을 없앤다.

3. 밀랍의 보관과 활용

1) 밀랍의 보관

밀랍은 일반적으로 건조하고 통풍이 잘 되고 서늘한 곳에서 직사광선을 피하고 강한 햇볕에 두지 말아야 한다. 만약 공기에 노출되어 상기간 보관하면 백색으로 변하며 점착력이 떨어져 부서지기 쉽게 된다. 또 밀랍은 벌꿀과 화분으로 단맛과 향기로운 맛이 있기에 쉽게 벌레와 쥐의 먹이가 되기 쉽기 때문에 밀봉 저장하여 보관해야 좋다. 밀랍은 지방성 물질로 상온에서는 고체 상태로 휘발성 있는 물품이나 철, 동, 아연 같은 금속 그릇과 접촉을 피해야 밀랍의 변색과 오염을 방지하고 특히 화재에도 유의하여야 한다.

2) 밀랍의 활용

① **공업용**: 벌집제조, 밀랍초, 목제공예, 구두, 인쇄용 염료, 크레용, 전기절연체, 광택제, 납지(종이), 모형, 방수제, 방청제, 선박, 어망, 화장품, 제과, 묘목접목, 군사용 등으로 활용된다.

② **의료용**: 보편적으로 많이 사용하고 제약이나 화장품용으로 많이 사용된다. 특히 밀랍을 이용한 봉합요법은 이미 약 2000년 전에 쓰여

졌다는 중국 한방의 본초서인 "신농본초경"에는 365종류의 생약(약초와 동물, 광물포함)에 상품약으로 소개한 밀랍에 대해 "지혈, 진동 등의 효과가 있고 소아의 건강증진에도 쓸모가 있다."라고 소개가 되어 있고 밀랍을 사용한 한방의 외용약으로 소개한 "신선태고"라는 연고는 7가지 생약(당귀, 대황, 작약, 지황, 현삼, 백지, 계피)을 참기름으로 추출해 밀랍으로 굳혀서 만든 연고로써 화상이나 벌레 물린데, 어린이 기저귀로 살갗이 짓무른데, 타박상, 찰과상 그 밖에 치질에도 잘 듣는다고 기술하였고, 1086년경 대를 이어 내려온 의사 집안의 "당신미(1040-1120)는 32권으로 된 (경사증유비급본초) 제20권에서 뜨거운 밀랍으로 질병의 외부 치료방법을 기재해 놓았을 뿐만 아니라 당나라 때 <류우식의 전신방>중의 봉랍요법을 상세하게 기술하였다."

봉랍 0.5kg을 녹인 후 낡은 비단 천 위에 바르고 아픈 부위에 뜨거울 때 발에 감는데 발바닥 중심을 주의하고 감은 발 위에 양발을 신는다. 차가워지면 다시 뜨거운 것으로 갈아 주며 풍독이 두 손바닥에 있고 말에 경련이 나고 심조정계 및 온몸이 얼음처럼 차가운 불수 환자를 치료한다.

이미 중국의 진, 당시대 때의 초보적인 봉랍요법이지만 1907년 프랑스의 샤르워프가 제정한 석립요법 보다 1000년이나 앞선다. 밀랍요법은 용화된 밀랍을 뜨거울 때 신체에 붙여서 국부의 윤택과 압박을 통하여 각종 질환을 치료하는 물리 요법이다.

밀랍요법은 용화된 밀랍을 뜨거울 때 신체에 붙여서 국부의 윤택과 압박을 통해서 각종 질환을 치료하는 물리요법이면서 유효한 화학성분을 몸체에 침투시켜 질병에 대한 방치를 목적으로 하는 치료 방법이며 이 요법의 기술은 간편하고 쉬우며 밀랍을 반복적으로 응용할 수 있으며 비교적 경제적이고 사용하기 비교적 편리하다.

3) 밀랍의 작용
① 온열, 미순환을 개선한다.

밀랍을 열부착할 때 국부 피부가 8~18℃ 상승한 후 점차적으로 온도가 올라가는데 온열을 오랫동안 유지할 수 있다.

② 국부 물리적 작용

밀랍요법은 국부에 물리적인 자극과 압박 작용을 산생하고 신진대사를 촉진시키며 허물을 없애주는 작용을 한다. 그 외 밀랍을 천에 발라 상처에 부착하면 습윤을 유지하여 상피의 신생을 촉진한다. 동시에 상처 면을 보호하는 작용이 있다.

③ 도입작용

밀랍요법시 봉랍 속의 일부 화학성분 및 가입 약물성분이 피부를 부과하여 살 속에 들어가는데 또한 온열한 정황 하에서 약물 도입이 더욱 유리하다.

4) 봉랍요법 방법
① 조작 전 준비

밀랍을 두 층으로 된 그릇 속에 넣고, 칸을 두고 가열 용화시킨다.

또 전열로 온도를 70~75℃까지 가열해도 된다.

매번 손실되는 밀랍량은 약 5-10%이다. 체위는 치료 부위가 부동함에 따라 다르다. 치료 전에 국부를 깨끗이 씻어 낸다. 땀이 있으면 수건으로 깨끗이 닦아 내고 팀이 있는 부위는 정황에 따라 바세린을 바른 후 다시 치료한다. 땀을 많이 흘리는 사람은 충분히 수분을 보충 해 줘야 한다. 시간은 보통 30분~60분이고 매일 또는 하루건너 한 번씩 하여도 된다.

② 조작 방법

• 랍반법

이미 녹인 답을 접시에 부어 두께가 약 2-2.5m로 하고 표층이 응결된 후 내부온도가 약 48℃일 때 꺼내서 환부에 놓고 비닐천으로 잘 감싼다.

• 랍을 바르는 방법

녹인 랍을 작은 용기 속에 넣고 솔로 랍액을 묻혀 환부에 신속하고도 균일하게 및 층을 바르면 연하고도 도일이 낮은 껍질 보호층이 형성된다.

• 랍포법

녹인 밀랍에 담근 가제나 천을 환부에 놓고 먼저 큰 것을 놓고 다음 고온의 작은 것을 놓고 비닐이나 모직물로 동여매면 된다.

• 봉랍 붕대법

녹인 밀랍을 60℃ 전후로 로 냉각한 후, 솔로 환부나 상치 위에 떨군 후, 붕대로 고정한다. 약 24시간 지난 후 메어낸다.

만성손상이거나 오래된 상처에 쓰이는데 상처면의 유합을 촉진시킨다.

5) 봉랍 미용법

밀랍을 이용하여 미용방면에서 피부에 주요하게 자윤영양과 보습작용을 해준다.

① 밀랍 주름개선 크림

한 숟가락 꿀, 1개의 찧은 양파, 달걀 노란자 1개, 깨끗이 씻어 쌓은 백합화 줄기를 섞어 가열한 후 적당량의 용화된 밀랍을 넣고 섞는다. 식은 후 얼굴과 목에 바르고, 30분 지난 후 많은 물로 씻어 낸다.

② 밀랍 얼굴 보호막

밀랍 10g를 가열 용화한 후 어간유 5g을 넣고 골고루 섞어 고약처럼 만든 후 로얄제리 5g를 넣어서 잘 섞어 갈색병 속에 넣고 사용한다. 잠자기 전 얼굴에 바르고 잠깐 마사지를 해 준다. 깨어난 후 깨끗이 씻어주면 피부를 윤택하게 보호해 준다.

제7절 벌집(蜂巢) Honeycomb

1. 벌집

    요약한다면 일벌의 복부에 있는 랍선에서 분비한 랍으로 6각형의 벌집을 봉소, 봉방, 봉비, 소방이라고 부르며 야생벌이나 말벌류들이 서식하는 나무속, 바위틈, 처마 밑, 나뭇가지에 지어 놓은 야생 천연 봉소에는 토봉방, 노봉방, 말벌집, 황봉소 같은 것들이 있고 일반적인 벌통에서 인공적으로 꿀벌들을 가두어 사용하는 벌들에게 인공적 봉란으로 소비를 만든 기초를 소초라고 한다.

    소초를 봉군중에 넣어주면 꿀벌들이 자기들의 수요에 따라 빨리 소방을 지어 소비를 만드는 인공 봉소를 우리가 말하는 봉소이다. 벌집에서 꿀벌들이 먹이도 저장하고 어린 벌들을 돌봐 주며 각자가 할 일을 하면서 살아가고 있는 집이다.

    정상적인 벌집의 상태는 중간 부분은 봉아를 배육하고 위쪽 모퉁이와 양측에는 먹이를 저장한다. 꿀벌이 새로 지은 소비는 봉방의 벽이 비교적 얇고 반투명적이며 용적이 크다. 봉아를 배육하는 소방은 매번 꿀벌이 부하하여 출방한 후 소방 안에 매우 얇은 한 층의 껍데기를 남겨 놓기 때문에 벌의 번식대수에 따라 소방 내벽 껍데기도 점차적으로 두꺼워져 용적이 작아지고 색깔도 점차적으로 연한 색에서 짙은 색으로 변하며 나중엔 암갈색으로 된다.

이러한 변화는 소비가 낡았다는 표시이며 이 낡은 소비를 노비 혹은 노소비라 부르며 건강하고 발육이 정상적인 새끼 벌을 키우기 위해서는 소비를 1~3년이면 바꾸어 주는 것이 좋다.

2. 벌집의 영양 성분과 기능

1) 벌집의 영양 성분

꿀벌들이 자신의 복부에서 분비하는 밀랍으로 봉방을 만들고 입천장에서 분비물로 조제한 프로포리스를 발라서 깨끗하고 환경적인 벌집을 만들어 꿀과 화분을 저장하고 유충을 발육시키는 여러 가지 봉산품 복합제의 저장 공간이기에 상당히 복잡한 영양성분을 가지고 있다.

벌집에서 꿀벌들이 벌꿀, 벌화분, 프로포리스, 로얄제리, 벌유중 껍데기, 밀랍 등 모든 물질이 섞여 있으며 이 밖에도 당류, 유기산, 지방산, 수지, 유지, 색소 같은 다양한 화합물과 칼슘, 등, 코발트 같은 미량원소도 포함되어있다.

2) 벌집의 기능

이미 기원전 노봉방은 <신농본초경>에서 약제 중 중품으로 기재되어 있을 정도로 천연적인 꿀벌산품으로 주요한 기능이 있다. 항균소염 작용, 항병독작용과 혈압혈지를 낮춰 준다.

또한 벌집은 건평하여 거풍거통, 해독 지양하는 기능이 있다.

3. 벌집의 보관과 활용

1) 벌집의 보관

벌집에는 물과 화분을 저장해 둔 곳이기에 항상 잔류되어 있다. 이러한 물질들이 조습한 환경 속에서는 쉽게 곰팡이나 세균이 자라는 환경을 만들어 주기에 건조하고 그늘지고 통풍이 잘 되고 청결하게 하며 온도는 20도를 넘지 않도록 해 주어야 한다. 또한 이상한 냄새가 나는 물품, 유독 물품, 부식성이 있는 물품과 오염을 쉽게 유발하는 비위생적인 물품과는 같이 두지 말고 직사광선을 피해 줘야 한다.

그 외 집에는 소충, 편충이라고 부르는 벌집나방유충들이 소비의 구멍을 뚫어 잠복하여 밀랍을 먹어 소비를 파괴하므로 밀봉하여 커다란 냉장고에 저장하여 보관하는 것이 좋다.

2) 벌집의 활용

노봉방의 의학상 응용은 이미 기원전 <신농본초경>에 기록이 되어 있을 정도로 노봉방은 맛이 달고 평하며 간질, 경련을 치료하고 한열사기, 점질, 장질을 치료한다고 하였다. 양봉생산 중 못쓰게 된 노소비는 밀랍을 만드는 중요한 원료를 쓰며 이것을 활용하여 다양한 질병치료의 원료품뿐만 아니라 화장품, 공업용, 밀랍초 등 다방면으로 이용되기도 한다.

약으로 쓰는 소비는 꿀과 화분이 조금씩 섞여 있는 2-3년 된 것이 약성이 좋다. 참고로 노소비를 잘게 부수어 가루로 만들어 뜨거운 물에 차처럼 우려 내 마셔도 감기, 기침, 기관지염, 위장병, 간염, 비염, 알콜중독, 전립선염, 이하선염 등 질병 치유에 많은 도움이 된다.

제8절 말벌(胡蜂) Vespa

1. 말벌

　현재 우리나라에서 서식하고 있는 말벌의 종류는 대략 30여 종류가 있으나 여기서는 주로 양봉인들의 관리에 골칫거리이고 일반인들이 가장 많이 두려워하고 공포의 대상인 장수말벌, 황말벌, 등검은말벌, 땅벌류에 대해 간략하게 언급하고 또한 종종 매스컴에서 말벌에 쏘여 생명을 잃었다는 안타까운 소식도 많이 들리기도 한다.

　이들은 대개 전년도 11월 초부터 3월말까지 동면에 들어간 여왕벌 한 마리가 4월 초순에 출현하여 높은 나뭇가지, 지붕처마 밑, 바위틈, 무덤 속, 땅속에 집을 짓고 알을 낳고 활동을 하고 9월경이 개체수도 제일 많고 이때 말년의 독성도 제일 강하기에 야외 활동이나 산소 벌초를 하다가 인명사고가 많이 나거나 특히 양봉장에서는 4월부터 11월 말까지 말벌과의 전쟁으로 양봉인 들의 커다란 골칫거리이며 별동을 전멸시켜 피해가 극심할 정도이다.

　또한 요즘은 기후 변화와 생태계 환경 변화로 인해 도심 속 아파트나 건물에 까지도 말벌집을 짓고 말들이 나타나 일반인들의 공포의 대상이 되고 있는 현실이다.

2. 말벌 피해 방지 및 방제

말벌들의 특성은 자기 집을 지키고 새끼들을 보호하려는 본능이 강하므로 접근하지 못하도록 공격성이 강해 야외 활동을 하거나 벌초 작업을 할 경우, 주위를 잘 살펴보고 말벌집이 있는지 없는지를 파악을 잘 해야 한다. 야외 활동 시 되도록이면 향수, 헤어스프레이, 진한 화장을 하지 않는 것이 좋다.

특히 가을 추석 성묘나 벌초를 하기 전에 무덤 주위에 말벌집이 있는가를 파악하는 방법으로 손으로 부드러운 흙을 한줌 무덤 주위로 뿌려서 말이 날라 오는 것을 확인을 하고 활동을 하는 것이 바람직하다.

양봉장에서 말을 잡기위해 통 위에 끈끈이를 붙여 놓거나 말벌이 좋아하는 유인액을 담은 포획기를 설치하거나 벌통 앞에 그물망을 치기나 때로는 매미채나 베드민트로 때려서 잡기도 하지만 일부 양봉농가에서는 벌에 농약을 묻혀서 날려 보내기도 한다.

전문적인 방제로는 고압물대포이용, 살충제 산포, 고압진공호스로 흡인, 화염방사기 등의 장비나 방법들이 있다.

참고로 사람들 마다 말벌이 좋아하는 유인액을 만들어서 말벌포획기나 페트병을 이용해서 말벌을 잡는 방법이 이상적이지만 말들이 왕성하게 활동을 하는 시기에는 감당이 불가능 할 정도이다.

※말벌 유인액 만드는 방법
① 일반적으로 사람들마다 본인들의 경험에 의해 다양한 재료나 배

합비율이 있지만 말들이 플라스틱 통에다 포도나 과일껍질, 주스, 감식초, 설탕이나 꿀, 막걸리, 벌집다린 물을 넣어 조금 시큼한 냄새가 날 정도로 하여 말벌 포획기에 넣어서 유인액을 만들어 사용하면 많은 도움이 된다.

② 또는 말벌 포획기에 물오징어나 생선을 낚시 바늘에 꿰어 매 달아 주기도 하고 돼지고기나 소고기도 사용 가능하다.

3. 말벌침에 쏘임 증상

말벌에 쏘일 경우 독성이 강력하고 일반 꿀벌보다도 100배의 많은 량의 벌독과 벌독의 성분도 일반 꿀벌이 갖고 있지 않는 신경독과 교감신경물질, 부교감신경물질, 조직 장애를 유발하는 독성이 있기에 인명사고도 많이 일어나는 이유 중 하나이다.

말벌류는 벌침이 피부에 박혀 몸통이 떨어져 나가거나 여러 번 벌침을 쏘거나 또는 날아다니면서 벌독을 품어내어 눈에 들어가 따갑고 충혈이 되어 앞이 보이지 않아 당황하기도 하고 때로는 말벌의 턱이 강하여 입으로 피부가 물리기도 하여 물린 부위가 흉터로 남아있는 경우도 많이 있다.

일단 말벌에 쏘이게 되면 대부분 의식상실과 호흡곤란, 구토, 오한, 어지러움, 경련, 가슴통증, 혈압강하, 붓기와 가려움을 느끼는 아나필락시스 쇼크 증상을 일으키는 경우가 많이 있어 말벌에 쏘이면 두려움과 공포감이 극도로 나타나는 이유 중 하나이다.

4. 응급처치법 및 준비물

① 야외 활동이나 벌초 시 말벌이 출현하면 접근하지 않거나 멀리 도망을 가는 것이 상책이지만 반듯이 비상용 응급처치를 하기 위해서 사혈기와 사혈침, 항히스타민제 알약, 항히스타민제 연고, 물, 소독약 정도는 상비로 갖고 가는 것이 바람직하다.

② 외국에서는 야외 활동 시 응급 처치 때 비상용으로 "에피네피린"이라는 일회용 주사제를 준비하여 갖고 다니지만 이는 고가이고 우리나라에서는 의사의 처방을 받아야만 구입이 가능하다.

③ 야외에서 말벌에 쏘이면 제일 먼저 피부에 침이 있으면 재빨리 뽑아내고 준비해 간 사혈침으로 열손가락 손톱 끝 부위를 찔러서 피를 조금 내어주고 곧바로 열 발가락 발톱 끝 부위를 따준다. 그래도 안심이 안 되면 코 밑에 움푹 파인 인중에도 사혈침으로 피를 내어 준다. 이는 기혈의 막힘을 풀어주기에 혈류순환을 원활하기 위함이다. 그 다음에 항히스타민제 알약 2알 정도를 먹게 해 주고 크게 부어 오른 부위와 가려운 곳에 항히스타민제 연고를 발라 준다.

④ 또한 기도가 막힘을 방지하기 위해 손수건이나 나뭇가지를 입속 이빨에 끼워 넣어서 인공호흡과 심폐소생술을 해 주면서 충분히 시간적으로 여유를 갖고서 119에 신고하거나 가까운 병원으로 가는 것이 제일좋은 방법이다.

⑤ 병원 응급실에 가면 제일 먼저 혈압 강화제 주사인 "에피네프

린" 주사를 맞고 냉찜질을 해 주면서 링거액 주사를 맞는 것이 일반적인 방법이다.

⑥ 특히 심장질환, 폐질환, 기관지질환, 저혈압, 음주자, 극도로 허약한 자는 되도록 야외 활동 시 말벌 쏘임에 각별히 조심을 해야 한다.

5. 말벌독의 이용

일반인들에게는 말벌이 공포의 대상이 되겠지만 최근 수년전부터 중국을 비롯한 중남미 국가에서는 말벌독 연구가 활발히 진행되고 말벌 독을 이용한 주사제까지 나와 각종 암, 희귀병, 난치병 질병 환자에게 활용한 임상 논문도 발표되고 있는 현실이다.

중국의 경우 수년전부터 중국 운남성에서 최초로 말벌연구소, 말벌학회, 말벌인공사육장까지 만들어서 활발히 연구 활동을 하고 있으며 최근에는 3개성에서까지 확산이 되어서 말벌 연구에 주력을 하고 있는 실정이지만 아직까지도 우리나라에서는 의학자, 약학자, 생화학자들에게는 관심 밖의 이야기로 들리고 있는 현실이 안타깝기만 하고 일부 몇몇 극소수 개인들만이 말벌 독 연구에 관심을 갖고 있는 것 같다.

우리나라에서는 기록적으로 "인산 김일훈 선생"의 저서인 "신약"

책자에 폐암 환자에 장수말 벌침을 쏘임을 하면 된다고 기록만 되어 있고 호전이나 완치에 대한 언급은 없다.

또한 이미 1000년 전 일본의 "의심방"이라는 책자에 노봉방을 이용한 남성기 확대에 활용 방법이 기술되어 있는데 이 방법의 출처가 "신라법사 비밀방, 신라법사 요술방"이라는 사실이 새삼 놀랍기도 하고 아마도 기록물로서는 세계 최초일 것 같다.

우리나라에서는 안타깝게도 현존해 있지 않지만 아마도 일본 천황 황실서고에는 존재하고 있다고 추측만 해 본다.

1) 말벌독 성분과 적응증

표와 같이 장수말벌이나 말벌은 꿀벌과 달리 강력한 화학적인 약리 작용을 하는 성분을 내포하고 있기에 일반인들에게는 치명적이고 또한 반대로 "이독치독"이라는 개념으로 각종 질병 치유에 활용을 하고자 고대 중국에서 민간요법으로서 노봉방을 비롯한 각종 질병 치유에 한 방법으로써 활용해 왔으며 과거 일본 이화학연구소 곤충약리연구실의 "아베" 연구원이 말벌의 독에서 아미노산 화합물의 일종인 '펩타이드"를 분리 추출하여 동물 임상 실험에서 심장병의 일종인 부정맥증에 유효하다는 사실이 발표됨으로 이러한 자료가 인터넷에 난무하고 있는 현실이지만 너무 맹신을 해서도 안 되며, 또한 너무 남용을 해서도 안 되기에 충분히 공부를 해서 본인들의 건강관리에 도움이 되기 바란다.

<장수말벌, 말벌, 꿀벌의 성분표 비교>

구분		장수말벌	말벌	꿀벌	작용
아민류		히스타민	히스타민	히스타민	알레르기유발
		세로토닌	세로토닌	x	신경독
		도파민	도파민	도파민	신경독
		노아드레날린	x	노아드레날린	교감신경물질
		아드레날린	x	x	교감신경물질
		아세틸코린			부교감신경물질
저분자 펩티드		호넷키닌	호넷키닌	멜리틴	과민성쇼크
		마스트바란	마스트바란	MCD펩티드	히스타민유리
		항원5	항원5	아파민	용혈
효소류		포스포리파제A1, B	포스포리파제A, B	포스포리파제A2	조직장애
		히알로니타제	히알로니타제	히알로니타제	조직장애
		프로디아제	x	x	조직장애
비효소단백		안다라토키신	x	x	신경독

참고로 말벌독은 고혈압, 부정맥, 신경통, 불면증, 류마티스, 전립선염, 우울증, 심장병, 정력증강, 피로회복, 갱년기장애 등의 질병에 도움을 주고 신체기능을 활발하게 해 준다.

2) 말벌집 채취시 준비물

우리가 생활하고 있는 주변에서 말벌집을 발견하면 곧바로 119에 신고하거나 전문 말벌채취인으로 불리는 일명 "만벌헌터"에 연락을 해서 채취한다.

괜히 어설픈 장비나 용맹심으로 채취하는 것은 절대 삼가 한다. 참고로 말벌집을 전문적인 직업으로 하여 활동하는 사람들은 보통 2인

1조나 3인 1조로 하여 각종 장비들을 갖추어 만반의 준비를 하여서 활동한다. 기본적으로 특수방호복, 오토바이 헬멧, 두꺼운 고무장갑, 톱, 고급, 야전삽, 전지가위, 수건, 후라쉬, 김장용 비닐포대, 포집망, 사다리, 밧줄, 담금주, 소금 약간, 음료수, 모기장, 응급처지를 위한 사혈침, 항히스타민제 알약과 연고 정도는 준비하고 활동을 하고 있기에 사전 준비가 철저하고 무엇보다도 안전이 최우선이다.

3) 말벌침 놓는 법

우리나라에서 말벌침을 활용하는 사람은 아마도 극소수인만 활용을 하고 있고 또한 이 책에서 언급하는 자체가 심히 염려스럽고 조심스러워 상세하게 기술을 하지 못하고 대략적인 개념을 통한 방법만 알려 드리고자 한다.

말벌침에 대한 호기심이나 막연한 질병 치유 목적으로 말벌침을 맞는 것은 절대적으로 삼가 해 주시길 바란다.

먼저 말벌침은 일반 꿀벌의 생벌침을 직침으로 적어도 10개월 이상 4-50마리 정도 지속적으로 맞아 본 경험이 있어야 말벌침 한 마리 정도로 시작이 가능하고 질병에 따라 2~3마리까지도 가능하다.

특히 말벌침은 반듯이 경험이 풍부한 임상 전문가의 지도를 받아 자가 치유에 도움이 되길 바라며 말벌독의 약리작용, 신체반응, 유침 시간, 응급 처치등의 공부가 꼭 필요로 하기에 함부로 활용을 해서는 생명과 직결이 되기에 절대적으로 삼가하기 바란다.

4) 말벌꿀

일반적으로 시중에 팔고 있는 2.4kg 벌꿀 병에 장수말벌인 경우 50마리정도, 일반 말벌이나 등검은말벌일 경우 100마리 정도를 넣어 냉암소에 10개월 이상 숙성시켜서 플라스틱이나 나무로 만든 숟가락으로 하루에 1-2숟가락 떠먹는다.

5) 말벌술

일반적으로 우리가 노봉방이라고 알려진 장수말벌집, 땅벌집, 말벌집을 채취하여 애벌레와 말벌을 하께 35℃ 이상의 담금주에 넣거나 아니면 담금주에 말벌을 잡아넣어서 용기에 따라서 말벌 수량이 다르겠지만 냉암소에서 적어도 1년 이상 숙성된 것을 잘 걸러서 복용을 하는 것이 좋다. 저녁에 잠자기 전에 소주잔으로 1-2잔 정도가 좋으며 지나친 과음은 삼가야 한다.

6) 말벌집탕이나 분말

노봉방을 채취하여 햇볕에 잘 말리거나 한번 찜통에 넣어 찐 다음 물에 넣어 끓여서 마시거나 아니면 프라이팬에 진한 갈색이 되도록 엮어서 가루로 만들어서 꿀과 함께 하루에 한, 두 숟가락 먹는다.

말벌애벌레는 생것을 씹어 먹어도 구수하나 혐오감이 있어 프라이팬에 볶아 먹거나 튀김하여 먹어도 된다.

6. 장수말벌침 체험담(대구거주, 63세, 여)

　그동안 매년 계속적으로 6개월분의 병원 약 처방만 받아 왔던 서울 강남세브란스 병원에 장애자 등급이라도 받아서 생활에 도움이 되고자 2018년 2월에 병원을 찾아 갔다. 보기에는 무척 건강하게 보였는지, 휠체어를 타지도 않고 멀쩡하게 걸어서 들어가니 담당의사는 믿기 어려운 듯 장애자 등급 판정을 해 줄 수가 없다는 것이다.

　사연인즉 2012년 3월경, 대구에서 서울까지 자동차에 누워서 서울 강남세브란스 병원에 가 진단결과는 "척수공동증"이라는 희귀병 진단을 받았으며, 현대의학으로는 치료방법이 없으며, 단지 약물치료로만으로 치료를 하다가 하지마비와 합병증으로 왔으며, 회복되기 어렵다는 의사의 말에 황당하고, 삶의 의욕마저 상실하고 매일매일 통증의 고통에 시달리다 우울증까지 생기고, 매일 강한 진통제 약으로만 견디다 보니 병세는 점점 더 악화가 되어 약물치료만으로는 힘들었다.

　백방으로 여기저기 각종 민간요법을 다 해보았지만 차도가 없었지만 우연이 지인으로부터 벌침이 좋다고 했다. 특히 이 병에는 장수말벌이 가장효과가 있다고 전해 들었다. 그 후 벌침을 직접 배워서 6개월 이상 맞고 나니 조금씩 차도도 보이고 병원 처방약과 함께 지내오다가 좀 더 심도 있게 공부하고자 벌침과 봉료법을 알게 되어 또다시 봉침 선생님의 지도를 받아 4년째 매년 말벌들의 활동시기에 매일 2-3 마리씩 맞고 있으며, 말벌이 없을 때는 일반 벌을 하루 100마리 이상 맞으면서 봉료법을 병행하니 2년 전부터 마약성 진통제 병원 처방약을 멀리하고 있으며, 7년째 벌침과 봉료법으로만 지내고 있답니다.

　이렇듯 의사가 못 고치는 병을 누가 고치나? 욕심 같아선 완치가 되기를 바라고 있지만 1년 내내 장수말벌이 없어서 아쉽기만 우리가 민간요법이라고 경시하고 부정을 많이들 하고 있지만 조물주는 우리 인간들에게 오만가지 질병을 주면서 치료 방법도 주셨겠지만 단지 치료 방법을 찾지 못해 최첨단 의료 장비를 갖춘 병원이나 한의원, 각종 대체요법을 찾다가 지내고 있겠지만 나의 체험으로는 벌침과 봉료법을 알게 된 것을 최고의 행운이라고 생각한다.

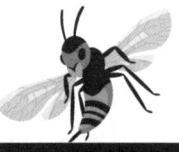

벌침은 신이 주신 주사!!!
봉산물은 신이 주신 천연 보약!!!

제5장
14 경혈도와 경외기혈

제1절 수태음폐경(手太陰肺經) 11혈
제2절 수양명대장경(手陽明大腸經) 20혈
제3절 족양명위경(足陽明胃經) 45혈
제4절 족태음비경(足太陰脾經) 21혈
제5절 수소음심경(手少陰心經) 9혈
제6절 수태양소장경(手太陽小腸經) 19혈
제7절 족태양방광경(足太陽膀胱經) 67혈
제8절 족소음신경(足少陰腎經) 27혈
제9절 수궐음심포경(手厥陰心包經) 9혈
제10절 수소양삼초경(手少陽三焦經) 23혈
제11절 족소양담경(足少陽膽經) 44혈
제12절 족궐음간경(足厥陰肝經) 14혈
제13절 독맥경(督脈) 28혈
제14절 임맥경(任脈) 24혈
제15절 경외기혈(經外奇穴) 1
제16절 경외기혈(經外奇穴) 2

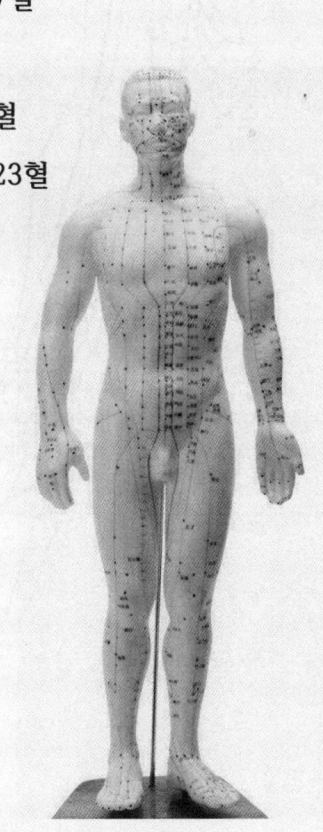

제1절 수태음폐경(手太陰肺經) 11혈

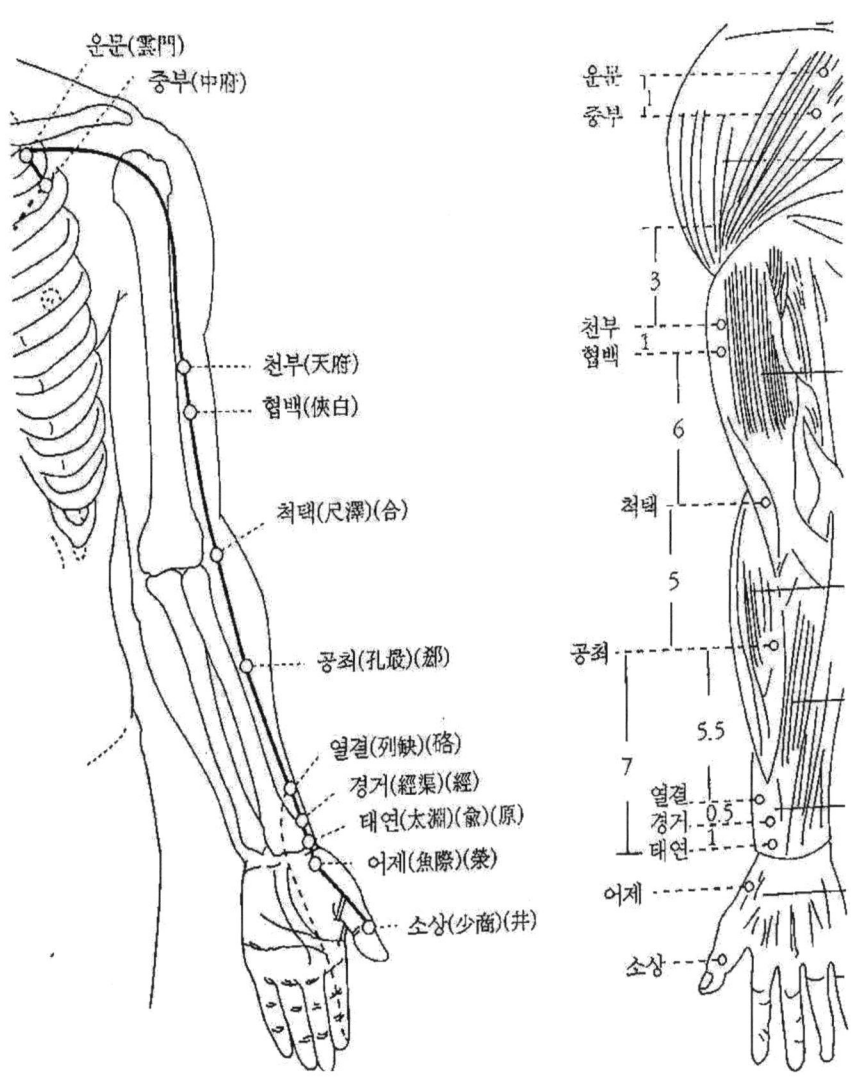

◎ 수태음폐경의 중요 혈자리

① 중부
- 작용: 상초의 열을 없애고 기를 잘 통하게 하며 기침과 천식을 멈춘다.
- 적응: 감기, 기침, 천식, 폐염, 가슴통증, 어깨관절주위염, 상박신경통염

② 척택
* 작용: 폐기를 내리고 폐열을 없애준다.
* 적응: 기관지천식, 기관지염, 폐염, 늑막염, 인후염, 붓는데

③ 공최
- 작용: 폐를 윤활하게 하고 인후를 편안히 하며, 표증을 없애고 열을 내리고 피나는 것을 멈춘다.
- 적응: 급성인후두염, 천식, 각혈, 치질

④ 열결
- 작용: 폐기를 잘 돌게 하며 인후를 편안하게하고 풍한을 발산시키고 경락을 잘 통하게 하여 막힌 것을 통하게 한다.
- 적응: 기침, 천식, 인후염, 두통, 편두통, 삼차신경통, 야뇨증, 자주 오줌이 나올 때

⑤ 경거
- 작용: 폐열을 없애고 기를 내려주고 풍한, 풍열을 발산시킨다.
- 적응: 천식, 숨가쁨, 가슴 통증, 가슴 답답함

⑥ **태연**
- 작용: 폐를 윤택하고 폐기를 순조롭게 해주며 경락과 혈맥을 잘 통하게 하고 인후를 편안하게 해준다.
- 적응: 기침, 천식, 피가래, 가슴이 답답하고 통증, 목 안이 마르고 아픔, 눈아픔, 무백증

⑦ **어제**
- 작용: 폐를 윤택하게 하며 풍열을 발산시키고 기침을 멈추며 인후를 편안하게 한다.
- 적응 인후염, 편도선염, 성대마비, 기침, 객혈

⑧ **소상**
- 작용: 열을 사하여 의식을 각성시키고 인후를 편안하게 한다.
- 적응: 의식장애, 편도염, 인후염, 코피, 정신병

제2절 수양명대장경(手陽明大腸經) 20혈

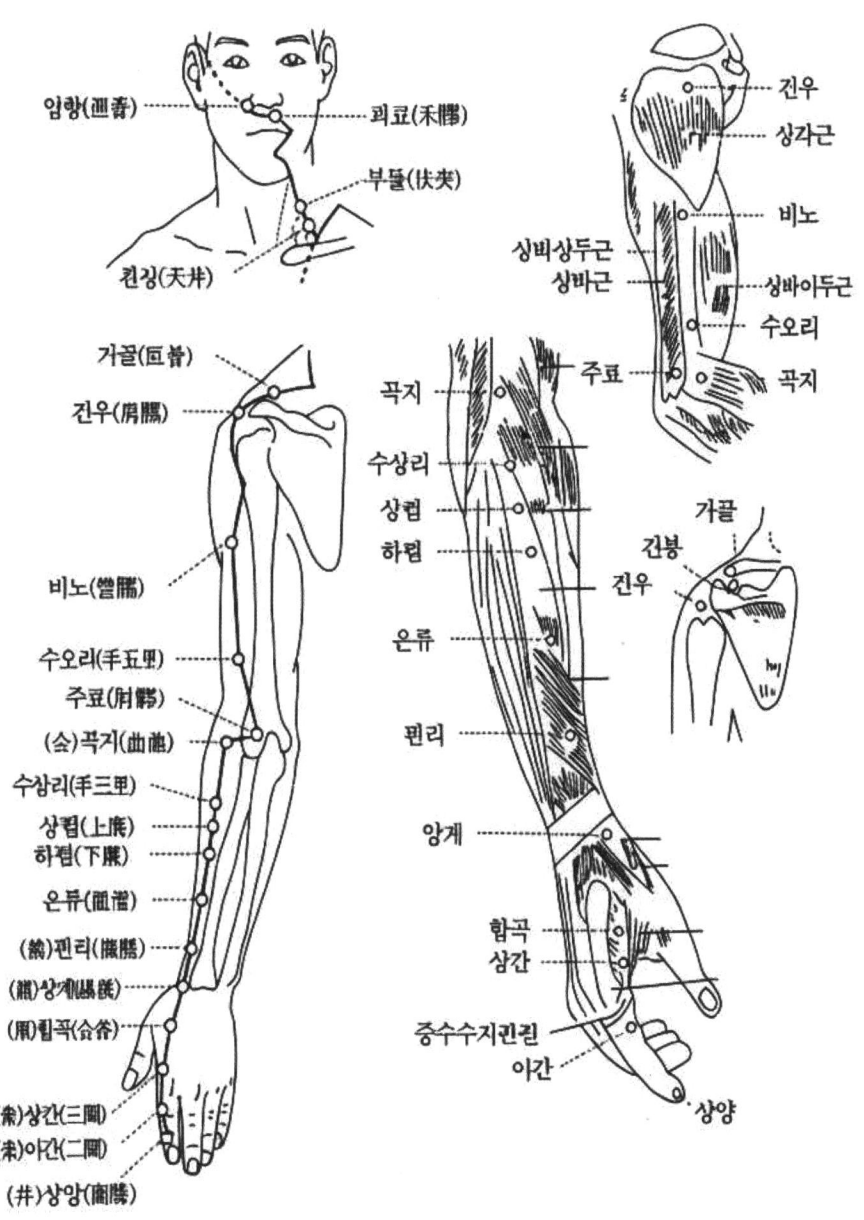

◎ 수양명대장경의 중요 혈자리

① 상양
- 작용: 의식을 각성시키고 양명열을 사하며 인후통증을 멈춘다.
- 적응: 인후염, 이하선염, 의식장애, 아랫이빨통증, 이명, 시신경염, 얼굴과 임안엽증, 고열

② 합곡
- 작용: 풍열을 발산시키고 염증을 없애고 아픔을 멈추고 의식을 각성시키며 기혈을 소통
- 적응: 두통, 코피, 치통, 인후염, 이하선염, 변비, 안면신경마비, 습진, 두드러기, 진통, 월경장애

③ 양계
- 작용: 풍열을 발산시키고 화사를 없앤다.
- 적응: 결막염, 이명, 아랫이빨통증, 인후염, 습진, 두드러기, 피부가려움증, 손목관절의 염증

④ 편력
- 작용: 양명열을 사하고 소변내기 작용을 한다.
- 적응: 이빨 통증과 시릴 때, 결막염, 편도염, 이명, 붓는데, 가슴이 답답할 때

⑤ 온류
- 작용: 양명열을 사하고 부기를 잘 통하게 한다.
- 적응: 인후염, 구내염, 얼굴이 붓는데, 배가 끓으면서 아픈데

제5장 14경혈도와 경외기혈

⑥ 수삼리
- 작용: 기혈을 조화시키고 경락을 잘 통하게 한다.
- 적응: 치통, 안면신경마비, 팔 마비 및 통증, 고혈압, 임파선염

⑦ 곡지
- 작용: 열을 내리고 경락을 통하게 하며 기혈을 조화시키고 풍습을 없애며 기를 잘 통하게 한다.
- 적응 열이 나는데, 결막염, 인후염, 팔 마비, 붓는데, 통증, 습진, 두드러기, 변비, 풍진

⑧ 견우
- 작용: 경락을 잘 통하게 하고 풍습을 없애며 관절을 윤활하게 하고 기혈을 조화시킨다.
- 적응: 어깨 관절통, 상박신경통, 오십견, 사경, 팔마비, 두드러기, 습진

⑨ 견정
- 작용: 국소의 기혈을 잘 통하게 하고 인후를 편하게 한다.
- 적응: 후두염, 임파선염, 성대마비, 갑상선증, 목이 쉴 때

⑩ 영향
- 작용: 폐열을 내리고 풍사를 발산시키며 콧구멍을 열어준다.
- 적응: 비염, 코피, 부비강염, 삼차신경통, 얼굴이 붓고 가려운데, 코가 메이는데

제3절 족양명위경(足陽明胃經) 45혈

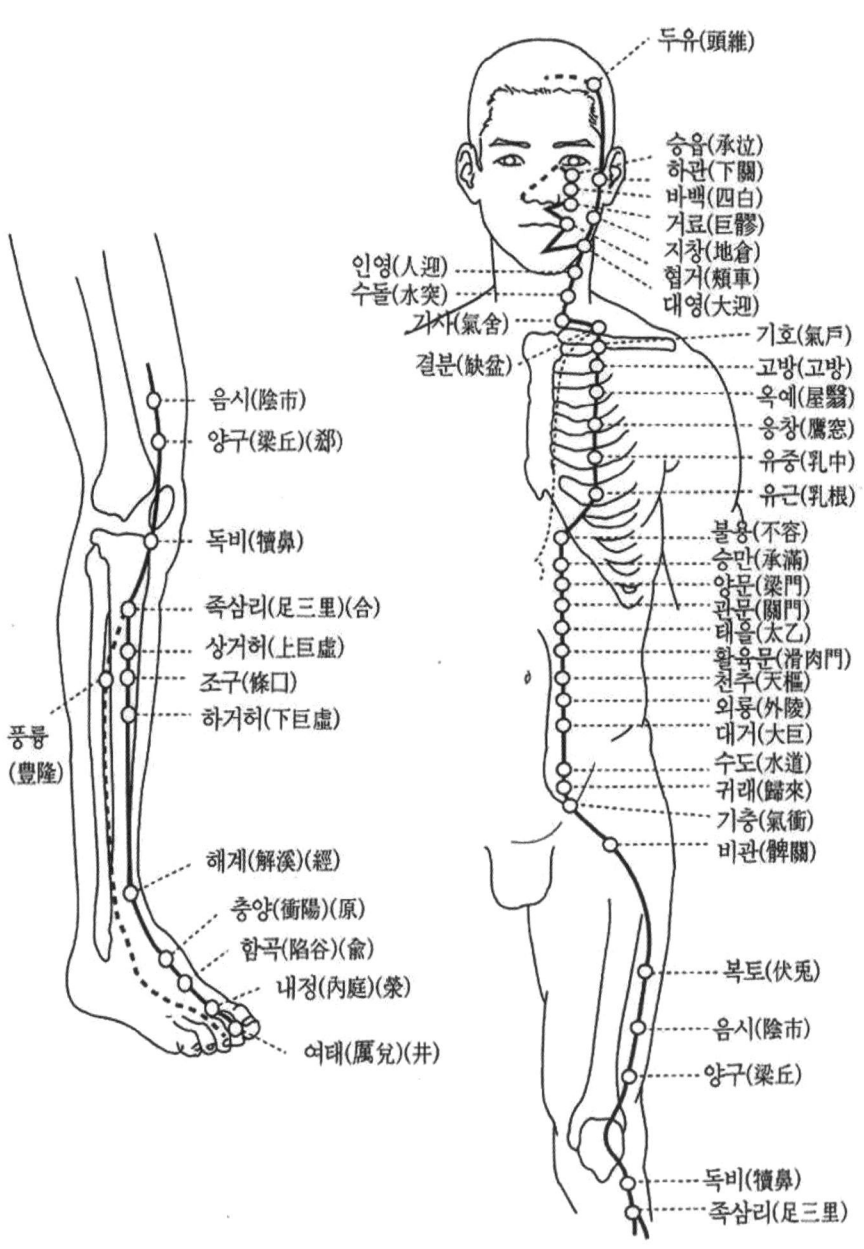

제5장 14경혈도와 경외기혈

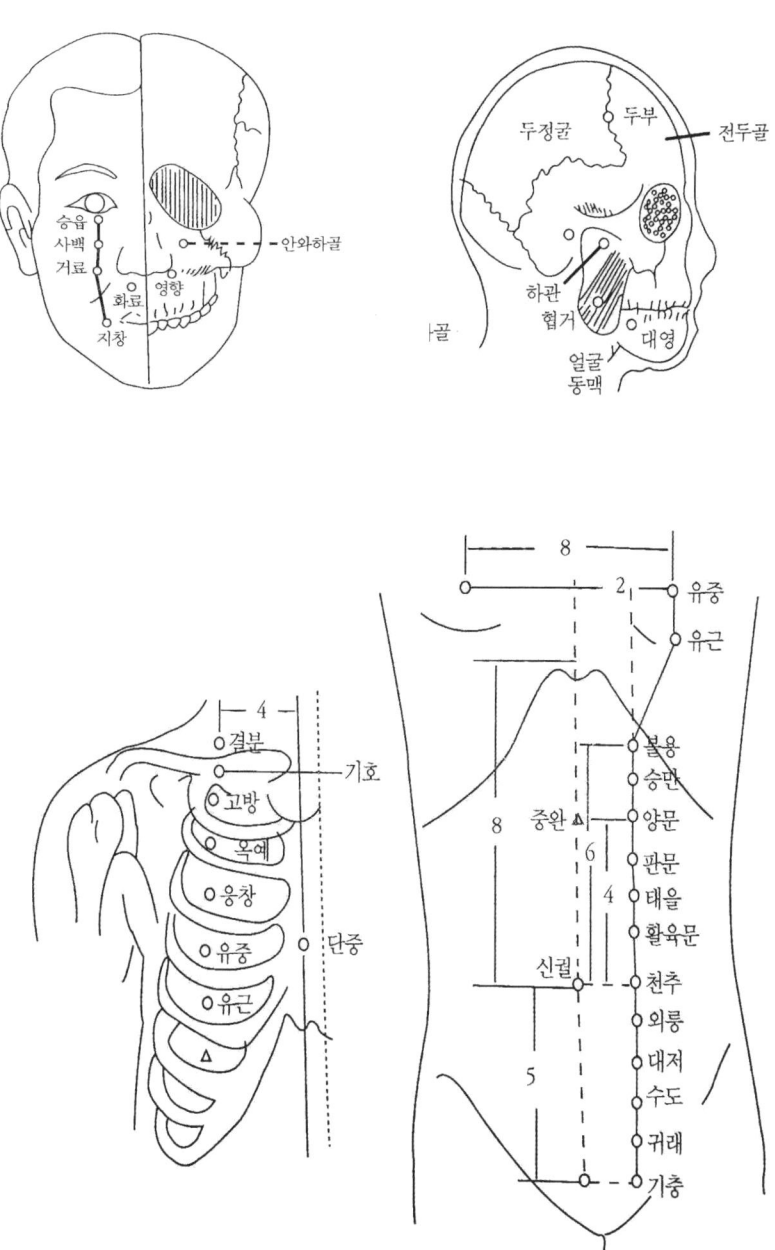

◎ 족양명위경의 중요 혈자리

① **사백**
• 작용: 풍열을 발산시키고 경락을 잘 통하게 한다.
• 적응: 결막염, 삼차신경통, 얼굴 신경마비 및 경련

② **지창**
• 작용: 풍사를 발산시키고 정력을 잘 통하게 한다.
• 적응: 삼차신경통, 얼굴신경마비 및 경련, 침 흘리는데

③ **협거**
• 작용: 풍사를 발산시키고 경락을 동하게 하며 하악관절운동을 순조롭게 한다.
• 적용: 삼차신경통, 얼굴신경마비, 치통, 이하선염

④ **하관**
• 작용: 풍사를 발산시키고 귀를 열어주며 염증을 없애고 아픔을 멈춘다.
• 적응: 얼굴신경마비, 삼차신경통, 하악관절탈구, 중이염, 정신경염, 치통

⑤ **두유**
• 작용: 풍사를 발산시키고 아픔을 멈추며 머리와 눈을 맑게 한다.
• 적응: 전두통, 편두통, 어지럼증, 시력장애, 눈아픔, 눈물증, 눈꺼풀경련

⑥ **인영**
• 작용: 기혈을 조절하고 인후를 편안하게 한다.
• 적응: 고혈압, 저혈압, 무백증, 기관지천식, 성대마비, 갑상선증, 인후염, 위산과다증

제5장 14경혈도와 경외기혈

⑦ 유근
- 작용: 기혈을 통하게 하고 젖이 잘 나게 한다.
- 적응: 젖 부족, 젖앓이, 가슴 아픔, 숨가쁨, 딸꾹질

⑧ 천추
- 작용: 대소장의 기능을 조화시키고 비를 건전하게하며 습을 없애고 기를 잘 돌게 한다.
- 적응: 급만성대장염, 변비, 복수, 이질, 원경통, 월경장애, 충수염

⑨ 귀래
- 작용: 하초를 덥혀주고 신정을 보한다.
- 적응: 월경통, 야뇨증, 유정, 음위증, 산증, 불임증, 대하, 아랫배가 차며 아픈데

⑩ 기충
- 작용: 원경을 고르게, 자궁을 편안하게, 역하는 기를 흩어지게 한다.
- 적응: 원경장애, 지궁부정출혈, 불임증, 음위증, 음경아픔, 외음부 종창, 헤르니아

⑪ 비관
- 작용: 풍습을 없애고 경락을 통하게 한다.
- 적응: 다리 마비 및 동중, 무릎이 시린데

⑫ 양구
- 작용: 기혈을 조화시키고 위기를 고르게하며 경락을 통하게 한다.
- 적응: 위경련, 급성위염, 장염, 위장출혈, 무릎 관절염 및 관절주 위염

⑬ **독비**
- 작용: 풍습을 없애고 관절을 원활하게 한다.
- 적응: 무릎관절염, 각기병

⑭ **족삼리**
- 작용: 비위의 기능을 조화시키고 원기를 보하며 사기를 없앤다.
- 적응: 위완통, 소화 장애, 설사, 구토, 헛배 부르기, 변비, 췌장염, 빈혈, 감기 예방, 고혈압, 입맛이 없는데, 발·다리 통증과 마비와 시린데, 위염, 기관지천식

⑮ **상거허**
- 작용: 장·위의 습열을 없애고 경락을 잘 통하게 한다.
- 적응: 대소장염, 변비, 충수염, 경맥의 순항 부위의 마비 및 통증

⑯ **풍륭**
- 작용: 습담을 삭이고 정신을 안정시키며 비위를 조화시킨다.
- 적응: 두통, 어지럼증, 담음 해소, 정신 분열증, 전간, 다리가 붓는데, 위장병

⑰ **해계**
- 작용: 비를 건전하게 하고 습을 없애며 위열을 사한다.
- 적응: 두통, 어지럼증, 얼굴이 붓는데, 변비, 위열이 성한데, 발목 관절이 붓고 아픈데

⑱ **내정**
- 작용: 위장 습열을 없애며 양명부기를 통하게 한다.
- 적응: 인후염, 얼굴신경마비, 눈 아픔, 위완통, 헛배 부르기, 변비,

장경련, 대소장염

⑲ **여태**
- 작용: 양명열을 사하고 경기를 잘 통하게 하며 권중을 회복시키고 정신을 맑게 한다.
- 적응: 위경련, 배 멀미, 실신, 정신분열증, 코피, 편도염, 치통, 꿈이 먹은데

제4절 족태음비경(足太陰脾) 21혈

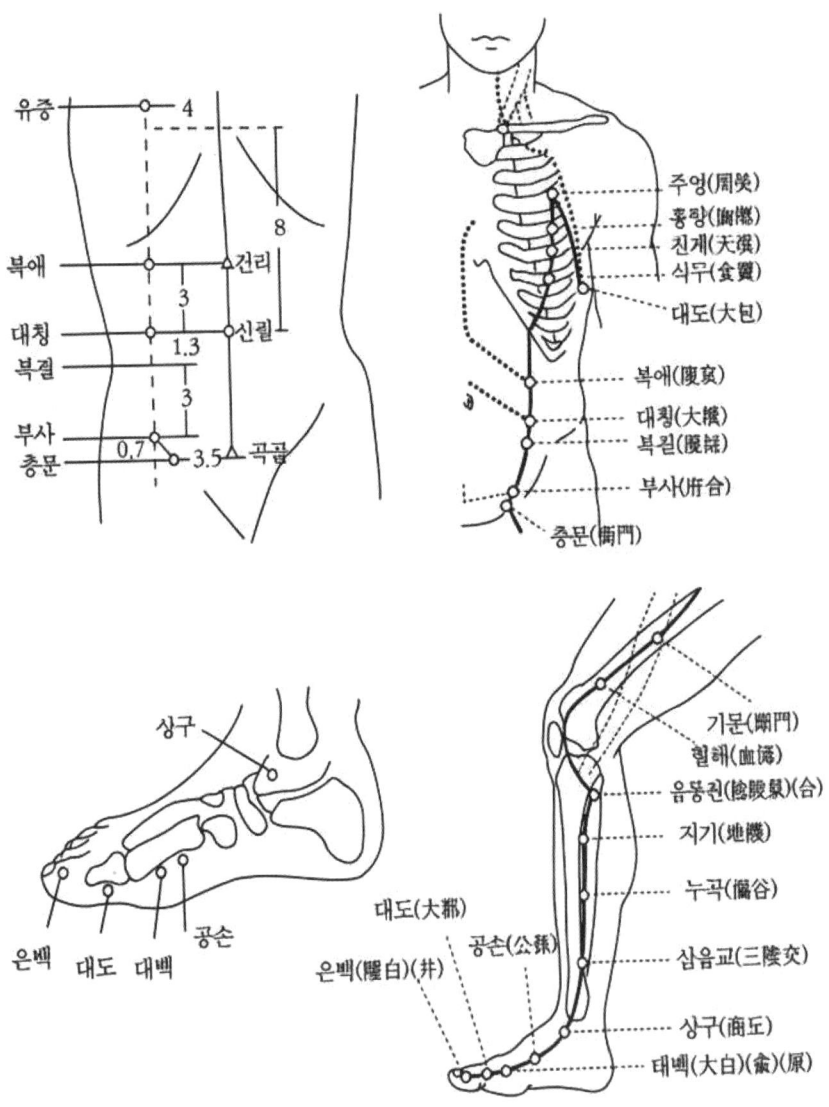

◎ 족태음비경의 중요 혈자리

① 은백
- 작용: 비를 보하고 혈을 잘 돌게 하며 정신을 안정시킨다.
- 적응: 헛배 부른데, 소화불량, 구토, 월경과다, 빈혈, 혈뇨, 자궁부정출혈, 정신분열증, 경풍

② 공손
- 작용: 비를 보하고 위를 조화시키며 맥을 조절한다.
- 적응: 구도, 위통, 설사, 헛배 부른데, 산후배앓이, 불임증

③ 상구
- 작용: 비위를 보하고 습을 없앤다.
- 적응: 변비, 설사, 소화불량증, 황달, 헛배 부른데, 발목통증

④ 삼음교
- 작용: 비를 건전하게 하고 습을 없애며 간기를 통하게 하고 신을 보하며 기혈을 조화시킨다. 자궁수축작용이 있다.
- 적응: 원경장애, 기능성자궁출혈, 월경통, 자궁하수, 백대하, 소변장애, 야뇨증, 음위증, 유정, 불면증, 고혈압, 명치 밑이 그득한데, 붓는데, 입맛이 없는데

⑤ 지기
- 작용: 비를 보하고 혈을 잘돌게하며 정을 고삽한다.
- 적응: 소화장애, 소변장애, 월경불순, 월경통, 유정, 대하, 붓는데, 헛배 부른데

⑥ 음릉천
- 작용: 비를 건전하게 하고 습을 없애며 삼초를 잘 통하게 한다.
- 적응: 소변장애, 요실금, 야뇨증, 붓는데, 헛배 부른데, 황달, 무릎아픔

⑦ 혈해
- 작용: 영·혈분의 습을 없애며 풍사를 발산시키고 월경을 고르게 한다.
- 적응: 월경불순, 월경통, 부정자궁출혈, 음부가려움증, 두드러기, 풍진, 습진, 단독

⑧ 대횡
- 작용: 대장의 기능을 조절하며 붓기를 잘 통하게 한다.
- 적응: 설사, 변비, 장 마비, 충수염, 헛배 부른데

⑨ 대포
- 작용: 국소의 기혈을 잘 통하게 하며 힘줄과 뼈를 든든하게 한다.
- 적응: 늑간신경통, 늑막염, 천식

제5장 14경혈도와 경외기혈

제5절 수소음심경(手少陰心經) 9혈

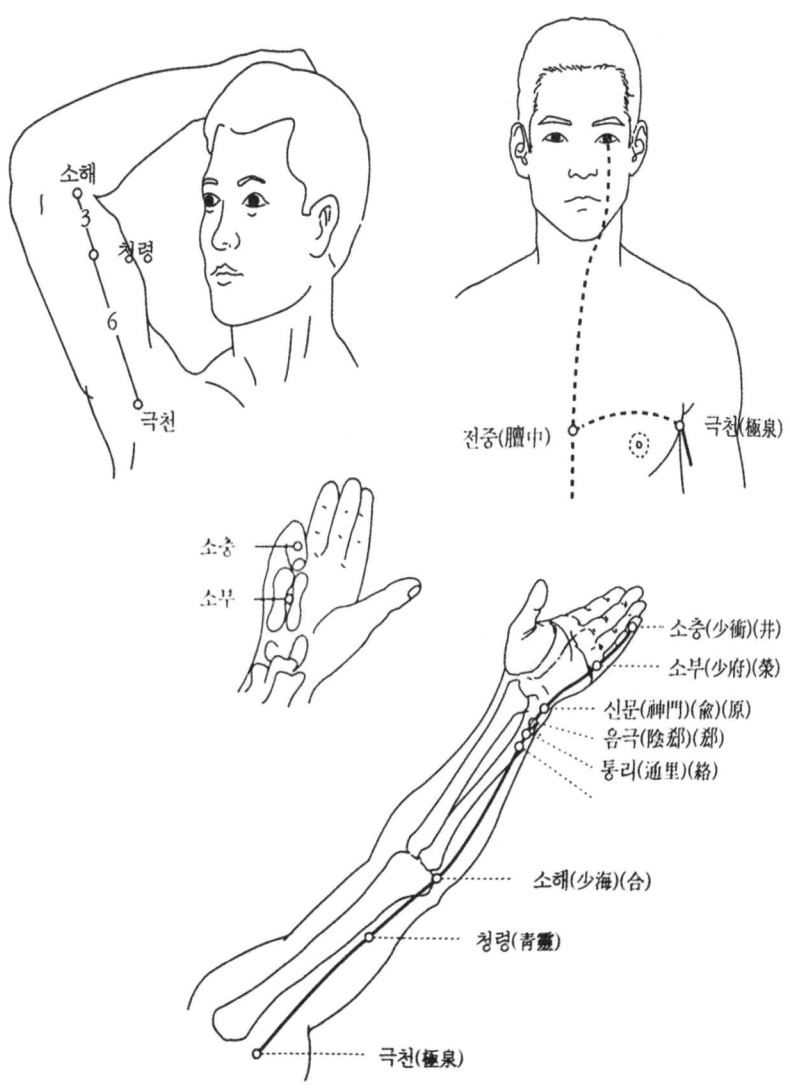

◎ 수소음심경의 중요 혈자리

① 소해
- 작용: 심연을 내리고 정신을 안정시키며 경락을 통하게 한다.
- 적응: 심장부위아픔, 정신분열증의 흥분형, 전간, 황단, 팔의 아픔과 지각장애, 건망증

② 영도
- 작용: 심기를 통하게 하고 정신을 안정시킨다.
- 적응: 심장부위아픔, 갑자기 말을 못 할 때, 팔경련, 히스테리, 정신분열증의 울중

③ 통리
- 작용: 심열을 없애고 정신을 안정시키며 인후와 혀를 순조롭게 한다.
- 적응: 불면증, 갑자기 말을 못 하거나 혀가 굳어져 놀지 않는데, 가슴이 두근거릴 때, 우울증

④ 음극
- 작용: 음액탈실을 막고 허화를 억제하며 심열을 사하고 정신을 안정시킨다.
- 적응: 식은땀, 객혈, 코피, 언어장애, 심장부위 아픔, 가슴이 두근거릴 때

⑤ 신문
- 작용: 혈을 보하고 심을 편안하게 하며 정신을 안정시킨다.
- 적응: 불면증, 건망증, 히스테리, 정신분열증, 가슴이 두근거릴 때,

심장부위 아픔

⑥ 소부
- 작용: 심열을 없애고 정신을 안정시키며 기를 조화시키고 습을 없앤다
- 적응: 야뇨증, 소변장애, 매핵기, 음부가려움증, 자궁하수, 음부 아 픔, 가슴이 번거롭거나 손바닥 열감이 있는데

⑦ 소충
- 작용: 의식을 각성시키고 궐증을 회복시키며 경락을 통하게 하고 열을 내린다.
- 적응: 의식장애, 쇼크, 심장부위 아픔, 가슴 두근거림, 일사병, 인후염

제6절 수태양소장경(手太陽小腸經) 19혈

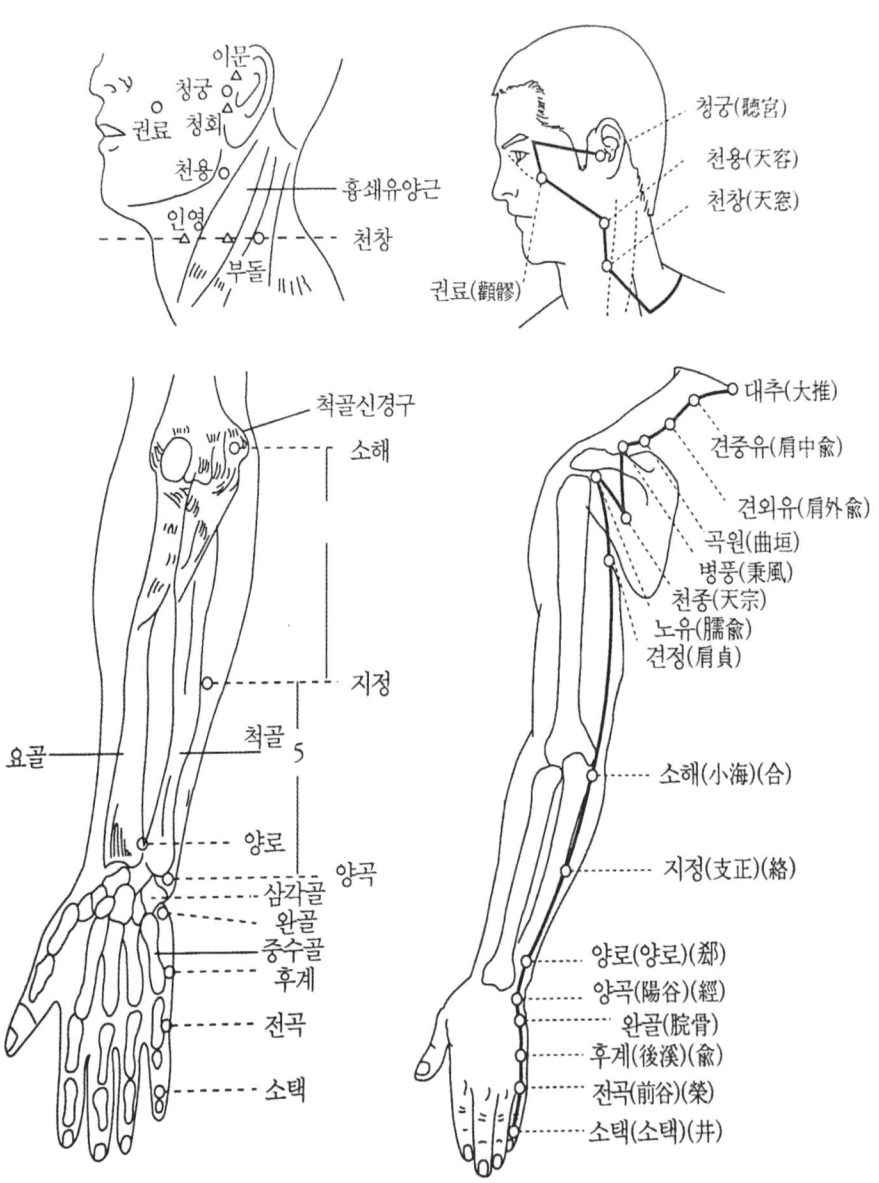

제5장 14경혈도와 경외기혈

◎ 수태양소장경의 중요 혈자리

① 소택
- 작용: 심열을 사하고 막힌 것을 열어 맥락이 잘 통하게 한다.
- 적응: 열성질병, 의식장애, 혀 경련, 불안 초조, 목덜미아픔, 편도염, 코피, 예막

② 후계
- 작용: 해표청열작용과 의식을 각성시키고 양기를 통하게 한다.
- 적응: 강직성경련, 목덜미강직, 외감발열, 청신경염, 팔과 손가락 등 통증과 마비, 정신분열증의 흥분

③ 완골
- 작용: 태양경기를 잘 통하게 하고 습열을 없앤다.
- 적응: 황달, 당뇨병, 손목마디 아픔, 허리가 시릴 때, 목덜미 강직, 청신경엽, 열병에 땀이 나지 않는데

④ 양곡
- 작용: 정신을 안정시키고 풍을 가라앉히며 경련을 멈춘다.
- 적응: 정신분열증, 전간, 경련, 어지럼중, 손목 아픔, 치통, 척골신경통

⑤ 양로
- 작용: 눈을 밝게 하고 풍을 발산시키며 경락을 통하게 하고 근을 이완시킨다.
- 적응: 비문중, 사경, 허리 아픔, 손목·팔둑·어깨 아픔, 사마귀

⑥ **지정**
- 작용: 경락을 잘 통하게 하고 심열을 사하며 정신을 안정시킨다.
- 적응: 척골신경마비, 팔아픔, 주먹을 쥐지 못하는데, 히스테리, 정신분열증, 팔굽관절기능장애

⑦ **소해**
- 작용: 경락을 통하게 하고 기를 잘 돌게 한다.
- 적응: 두통, 어지럼증, 청신경염, 목덜미 아픔, 어깨와 잔등, 팔굽관절이 저리고 아픈데, 척골신경마비와 아픔

⑧ **천종**
- 작용: 국소의 경기를 잘 통하게 하고 젖이 잘 나게 한다.
- 적응: 젖 부족, 젖앓이, 심장신경증, 어깨관절주위염

⑨ **천용**
- 작용: 경기를 잘 통하게 하고 인후종창을 없앤다.
- 적응: 편도염, 인후염, 임파절염, 이하선염, 갑상선종

⑩ **권료**
- 작용: 풍사를 없애고 경락을 통하게 하며 아픔을 멈춘다.
- 적응: 얼굴신경 마비 및 경련, 삼차신경통, 치통

⑪ **청궁**
- 작용: 귀를 밝게 하고 국소의 경기를 잘 통하게 하며 아픔을 멈춘다.
- 적응: 이명, 귀머거리, 중이염, 치통, 삼차신경통

제5장 14경혈도와 경외기혈

제7절 족태양방광경(足太陽膀胱經) 67혈

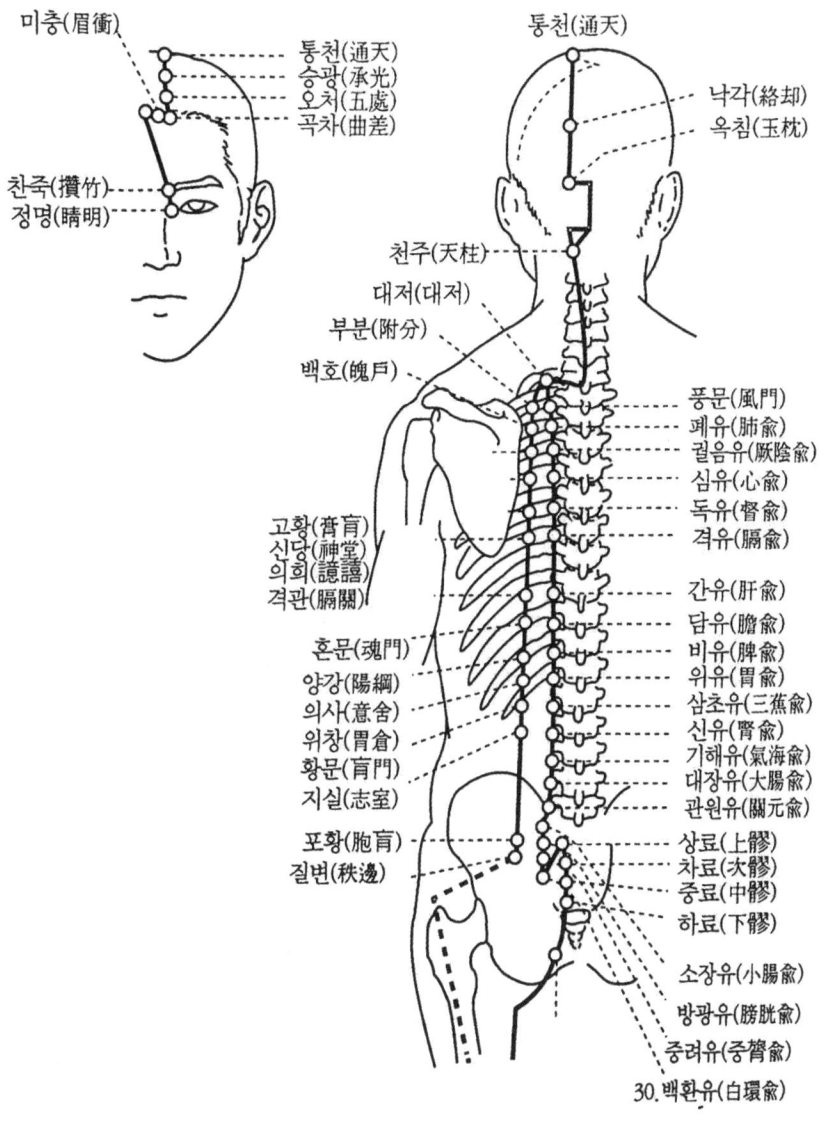

꿀벌건강법

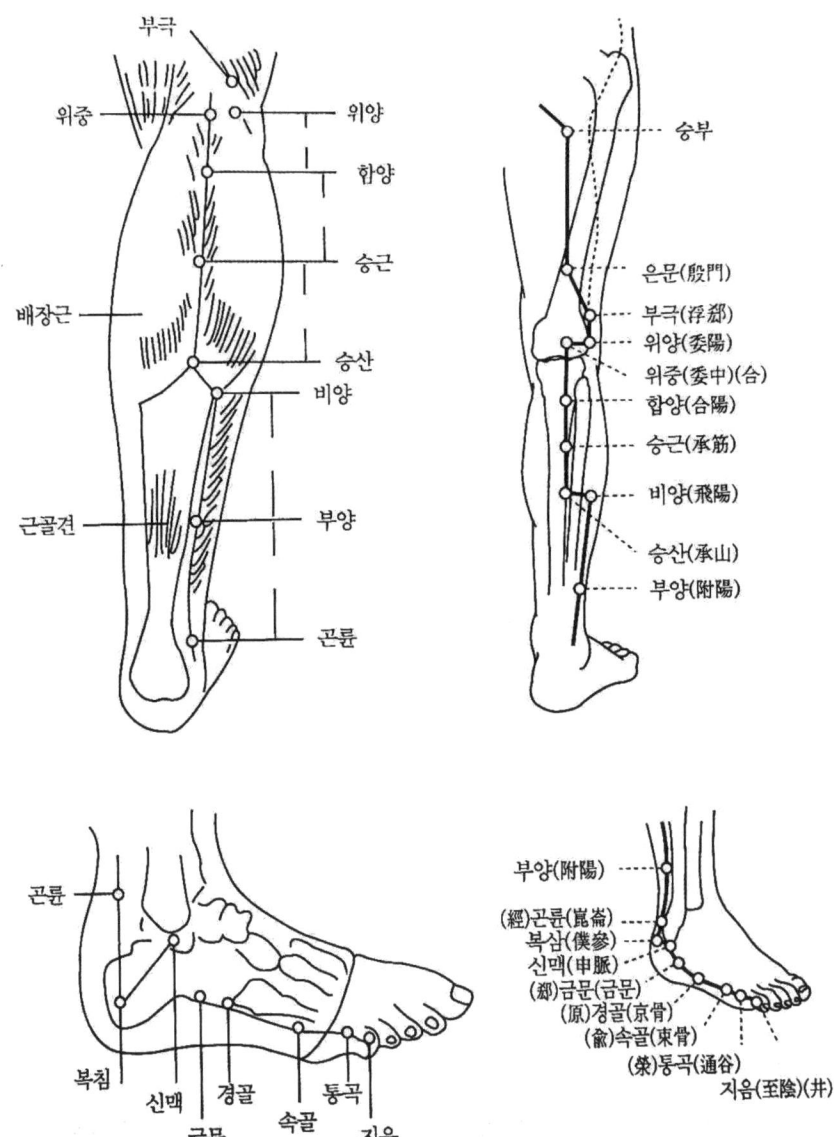

제5장 14경혈도와 경외기혈

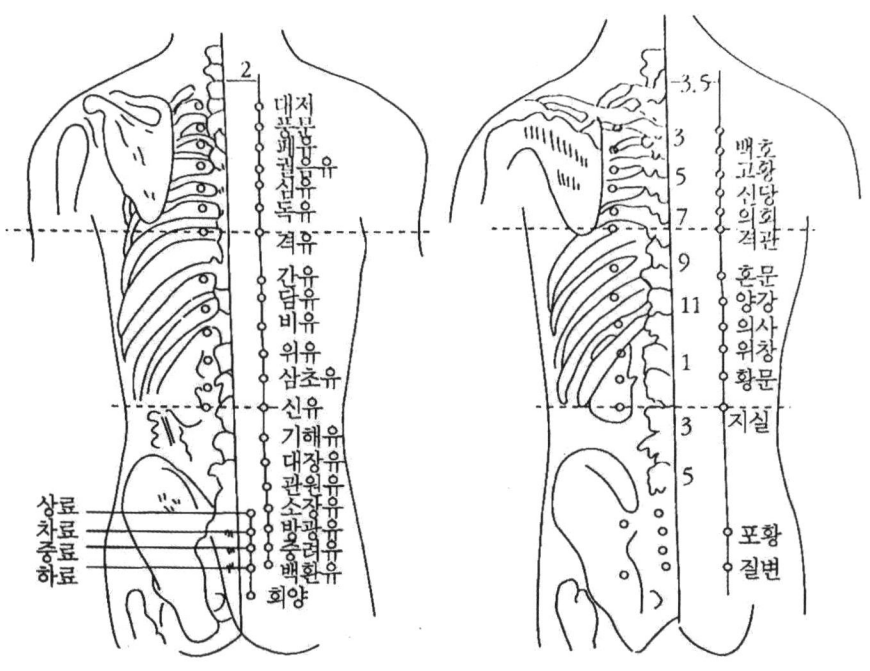

◎ 족태양방광경의 중요 혈자리

① 정명

- 작용: 풍열을 내리고 눈을 밝게 하며 예막을 없앤다.
- 적응: 눈다래끼, 결막염, 누낭염, 망막염, 근시, 원시, 동안신경마비, 눈물샘분비과다

② 찬죽
- 작용: 열을 사하고 눈을 밝게 하며 풍을 없애고 아픔을 멈춘다.
- 적응: 결막염, 누낭염, 눈꺼풀경련, 삼차신경통, 시력저하, 비염, 부비강염

③ 동천
- 작용: 풍사를 없애고 코가 막힌 것을 열어준다.
- 적응: 두통, 어지럼증, 비염, 코가 메는데, 냄새를 맡지 못하는데

④ 천주
- 작용: 풍한사를 발산시키고 서근지통 작용을 하며 눈을 밝게 하고 각성시킨다.
- 적응: 사경, 목덜미가 곧아지거나 아픈데, 뒷머리, 어깨, 잔등 아픔, 코가 메는데, 신경쇠약, 히스테리

⑤ 대저
- 작용: 열을 내리고 아픔을 멈추며 폐기를 통하게 하며 기침을 멈춘다.
- 적응: 기침, 열이 나는데, 목덜미나 등뼈 강직과 아픔

⑥ 풍문
- 작용: 표증을 풀고 얘기를 잘 통하게 하며 풍사를 내보내고 경락을 통하게 한다.
- 적응: 감기, 기관지염, 폐렴, 천식, 두드러기, 백일해, 인후염, 가슴과 잔등 아픔

⑦ 폐유
- 작용: 폐기를 잘 통하게 하고 허열을 없애며 몸을 보하는 작용을 한다.

- 적응: 기관지염, 천식, 폐염, 늑막염, 가슴 아픔, 식은땀, 각혈, 당뇨병, 두드러기, 가려움증

⑧ **궐음유**
- 작용: 가슴을 열어주고 기를 잘 통하게 하며 아픔을 멈춘다.
- 적응: 가슴이 답답한데, 심장부위 아픔, 숨 가쁨, 기침, 구토, 심근염, 협심증

⑨ **심유**
- 작용: 심신을 안정시키고 가슴을 열어주며 아픔을 멈춘다.
- 적응: 심장부위 아픔, 가슴이 번거로운데, 숨가쁨, 구토, 건망증, 불면증, 식은땀, 협심증, 심근염, 심장조율장애

⑩ **격유**
- 작용: 영혈을 조화시키고 혈을 부드럽게 해 어혈을 없애고 경락을 통하게 하고 비위를 조화시킨다. 지혈 작용도 있다.
- 적응: 혈소판감소성자반병, 피가래, 객혈, 식도 통과장애, 기관지 천식, 허로, 가슴이 답답한데, 위통

⑪ **간유**
- 작용: 간담의 화를 사하고 간풍, 습열을 없애며 영혈을 조화시키고 정신을 안정시키며 눈을 밝게 한다.
- 적응: 어지럼증, 결막염, 야맹증, 망막출혈, 토혈, 황달, 옆구리 아픔, 담낭염, 불면증, 위임, 위궤양, 신경통, 대상포진, 급만성간염

⑫ **담유**
- 작용: 간담의 습열을 없애며 흉격을 열어준다.

• 적응: 황달, 입 안이 쓴데, 구토, 협늑통, 담낭염, 담석증, 위염, 허열

⑫ **비유**

• 작용: 비를 보하고 습을 없애며 위를 조화시키고 구토를 멈추며 지혈 작용을 한다.

• 적응: 창만, 구토, 설사, 복수, 빈혈, 월경과다, 만성출혈성질병, 당뇨병

⑭ **위유**

• 작용: 비위를 조화시키고 체기를 내리며 습을 없앤다.

• 적응: 위완동, 헛 배 부른데, 구토, 소화불량, 만성설사, 입맛이 없는데

⑮ **신유**

∗ 작용: 신음, 신양을 보하고 하초를 덥혀주며 수습을 빼고 귀를 밝게 한다.

• 적응: 유정, 음위증, 야뇨증, 백대하, 붓는데, 이명, 어지럼증, 불면증, 숨가쁨

⑯ **대장유**

• 작용: 기를 통하게 하고 설사를 멈추며 국소의 기현을 소통시켜 아픔을 멈춘다.

• 적응: 변비, 설사, 요통, 좌골신경통, 충수염, 탈홍, 적리

⑰ **차료**

• 작용: 월경을 고르게 하고 혈을 잘 돌게 하여 기를 잘 통하게 하고 아픔을 멈춘다.

• 적응: 월경통, 월경장애, 대하, 불임증, 요실금, 야뇨증, 고환염, 좌골신경통

⑱ 위양
- 작용: 소변내기 작용을 하며 경락을 잘 통하게 한다.
- 적응: 소변불리, 오줌을 흘리고 자주 누는데, 야뇨증, 허리 아픔, 장딴지경련, 아랫배 아픔

⑲ 승산
- 작용: 서근 활락 작용을 한다.
- 적응: 좌골신경통, 장딴지 아픔 및 경련, 치질, 변비, 아랫다리 마비

⑳ 비양
- 작용: 풍을 발산시키고 표증을 풀며 성을 통하게 하고 아픔을 멈춘다.
- 적응: 두통, 오한, 발열, 어지럼증, 다리마비, 좌골신경통, 코가 메는데, 허리와 잔등 아픔, 다리가 연약하고 힘이 없는데

㉑ 곤륜
- 작용: 풍사를 없애고 경락을 통하게 하며 서근환락 작용을 한다.
- 적응: 두통, 목덜미나 척추 강직, 좌골신경통, 발목 관절이 붓고 아픈데, 발뒤꿈치 아픔

㉒ 위중
- 작용: 허리와 무릎을 튼튼하게 하고 경련을 완화시키며 구토와 설사를 멈추고 독을 푼다.
- 적응: 무릎관절염, 좌골신경통, 다리마비, 장딴지 경련, 식중독, 장경련, 소변장애, 야뇨증

㉓ 고황유
- 작용: 폐를 보하고 기를 순조롭게 한다.

- 적응: 기침, 천식, 늑막염, 각혈, 가래, 식은땀, 가슴 아픔, 만성질병으로 몸이 허약한데

㉔ 지실
- 작용: 습을 없애고 신을 보한다.
- 적응: 유정, 음위증, 야뇨증, 월경 장애, 소변장애, 전립선염, 허리 아픔, 붓는데

㉕ 승근
- 작용: 서근활탁작용과 거품이습작용을 하며 습열을 없앤다.
- 적응: 좌골신경통, 다리마비, 소변장애, 치질, 변비, 전립선염, 자궁내막염, 요통

㉖ 신맥
- 작용: 정신을 맑게 하고 근맥을 늦춰준다.
- 적응: 정신분열증, 두통, 어지럼증, 허리와 다리 아픔

㉗ 금문
- 작용: 서근활락작용을 하며 의식을 각성시키고 안정시킨다.
- 적응: 가스중독, 식중독, 중독성 소화불량증 때의 경련, 어린이 경풍, 허리아픔

㉘ 지음
- 작용: 혈액과 방광경맥을 잘 통하게 하며 자궁수축 작용이 있다.
- 적응: 태아위치이상, 소변장애, 목덜미 아픔, 눈 아픔, 발바닥 열감, 허리가 시그러진데

제5장 14경혈도와 경외기혈

제8절 족소음신경(足少陰腎經) 27혈

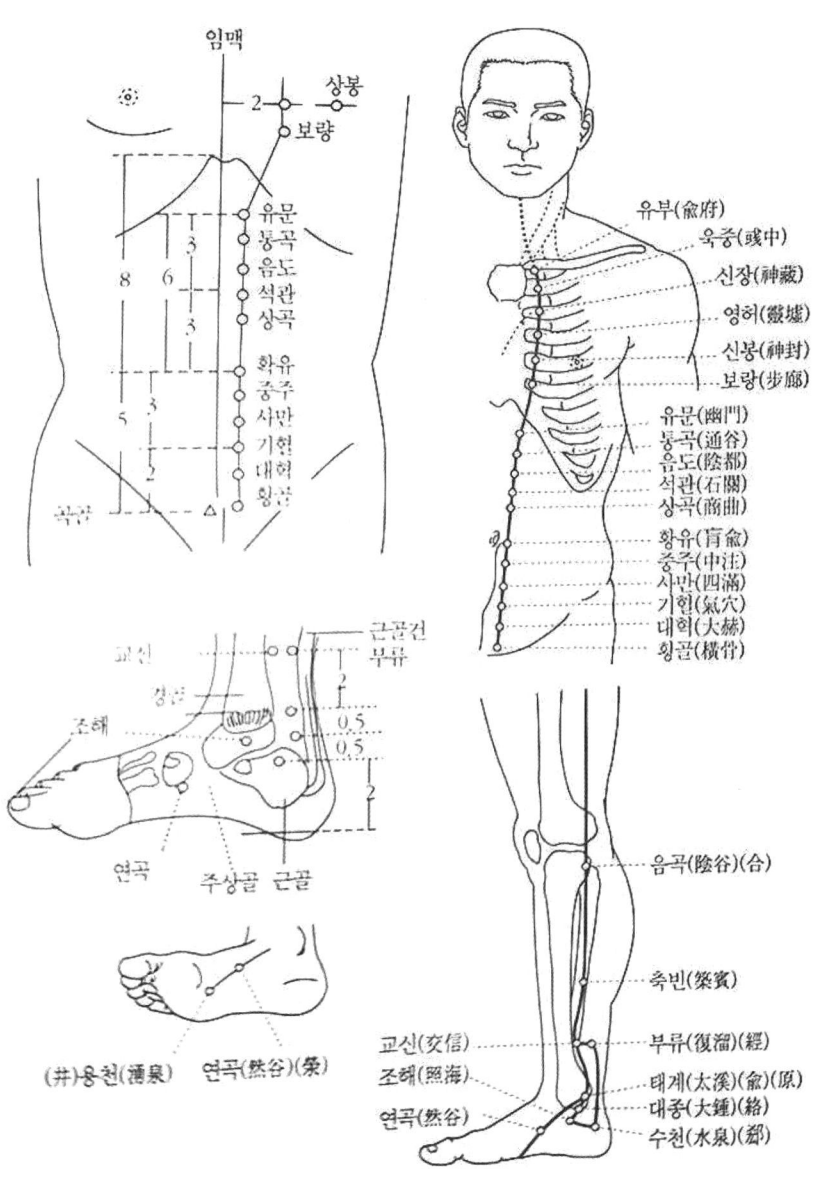

◎족소음신경의 중요 혈자리

① 용천
- 작용: 의식을 각성시키고 경련을 멈추며 정신을 안정시키고 신음을 보한다.
- 적응: 쇼크, 전간, 정신병, 히스테리, 불면증, 인후염, 황달, 발바닥 열감

② 연곡
- 작용: 신음과 신양을 보하고 허열을 내리운다.
- 적응: 식은땀, 인후염, 음위증, 유정, 야뇨증, 당뇨병

③ 조해
- 작용: 월경을 고르게 해주고 하초의 습열과 심열을 없애며 인후 아픔을 멈추고 정신을 안정시킨다.
- 적응: 월경장애, 자궁하수, 대하, 음부가려움증, 산증, 인후염, 오줌이 잦은데, 변비, 신경쇠약, 히스테리

④ 복류
- 작용: 신기를 보하고 땀이 나게 한다.
- 적응: 다리가 붓는데, 헛배 부른데, 식은땀, 소환염, 요도염, 정력감퇴

⑤ 음곡
- 작용: 신기를 보하고 하초 통하게 한다.
- 적응: 음위증, 유정, 음낭습진, 산증, 월경장애, 소변장애

제5장 14경혈도와 경외기혈

제9절 수궐음심포경(手厥陰心包經) 9혈

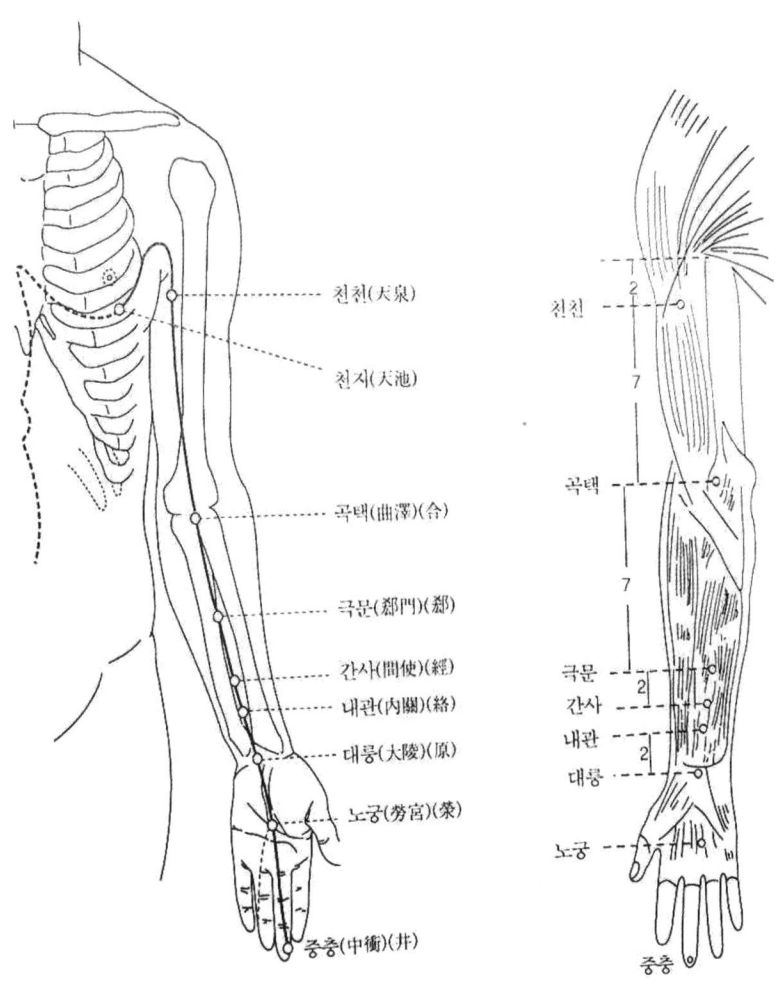

◎수궐음심포경의 중요 혈자리

① 곡택
- 작용: 심연을 내리우고 힘을 잘 돌게 하며 번조감을 없애고 경련을 멈춘다. 또 역기를 내리운다.
- 적응: 협심증, 구토, 위경련, 가슴이 울렁거리며 열이 있고 번조한데

② 극문
- 작용: 심신을 안정시키고 영혈분의 일을 없앤다.
- 적응: 협심증, 심근염, 신경쇠약, 객혈, 자주 놀래며 자지 못하는데, 가슴이 답답하고 번조할 때

③ 간사
- 작용: 심을 보하고 정신을 맑게 하며 의식을 각성시키고 담을 삭이며 막힌 가슴을 열어준다.
- 적응: 가슴 아픔, 가슴이 답답하고 번조할 때, 의식장애, 말을 못할 때, 가슴 아픔

④ 내관
- 작용: 가슴을 열어주고 정신을 안정시키며 심열을 내리고 번거로움을 없앤다.
- 적응: 가슴 아픔, 불안감, 위통, 메스꺼움, 가슴이 답답하고 번조할 때, 흥분

⑤ 대릉
- 작용: 심열을 내리고 정신을 안정시키고 위를 편안하게 하고 가슴

을 열어주며 영혈을 맑게 한다.
- 적응: 정신분열증, 히스테리, 불면증, 심근염, 협늑통, 위통, 구토, 습진, 머리가 허는데

⑥ 노궁
- 작용: 심화를 사하고 정신을 안정시키며 경련을 멈춘다.
- 적응: 정신분열증, 히스테리, 구취, 인후염, 어린이 경풍, 아장풍, 손바닥 열감

⑦ 중충
- 작용: 심열을 사하고 의식을 회복시킨다.
- 적응: 의식장애, 쇼크, 어린이 경풍, 일사병, 열사병, 혀가 굳어 말을 못하는데

꿀벌건강법

제10절 수소양삼초경(手少陽三焦經) 23혈

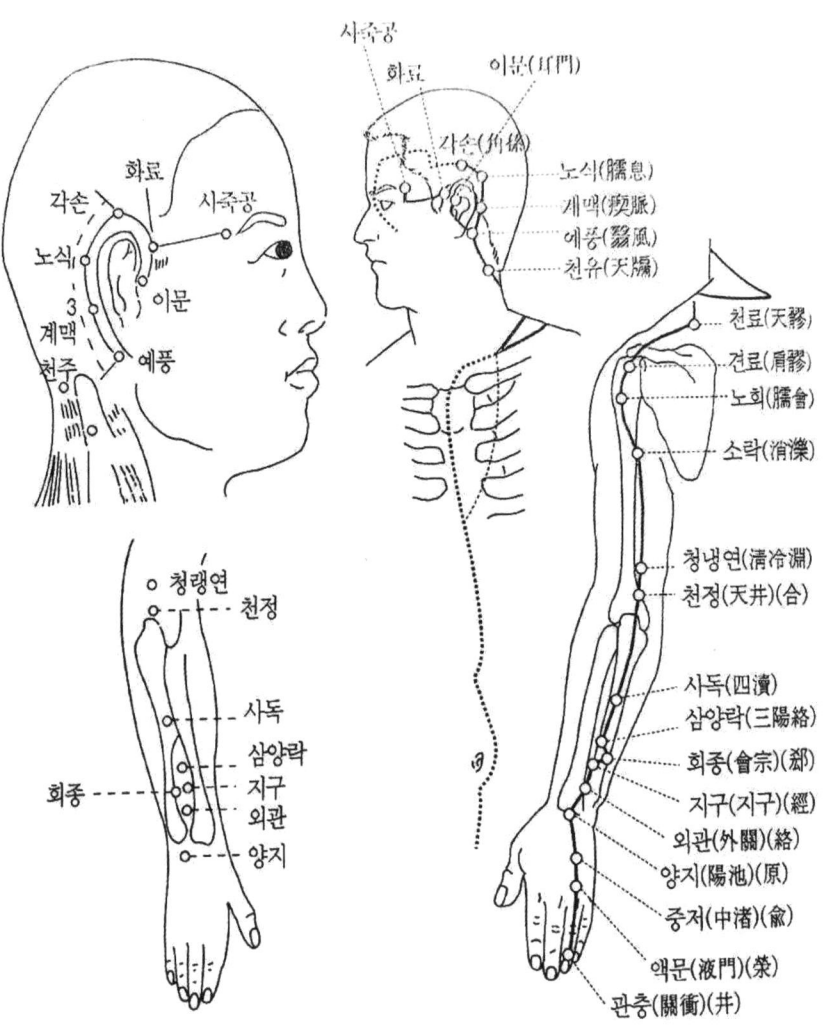

◎ 수소양삼초경의 중요 혈자리

① 관충
- 작용: 풍사를 발산시키고 화열사를 없앤다.
- 적응: 편두통, 이명, 결막염, 고열이 나면서 의식이 흐려지는데, 혀가 굳어지고 말을 못하는데

② 액문
- 작용: 삼초의 열사를 없애고 경락을 잘 통하게 한다.
- 적응: 편두통, 결막염, 이명, 치통, 인후염, 손과 아래팔 아픔

③ 중저
- 작용: 풍열을 발산시키고 머리와 눈을 맑게 하며 경락을 통하게 하고 기혈이 잘 돌아가게 한다.
- 적응: 이명, 메니에르병, 편두통, 인후염, 열성질병

④ 양지
- 작용: 삼초의 풍열사를 발산시키고 경맥을 잘 통하게 한다.
- 적응: 당뇨병, 편도염, 귓병, 열병 때 땀이 나지 않는데, 자궁후굴, 무월경, 입덧

⑤ 외관
- 작용: 풍한이나 풍열을 발산시키고 염증을 삭이며 경락을 잘 통하게 한다.
- 적응: 두통, 치통, 감기, 이명, 협늑통, 열성질병, 손목, 아래팔 아픔 및 기능장애, 손발 떠는데

⑥ 지구
- 작용: 삼초의 열을 사하고 경락을 통하게 하며 삼초 부기를 통하게 한다.
- 적응: 오한발열, 협심증, 늑간신경통, 구토, 변비, 청신경염, 팔마비, 갑자기 말을 못 하는데

⑦ 삼양락
- 작용: 경락을 통하게 하고 화열을 사하고 목소리를 맑게 한다.
- 적응: 갑자기 목이 쉬는데, 갑자기 듣지 못하는데, 치통, 가슴과 옆구리 아픔

⑧ 천정
- 작용: 담을 삭이고 경락을 통하게 하며 기혈을 잘 돌게 한다.
- 적응: 목 뒷덜미, 어깨, 팔굽관절 아픔, 편두통, 귓병, 가슴 또는 심장부위 아픔

⑨ 견료
- 작용: 풍습을 없애고 경락을 통하게 하며 기혈을 잘 돌게 한다.
- 적응: 팔마비, 두드러기, 어깨가 무거우면서 팔을 쳐들지 못할 때

⑩ 예풍
- 작용: 풍열을 없애고 막힌 것을 열어주며 귀를 밝게 하고 경락을 통하게 하고 아픔을 멈춘다.
- 적응: 귓병, 이하선염, 삼차신경통, 안면신경마비, 언어장애, 치통, 입을 벌리지 못하는데

⑪ 이문

- 작용: 막힌 것을 열어주며 경기를 통하게 하고 사기를 없앤다.
- 적응: 귓병, 윗이빨 아픔, 이가 꽉 물려 입을 벌리지 못할 때

⑫ 사죽공

- 작용: 풍사를 발산시키고 아픔을 멈추며 화사를 없애고 눈을 맑게 한다.
- 적응: 두통, 어지럼증, 얼굴신경마비, 결막염, 눈다래끼, 눈꺼풀 경련

제11절 족소양담경(足少陽膽經) 44혈

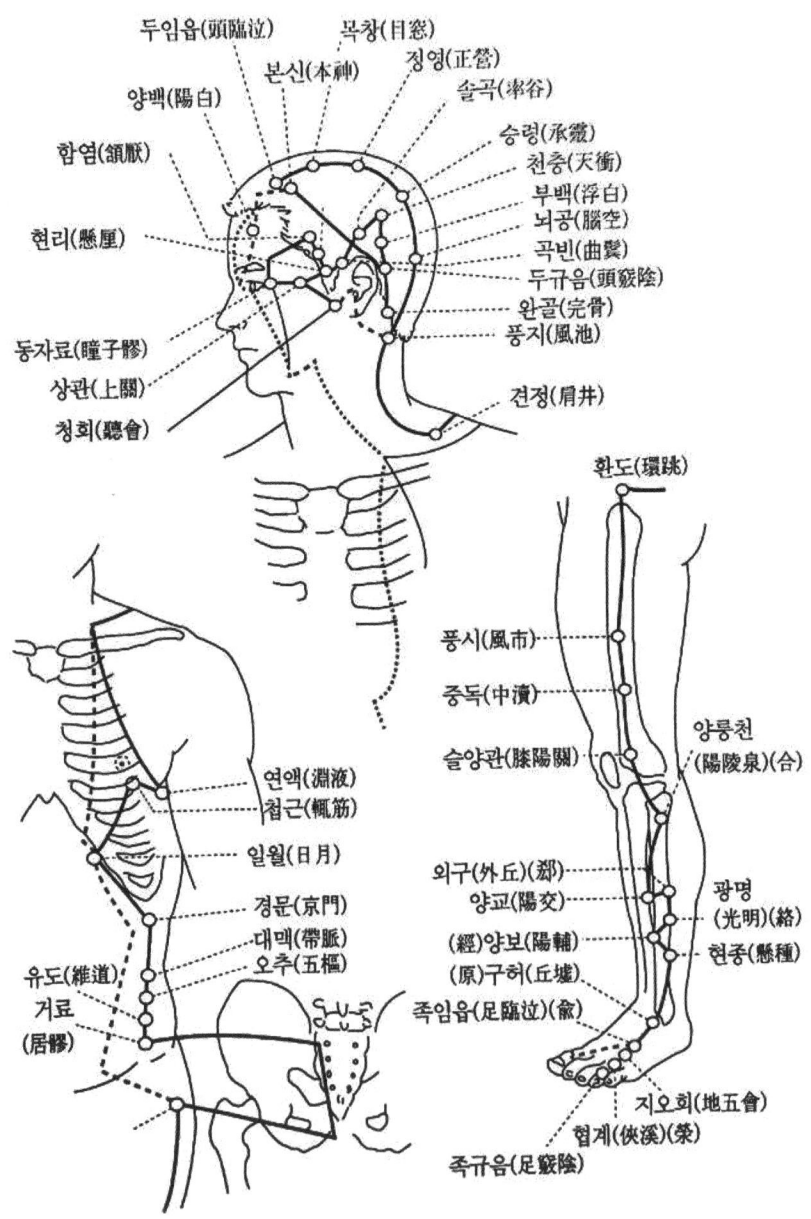

◎ 족소양담경의 중요 혈자리

① 동자료
- 작용: 풍열을 발산시키고 눈을 밝게 하며 부은 것을 내리고 아픔을 멈춘다.
- 적응: 두통, 결막염, 눈물, 시력 장애, 시신경위축, 야맹증, 얼굴신경마비

② 청회
- 작용: 귀를 열어주고 경락을 잘 통하게 한다.
- 적응: 이명, 중이염, 치통, 얼굴신경마비

③ 현로
- 작용: 풍열을 발산시키고 경락을 통하게 하며 아픔을 준다.
- 적응: 편두통, 삼차신경통, 얼굴신경마비, 결막염

④ 양백
- 작용: 풍열을 발산시키고 눈을 밝게 한다.
- 적용: 두통, 얼굴신경마비, 눈꺼풀 경련 및 하수, 삼차신경통, 복시, 눈 아픔

⑤ 풍지
- 작용: 풍한, 풍열을 발산시키고 개규, 활혈통락 작용을 하며 눈을 밝게 하고 귀를 잘 듣게 한다.
- 적응: 중풍, 얼굴신경마비 및 경련, 감기, 어지럼증, 고혈압, 녹내장, 근시, 시신경염, 이명, 코막힘, 코피

⑥ 견정
- 작용: 정맥을 잘 통하게 하고 부은 것을 내리우며 아픔을 멈춘다.
- 적용: 어깨, 잔동, 팔 아픔 및 마비, 기운목, 정창, 절종, 젖앓이

⑦ 일월
- 작용: 간기를 통하게 하고 습열을 없애며 이담작용, 배석작용이 있다.
- 적응: 옆구리아픔, 담낭염, 담석증, 간염, 구토, 딸꾹질

⑧ 대맥
- 작용: 월경을 고르게 하고 대하를 멈추며 습열을 없앤다.
- 적응: 월경장애, 적백대하, 자궁내막염, 자궁하수

⑨ 유도
- 작용: 대맥을 고삽하고 자궁을 편안하게 한다.
- 적응: 자궁하수, 적백대하, 월경장애, 고환염, 헤르니아

⑩ 환도
- 작용: 풍습을 없애고 경락을 통하게 한다.
- 적응: 좌골신경통, 다리마비 및 아픔, 두드러기, 요천신경근염

⑪ 풍시
- 작용: 간담을 좋게 하고 습열을 없애며 서근활락 작용을 한다.
- 적응: 다리마비 및 아픔, 가려움증, 두드러기, 다리와 무릎에 힘이 없는데, 무도병

⑫ 양릉천
- 작용: 간담을 좋게 하고 습열을 없애며 서근환락 작용을 한다.
- 적응: 옆구리 아픔, 황달, 간염, 담낭염, 담석증, 다리마비 및 아픔, 좌골신경통

⑬ 광명
- 작용: 간담을 조화시켜 눈을 밝게 하고 경락을 통하게 하며 풍습을 없앤다.
- 적응: 눈병, 근시, 야맹증, 시신경위축, 편두통, 정신병, 다리 위축 및 지각장애

⑭ 현종
- 작용: 수(뇌수, 골수, 척수)를 보하고 뼈를 든든하게 하며 담화 풍한, 풍습사를 없애고 경락을 통하게 한다.
- 적응: 중풍, 반신불수, 소아마비후유증, 편도염, 각기병, 사경, 외감성 고열이 내리지 않는데

⑮ 구허
- 작용: 간담의 습열을 없애고 경락을 통하게 하며 발목관절을 편안하게 한다.
- 적응: 옆구리가 그늑하면서 아픈데, 다리 바깥쪽 또는 발목 관절 아픔, 발이 처진데

⑯ 족임읍
- 작용: 간기를 통하게 하고 풍증을 막으며 담화를 사하고 눈을 밝게 하며 귀를 잘 듣게 한다.
- 적응: 어지럼증, 두통, 이명, 각막염, 구후시신경염, 대하, 월경장애

⑰ 협계
- 작용: 담을 삭이고 경기를 잘 통하게 한다.
- 적응: 어지럼증, 결막염, 이명, 갑자기 생긴 귀머거리, 발잔등 아픔, 옆구리 및 가슴 아픔

제12절 족궐음간경(足厥陰肝經) 14혈

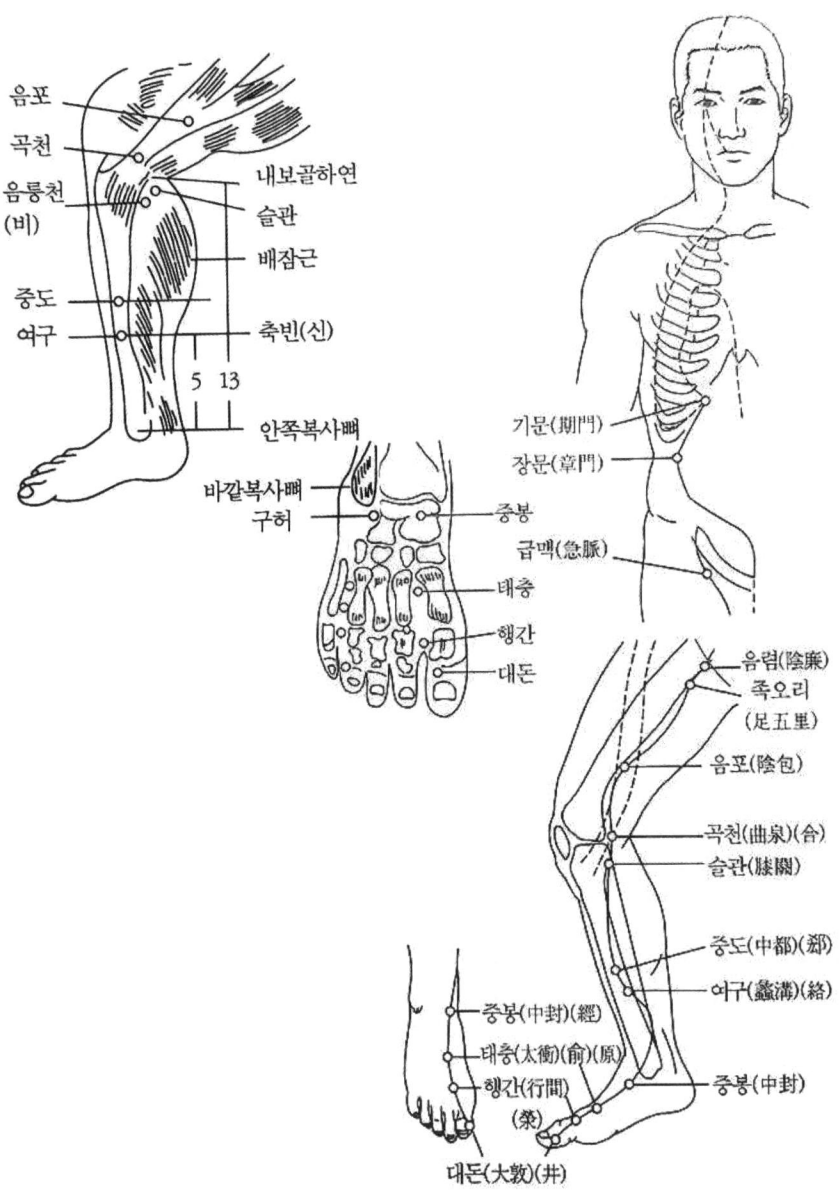

◎ 족궐음간경의 중요 혈자리

① 대돈
- 작용: 원정을 고르게 하고 하초를 보하며 의식을 각성시키고 정신을 맑게 한다.
- 적응: 월경경색, 자궁부정출혈, 음보 종창, 자궁하수, 헤르니아, 고환염, 산증, 야뇨증, 쇼크, 중풍, 기면증

② 행간
- 작용: 간화를 사하고 간풍을 멈추며 혈연과 하초의 습열을 없앤다.
- 적응: 두통, 어지럼증, 고혈압, 이명, 중풍, 어린이경풍, 히스테리, 불면증, 녹내장, 얼굴경련, 고환염, 방광염, 야뇨증

③ 태충
- 작용: 간화, 간풍을 없애고 머리를 맑게 하고 혈을 잘 돌게 하고 경락을 통하게 한다.
- 적응: 고혈압, 어지럼증, 두통, 뇌막염, 파상풍, 자궁부정출혈, 혈소판 감소성 자반증, 담낭염, 어린이경풍

④ 중봉
- 작용: 간경의 기혈을 잘 통하게 하고 하초의 습열을 없앤다.
- 적응: 복통, 음경아픔, 유정, 소변장애, 임증, 야뇨증, 요통

⑤ 곡천
- 작용: 습열을 없애고 방광기능을 좋게하며 근을 늦춰주고 경락을 잘 통하게 한다.

- 적응: 소변장애, 음위증, 자궁하수, 고환염, 요도염, 음부가려움증, 원경장애, 대퇴안쪽 아픔, 무릎. 종아리 아픔

⑥ 장문
- 작용: 비위를 조화시키고 적체를 삭이며 간기를 소통시킨다.
- 적응: 구토, 설사, 변비, 복수, 황달, 협동, 헛배부른데, 간비종, 딸꾹질

⑦ 기문
- 작용: 간기를 통하게 하고 힘을 잘 돌게 하며 어혈을 삭힌다.
- 적응: 간염, 간이 붓는데, 담낭염, 늑간신경통, 늑막염, 위신경증

제5장 14경혈도와 경외기혈

제13절 독맥경(督脈) 28혈

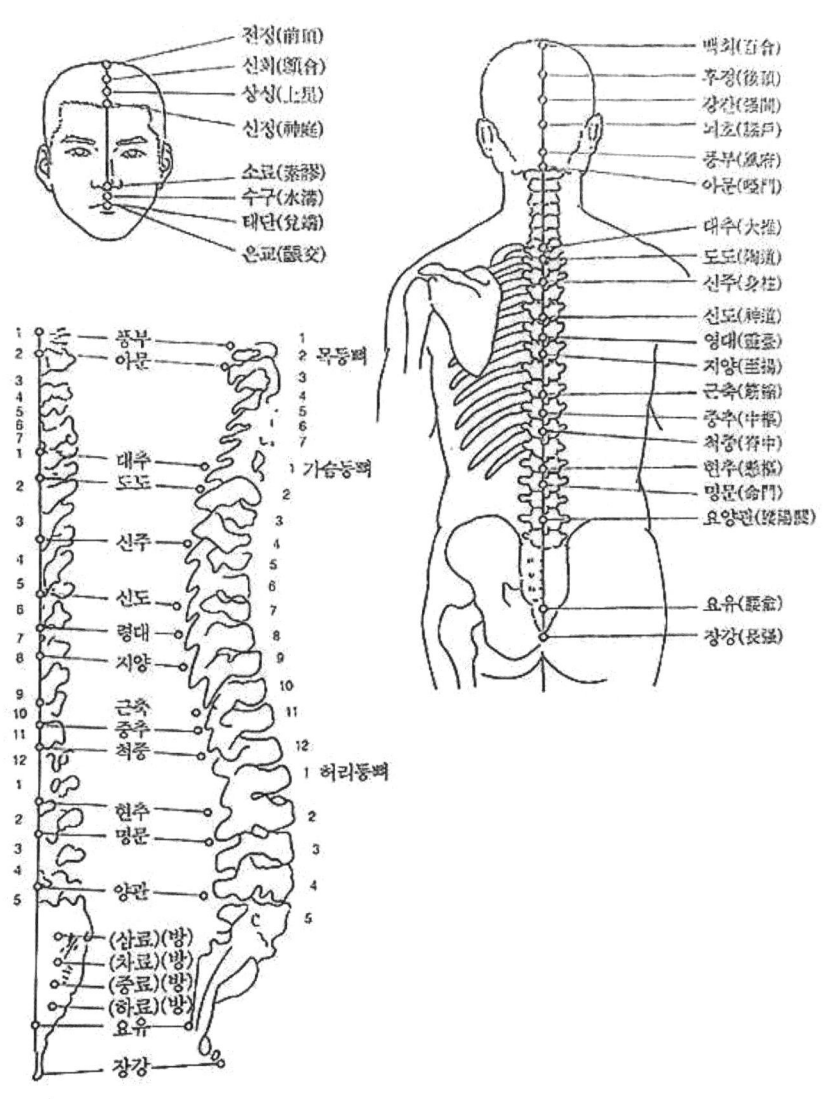

◎ 독맥의 중요 혈자리

① 장강
- 작용: 독맥을 잘 통하게 하고 경련을 멈추며 혈열을 없애고 출혈을 멈춘다.
- 적응: 치질, 탈홍, 변혈, 자궁탈출, 척추강직 및 아픔, 정신병, 전간

② 요유
- 작용: 독맥을 보하게 하고 정신을 안정시키며 하초의 습을 없앤다.
- 적응: 허리와 엉덩이 부위 아픔, 야뇨증, 방광, 월경장애, 전간

③ 요양관
- 작용: 신기를 보하고 습을 없앤다.
- 적응: 허리와 엉덩이 부위 아픔, 위증, 비증, 유정, 음위증, 만성대장염, 월경장애

④ 명문
- 작용: 신앙을 보하고 정을 굳게 지킨다.
- 적응: 음위증, 유정, 새벽설사, 신허요통, 월경통, 대하

⑤ 지양
- 작용: 습열을 없애고 흉격을 열어 호흡기능을 순조롭게 하며 위산을 낮추는 작용이 있다.
- 적응: 황달, 기관지 천식, 기침, 늑막염, 학질, 과산성위염, 담도회충증, 궤양성위통

⑥ 신주
- 작용: 폐열을 없애고 경련을 멈추며 정신을 안정시킨다.
- 적응 기관지염, 기관지천식, 폐염, 감기, 전간, 어린이경풍, 신경쇠약, 정신병, 어린이 소화불량

⑦ 대추
- 작용: 청열해독, 청심안신 작용을 하며 양경맥의 경기를 잘 통하게 한다.
- 적응: 백일해, 열, 감기, 두통, 폐염, 두드러기, 기관지염, 천식, 소무도병

⑧ 아문
- 작용: 풍을 없애고 정신을 안정시키며 기혈을 잘 통하게 한다.
- 적응: 목덜미 아픔, 갑자기 말을 못 하는데, 정신병, 목 안이 붓고 아픈데, 뇌출혈, 뇌성마비, 숨가쁨

⑨ 풍부
- 작용: 풍사를 없애고 청심안신한다.
- 적응: 감기, 목덜미강직, 반신불수, 코피, 중풍에 의한 언어장애, 정신병, 전간

⑩ 백회
- 작용: 간풍을 사하고 의식을 각성시키며 정신을 안정시키고 양기를 끌어 올린다.
- 적응: 두통, 어지럼증, 이명, 의식장애, 경풍, 건망증, 불면증, 위하수, 자궁하수

⑪ 삼성
- 작용: 풍열을 발산시키고 코를 열어 준다.
- 적응: 두통, 어지럼증, 코피, 비염

⑫ 소료
- 작용: 의식을 각성시키고 폐기를 통하게 하며 호흡중추에 영향을 준다.
- 적응: 의식장애, 어린이경풍, 저혈압, 비염

⑬ 수구
- 작용: 의식을 각성시키고 정신을 안정시키며 허리를 편안하게 한다.
- 적응: 의식장애, 히스테리, 경풍, 얼굴경련, 당뇨병, 안면신경마비, 허리가 시릴 때

제14절 임맥경(任脈) 24혈

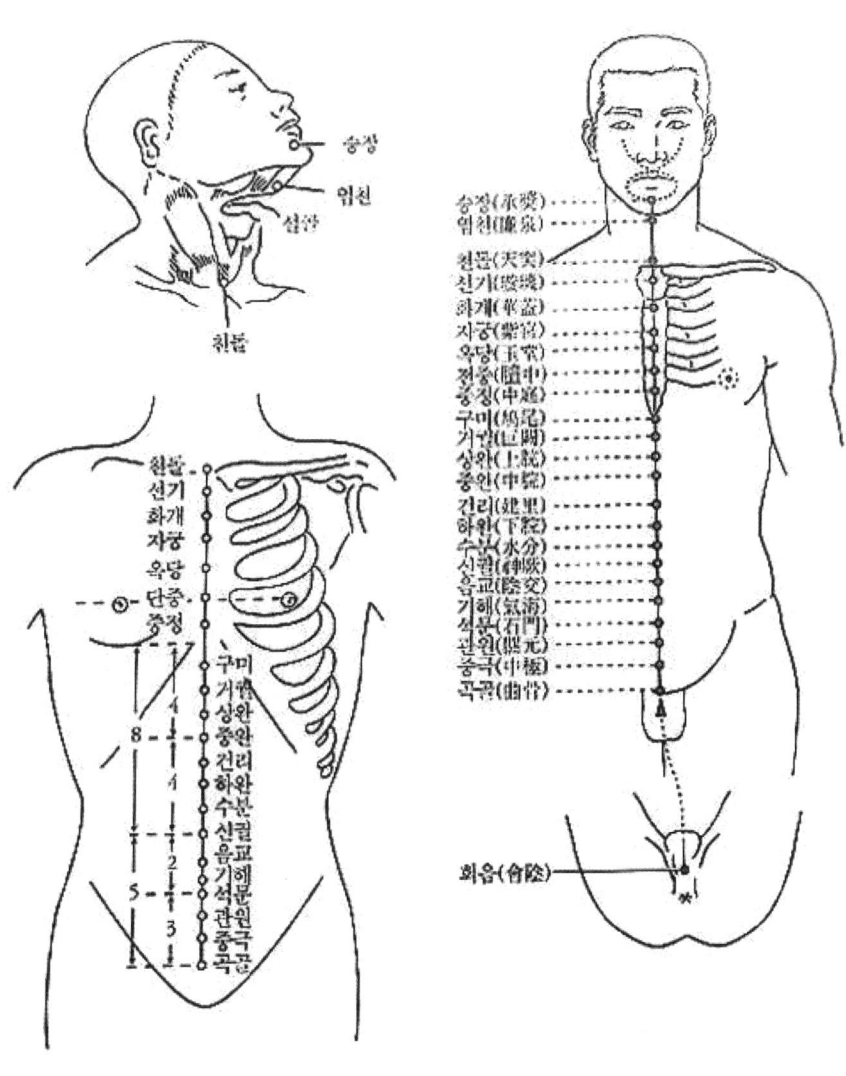

◎ 임맥의 중요 혈자리

① 곡골
- 작용: 신양을 보하고 월경을 고르게 하고 소변을 잘 보게 한다.
- 적응: 유정, 음위증, 전립선염, 불감증, 불임증, 원경통, 월경장애, 대하, 음부가려움증, 방광염, 산증, 야뇨증,

② 중극
- 작용: 방광기능을 도와주고 습을 없애며 자궁을 덮혀주고 월경을 고르게 한다.
- 적응: 방광염, 방광신경증, 요실금, 야뇨증, 요도염, 유정, 음위증, 조루, 월경장애, 불임증

③ 관원
- 작용: 신앙을 보하고 정을 굳게 지키며 기를 끌어 올리고 충임맥을 잘 통하게 한다. 몸을 보하는 작용이 있다.
- 적응: 유정, 음위증, 야뇨증, 빈삭, 월경통, 월경장애, 쇼크, 손발이나 아랫배 찬데, 설사, 탈홍, 자궁탈출

④ 기해
- 작용: 기를 보하며 처진 장기를 끌어 올린다. 몸을 보하는 작용이 있다.
- 적응: 음위증, 온 몸이 나른한데, 숨가쁨, 중풍, 위하수, 자궁하수, 장경련, 대소장질병, 몸이 허약한데

⑤ 신궐
- 작용: 양기를 보하며 중초를 덮혀주고 소화를 돕는다.

• 적응: 구토, 대장염, 위염, 탈홍, 쇼크 등 의식이 없는데

⑥ 중완
• 작용: 위를 조화시키고 음식을 소화시키며 비를 보하여 습을 없애고 담을 삭이고 부기를 잘 통하게 한다.
• 적응: 소화불량, 위통, 구토, 설사, 위염, 위하수, 헛배 부른데, 위신경증, 정신병, 기관지 천식, 영양실조증

⑦ 거궐
• 작용: 정신을 안정시키고 가슴을 편안하게 하며 위를 조화시키며 치밀어 오른 기를 내리운다.
• 적응: 협심증, 신경성 심계항진, 위경련, 구토, 위신경증, 반위, 정신장애, 딸꾹질

⑧ 구미
• 작용: 담을 삭이고 의식을 각성시키고 심기를 통하게 하고 아픔을 멈춘다.
• 적응: 정신병, 히스테리, 심장과 가슴 아픔, 가슴이 두근거리는데, 천식, 반위

⑨ 단중
• 작용: 가슴을 편안하게 하고 기가 잘 통하게 하며 메스꺼움을 멈추고 젖이 잘 나게 한다.
• 적응: 기침, 기관지 천식, 구토, 메스꺼움, 가슴이 아프거나 답답할 때, 젖 분비장애, 젖앓이, 식도장애

⑩ 천돌
- 작용: 폐기를 조화시키고 인후를 편안하게 한다.
- 적용: 기침, 천식, 인후염, 목이 쉰데, 식도 통과장애, 인후이물감

⑪ 염천
- 작용: 혀와 인후를 편안하게 한다.
- 적응: 구내염, 인후염, 편도염, 언어장애, 갑상선증, 당뇨병, 혀 기능장애, 침 흘리기

⑫ 승장
- 작용: 풍사를 없애고 경락을 통하게 하며 부은 것을 내리운다.
- 적응: 얼굴신경마비, 얼굴경련, 삼차신경통, 치통, 얼굴이 붓는데

제5장 14경혈도와 경외기혈

제15절 경외기혈(輕外奇六) 1

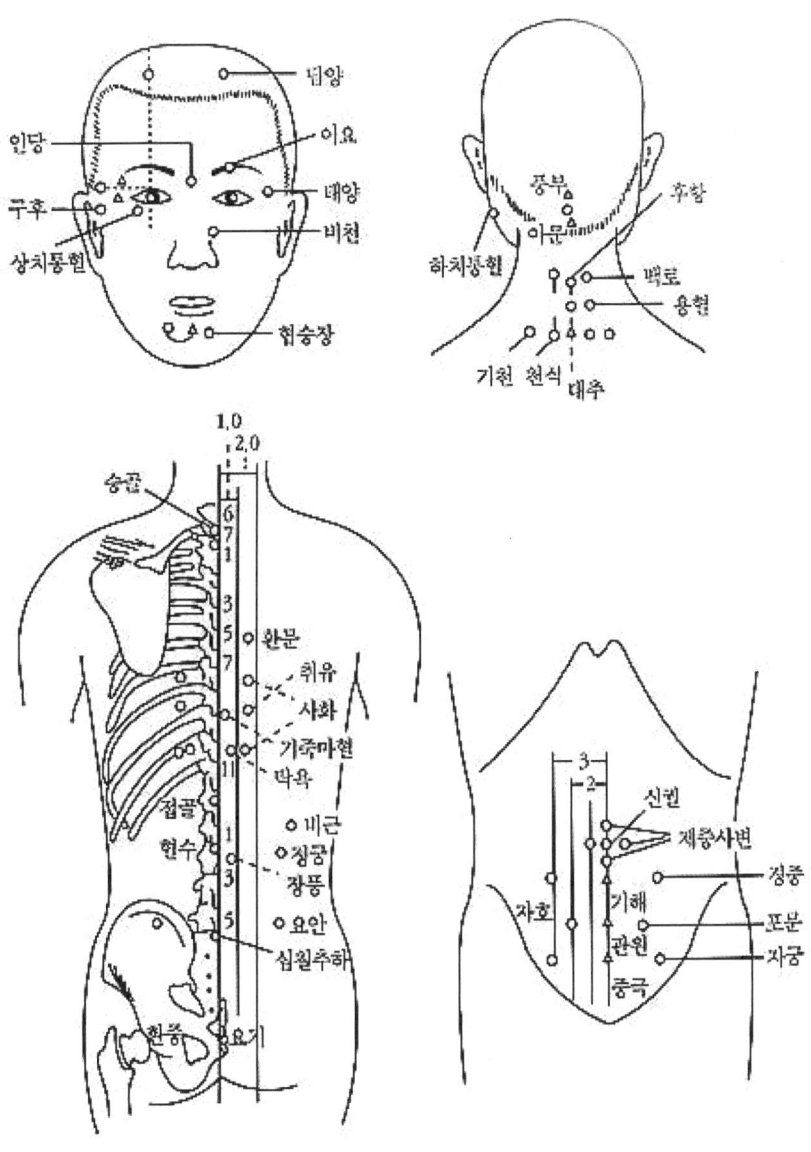

제16절 경외기혈(輕外奇六) 2

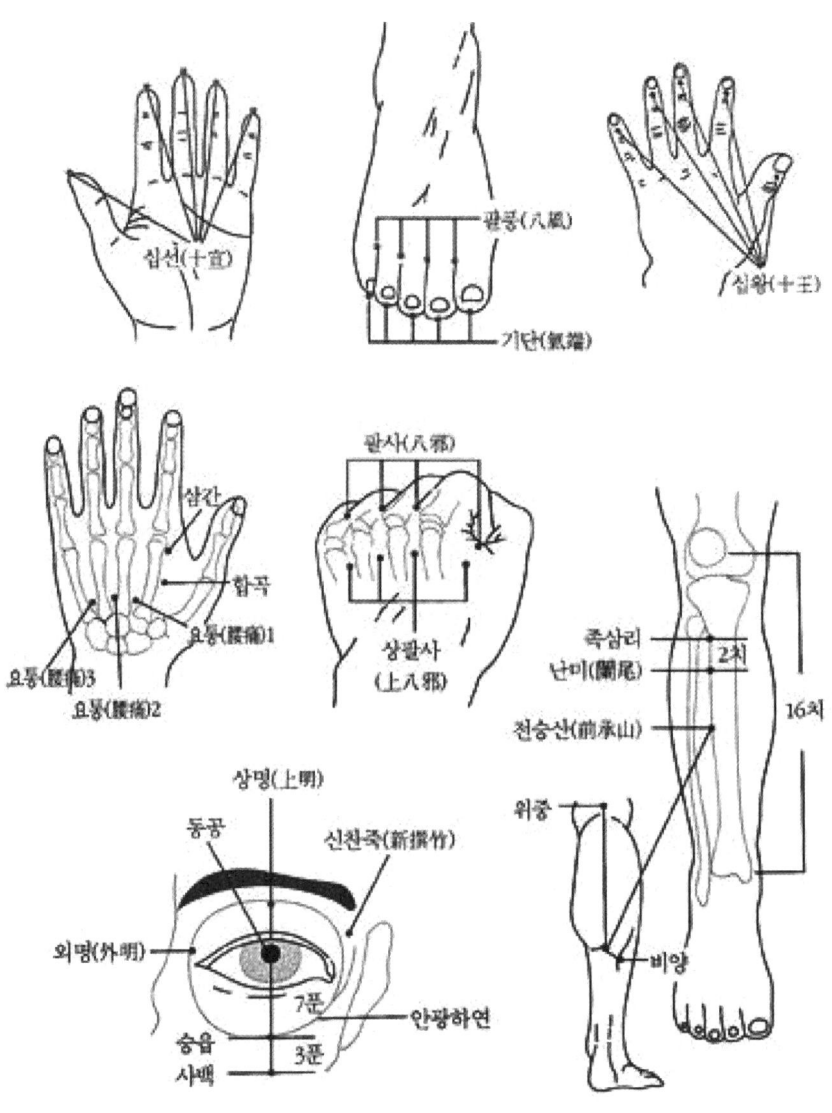

제6장
외국의 벌침 요법

제1절 근대 벌침 요법의 아버지 '필립 텔크' 박사
제2절 필립 텔크 박사의 강연문

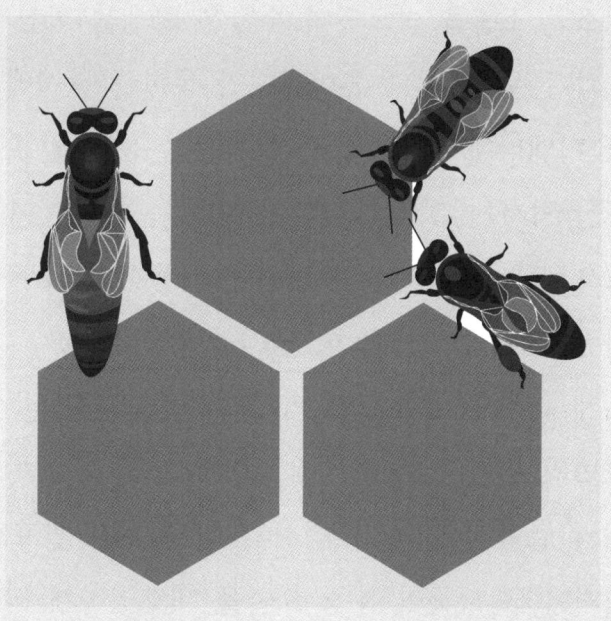

제1절 근대 벌침 요법의 아버지 '필립 텔크' 박사

우리가 벌침 요법을 하면서 꼭 상식적으로나마 알아두어야 할 이야기가 필립 텔크 박사에 관한 이야기일 것이다.

벌침 요법은 수천 년 전부터 민간요법으로 전해내려오고 효능이야 너도나도 좋다고 하지만, 과학적으로 벌독의 효능을 밝혀내 실제로 임상에 적용해 연구 발표한 사람이 필립 텔크 박사이다.

그는 1844년 3월 30일 체코공화국 보헤미아 프라포리스떼에서 태어나 성장하여 오스트리아, 독일에서 외과의사로 활동하면서 박사 자신도 만성적인 류머티즘성 관절염을 생벌침을 맞고 거짓말 같은 효험을 보고 놀라 본격적으로 연구하기 시작했다. 주위의 동료 의사들에게 냉소와 조롱을 받으면서 수많은 고생을 하셨지만, 드디어 1888년 최초의 논문 '봉침과 류머티즘의 특이한 관계에 관한 보고'를 오스트리아 비엔나에서 의학잡지에 연구 논문을 발표했다.

또한 박사는 그후 계속하여 40년 동안 550여 명의 관절염 환자를 대상으로 3만 개 이상의 벌침을 사용하여 82% 이상의 치유 효과를 봤다는 연구 업적을 높이 평가해야 하겠다.

이게 미국의 브로드만 박사가 필립 텔크 박사를 가리켜 '근대 봉침 요법의 아버지'로 칭하게 되었다.

이와 같이 필립 텔크 박사의 연구 논문 발표로 인해 세계 각국의 의학자, 화학자들이 봉침 요법을 재조명하게 되고 꾸준히 연구, 발전하

제6장 외국의 벌침 요법

여 오늘날 많은 나라에서 벌침 요법을 병원에서 치료에 많이 사용하여 효과도 보고 있으며 이는 벌침 요법이 천연 요법이며 자연 요법이기 때문이다.

앞으로는 벌침 요법이 순수한 생약으로써 더욱더 이용하는 많은 동호인이 늘어나는 추세이며 벌침 요법을 행하는 모든 분들이 올바른 벌침에 관한 지식을 습득, 공부하셔서 널리 홍보 보급에 힘써 주실 것을 부탁드립니다.

벌침은 신이 주신 주사약!!!

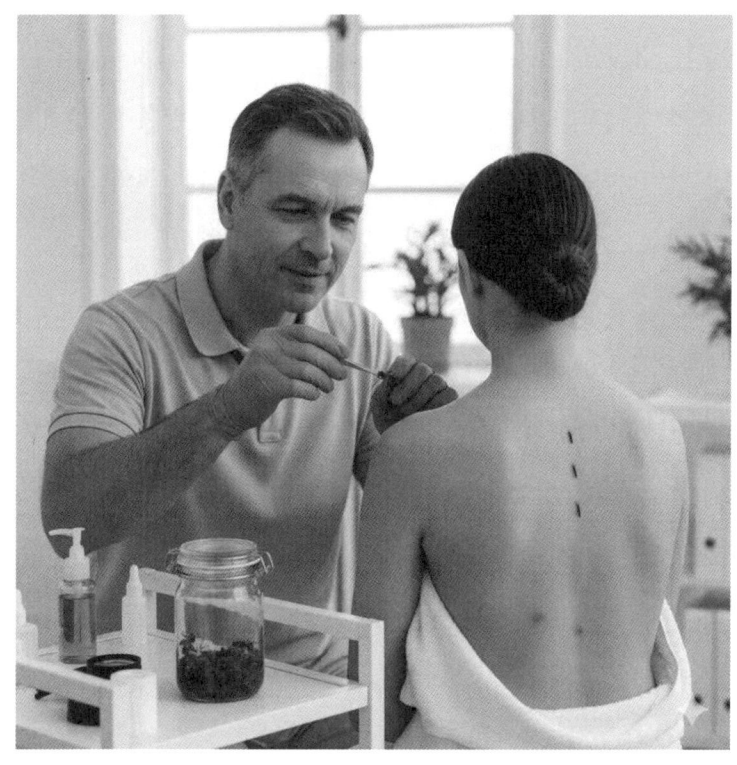

제2절 필립 텔크 박사의 강연문

◎ 1904년 2월 11일 양봉가 월례 회의에서 텔크 박사의 강연문

1 Many years ago when I came to the conclusion that bee venom and its tremendous healing potential was one of the greatest importance as a means of treating rheumatism, I promised myself never-and under no conditions-to make these facts known to other than doctors or to have them published anywhere else than in medical jounals.

여러 해 전부터 나는 류머티즘의 치료법으로 봉침 요법만 한 효과를 주는 것은 없다고 생각하고 이 사실을 언제 어느 곳에서든 의사 이외의 사람에게는 알리지 않고 또 의학잡지 외에는 발표하지 않겠다고 결심했다.

2 I have kept true to this promise up to now. Owing to the fact, however, that I met with nothing but rebuffs from my medical colleagues so far, and spurned by the fear that my painstakingly acquired knowledge may sink into oblivion without ever gaining any attention. I followed your call hoping that you, my fellow beekeeping in general and in particular, support me in your own way in my endeavors of nearly 25 years.

제6장 외국의 벌침 요법

　지금까지 나는 이 결의를 충실히 지켜왔다. 그러나 내가 동료 의사들에게 받은 것은 '거절'뿐이었다. 그리고 지금까지 고생하여 얻은 나의 지식도 이대로는 영원히 다른 사람의 이목을 끌 수 없고 그대로 사장되어 버릴 수밖에 없다는 두려움도 생겼다. 그래서 나는 나의 동지인 양봉가 여러분의 초청에 응한 것이다. 여러분이면 양봉업 전반의 이익을 위해서라도 나에게 협력해 줄 것이고 특히 25년간의 나의 노력을 인정하고 나를 도와주리라고 생각했기 때문이다.

3 In order to bring on a better understanding from your side of what I am going ro say, I have to describe first the effect of bee venom on the healthy organism, and in doing so, might have to mention facts which are already known to you.

　여기서 내가 이야기하고자 하는 것을 더 쉽게 이해하기 위해 우선 건강한 육체에 대해서 벌침이 어떤 영향을 주는 가에 대해 먼저 설명하겠다. 단, 여러분들이 이미 알고 있을 수도 있으므로 미리 양해를 구한다.

4 If a bee inserts her sting into the deeper layers of the skin, the poison gland deposits its contents simultaneously into it and there will occur, sometimes, a small deposit of blood around the place where the sting was inserted, but you will always find a swelling around the site of the sting, which first we call a wheal. This wheal eventually produces a swelling which may last as long as 2 or 3 days and which, in the beginning, causes a burning feeling that eventually subsides into itching and still later totally disappears.

벌이 사람의 피부에 침을 쏘면 벌독이 동시에 피부 속으로 주입된다. 그리고 쏘인 주변은 피가 진 멍울이 생길 때가 있는데 반드시 부어오른 것을 볼 수 있다. 이 부어오르는 것을 처음에 우리는 멍울이라 불렀다. 이 멍울은 결국 부은 상태로 2~3일 지속되는데 처음에는 타는 것 같은 아픔을 수반하고 이 아픔은 차츰 약해지면서 가렵게 되고 드디어는 없어진다.

5 This wheal I mentioned is the permanent associate of a sting and I call this wheal the primary reaction. In persons sensitive to bee venom, we sometimes see reactions such as nausea, feeling of being in bad health and dizziness. These nervous reactions plus the swelling that follows the wheal, I call the secondary reaction of the body to the bee venom.

이 멍울이야말로 벌침의 영구적인 부수물인데 나는 이것을 제1차 반응이라고 부른다. 벌침에 과민한 사람들에게는 기분 나쁜 느낌과 현기증이 나기도 하고 계속하여 멍울이 일어나고 부어오르는 것이 신경적 반응을 수반할 때 나는 그것을 벌침의 제2차 반응이라 부른다.

6 These are a very few healthy people who are inclined to faint when stung by a bee, but recover again in a very short time, I, myself, met such a person only once, but have heard of two ardent beekeepers in Germany who

had to protect themselves carefully from being stung.

극히 드문 일이지만 벌에 쏘였을 때 건강한 사람인데도 실신하여 얼마 후 회복하는 사람도 있다. 나는 이 같은 경우가 단 한 번뿐인데 열성적인 양봉가이면서 벌에 쏘이지 않도록 완전무장하지 않으면 안 되는 예를 독일에서 두 사람 가량 들어본 일이 있다.

7 If person subjected to serious diseases of the heart, such as degeneration of the large blood vessels (arteries) connected with a weakness of the heart, as well aw persons any nature, are stung by bees, they may die as a consequence of these stings, but such cases would represent only the occasion and nor the causes of death. An autopsy in such cases would reveal the true cause.

만약에 심장병이 있는 사람이 벌에 쏘여 어떤 흥분 상태로 동맥 혈관의 약화로 인하여 벌침에 의해 죽을 수 있지만 벌침에 의한 경우가 아닐 때는 부검을 통해서 진정한 원인을 밝힐 수 있을 것이다.

8 It can't be denied that bee stings under normal conditions may become dangerous and even deadly. That only happens, however, when healthy persons, unaccustomed to bee stings, are suddenly stung by a great number of bees. The great majority of human beings get gradually accustomed to bee venom. The more often they get stung, the less they will swell.

Any nausea that may occur also decreases and finally ceases completely, as do the swellings. They have become immunized.

정상 상태에서도 벌에 쏘여 위험한 증상을 일으킬 수 있다. 때로는 사망하기도 한다. 그러나 이것은 건강한 사람이 한 번도 벌에 쏘여 본 일도 없는데 갑자기 대량의 벌에 쏘였을 때 일어나는 현상이다. 인류의 대다수는 조금씩 벌에 쏘이는 것에 익숙해지고 있다. 벌에 쏘이는 횟수가 많을수록 부어오르는 것도 적어진다. 쏘였을 때 생기는 악감도 적어지며 드디어는 전혀 없어진다. 말하자면 면역으로 되어 버린다.

[9] This immunity lasts over a limited time : at the beginning perhaps only through one winter. If it has been acquired repeatedly for some consecutive years then it can be considered as permanent, or at least for the span of a few years. There are, beyond any doubt, people that do not swell after having been stung by bees. That means that they have been born immune against bee venom. Such persons, in my opinion, are also naturally immune against rheumatism.

이 면역은 일정 기간 계속된다. 처음엔 아마도 한 겨울 뿐일 것이다. 그러나 이 면역이 반복되어 몇 해 계속될 때는 이 면역은 항구적인 것이라고 생각할 수 있다. 적어도 몇 해 동안은 계속된다. 물론 벌에 쏘여도 전혀 부어오르지 않는 사람도 있다. 이것은 나면서부터 벌독에 대한 면역을 가지고 있기 때문이다. 이런 종류의 사람은 내 생각에 류머티즘에 대해서도 선천적으로 면역을 가지고 있을 것이다.

제6장 외국의 벌침 요법

10 When first I read in various magazines that bee stings were a remedy against "rheumatism and gout" (incidentally, two totally different diseases), I smiled with pity about such statements written in a dilettantory way by laymen and empyrics [sic] in just the same way that my medical colleagues still laugh at me today-if they do not do worse than this. All the same I am convinced that mine is the glory for having established the peculiar relationship between bee venom and rheumatism and to have thrown some light on its efficacy in many ways and from all angels.

벌침이 "류머티즘과 통풍"에 탁월한 효과가 있다. (이 두 가지 병은 전혀 다른 병이다.)라는 기사를 갖가지 잡지에서 내가 처음 읽었을 때 나는 '문외한이나 돌팔이 의사가 풋내기 지식으로 쓴 것이다.'라고 이 같은 기사에 대해 쓴 웃음을 보냈다. 꼭 오늘날 나의 동료 의사들이 나를 냉소하는 것과 같이 그들이 그 이상의 나쁜 일을 나에게 하지 않는다는 이야기이지만 그러나 나는 확신하고 있다. 벌침과 류머티즘 사이의 특이한 관계를 확인한 영광은 나의 것이며 그 탁월한 효과를 다방면에 걸쳐 갖가지 각도에서 비추어 본 것도 나의 업적이라고 믿고 있다.

11 It was my own experience that induced me first to look into this matter seriously. When once mercilessly attacked by bees, my rather persistent and reoccurring muscular rheumatism never returned after this incident. From that time on, I took the risk to administer bee venom to people who suffered from rheumatism and even did not shy away from bribing poor people so as to gain experience with it.

처음으로 내가 이 문제를 진지하게 연구하게 된 것은 나 자신의 경험 때문이었다. 그것은 내가 벌에 한 번 쏘인 다음 그처럼 나를 괴롭힌 근육 류머티즘이 두 번 다시 나를 찾아오지 않았기 때문이다. 그 후부터 나는 류머티즘으로 고생하는 사람에게 꼭 벌침 요법을 시행했으며 벌침 요법의 경험을 얻기 위해 가난한 환자에게는 이쪽에서 돈을 내면서까지 벌침 요법을 강행하였다.

⑫ Although I had achieved real success at this time, I was not able to get any real satisfaction out of the treatment because I had no actual insight into the mode of action of bee venom. This I was only able to understand in the course of treating the following case.

이때까지 나는 실제로 성과를 올리고 있었지만 진짜 만족은 얻지 못했다. 그것은 벌침의 작용 기구에 대해 현실적인 이해를 얻지 못했기 때문이었다. 그것을 정말로 알게 된 것은 다음의 증상을 처리했을 때였다.

⑬ A lady who had suffered for years from deafness and head rheumatism in 1879 came to me for help because I then, had acquired a reputation as a physican. The lady, who was very rich, had previously sought help from a great number of doctors and had used a lot of medications. She refused any and all of my suggestions in this line and also likewise declared every treatment I could think of as "of no use." " I had expected some new approach-that's why I came to see you. she told me.

몇 해 동안이나 난청과 두부의 류머티즘으로 고생하고 있던 여성이 1879년에 내게 와서 치료를 받으려고 했다. 그 당시 의사로서는 상당히 명성이 높았다. 이 여성은 대단한 부자로서 지금까지 많은 의사의 치료를 받았으며 약도 많이 복용했었다. 그녀는 나의 동상이몽 제안을 거절했다. 즉 내 생각으로는 어떠한 치료법도 "효과가 없다"라고 잘라 말했을 때 「나는 새로운 치료를 받을 수 있겠다는 기대로 왔다. 그래서 일부러 선생님을 찾아왔다.」라고 그녀는 말했다.

🔳 At that point, I remembered the bee stings and suggested that she should try this treatment, secretly hoping that she be discouraged, by telling her about the swellings, ets. she would have to expect, as she had become rather bothersome by refusing each and every previously made suggestion. She, however, willingly agreed to the proposition of having bee stings applied, as this was something she had not tried before. After that she came to me for treatment daily. She had no relief from her pains but on the other hand, showed no swelling whatsoever.

그런 말을 듣는 순간 나는 갑자기 벌침 생각이 떠올랐다. 나는 그녀에게 꼭 이 요법을 시험해 보라고 했다. 그러나 말하면서도 벌에 쏘이면 부어오르게 된다고 주의를 주고 속으로 그녀가 거절할 것을 기대했었다. 그것은 그녀가 전에 받은 치료를 전부 거절함으로써 약간 번거롭기 때문이었다. 그러나 그녀는 벌침 요법은 아직 한 번도 받아본 일이 없다는 이유로 나의 제안에 찬성해 왔다. 그래서 벌침 요법을 시작했는데 그녀의 증상은 좀처럼 좋아지지 않았다. 그 대신 부어오르는 일도 없었다.

15 When I mentioned to her that I doubted I could help her (at this point, she had 90 bee stings applied to her head), she insisted upon going on with the treatments. This morning, having increased the number of stings constantly, I applied 13 stings. The next morning I was told to come to her hotel. Her face was swollen to an alarming extent, her skin looked grey and she hardly could open her eyes. But, nevertheless, she was jubilant. "I am completely free of pain." she yelled, and "I have just heard the chime of the church bells."

이것도 아무 효과가 없는 것 같다고 내가 말했을 때(지금까지 벌침을 머리에 90마리 놓았다) 그녀는 벌침 요법을 좀 더 계속해 보자고 했다. 계속 벌침 수를 증가시키고 있었다. 오늘 아침에는 13개나 그녀의 머리에 찔렀다. 다음 날 아침 그녀가 호텔에서 나를 불렀다. 그녀의 얼굴은 놀라울 정도로 부어올랐고 그녀의 살결은 회색으로 보였다. 그리고 눈도 거의 뜨지 못할 정도였다. 그러나 그럼에도 불구하고 그녀는 무척 기뻐하였다. "두통이 완전히 없어졌다."라고 소리쳐 말하면서 "교회의 종소리도 들린다."라고 말했다.

16 The reluctance of any tendency to swell which I had expected to happen after such a long time, and its finally happening, simultaneously with a very obvious improvement in her rheumatic pains, convinced me more than ever of the peculiar connection that exists between rheumatism and bee venom.

이렇게 장기간 벌침 요법을 계속하면 언젠가 틀림없이 부어오를 것이라고 예상하고 있었는데 결과는 역시 그대로였다. 그것과 동시에 그녀의 류머티즘 통증도 거의 없어졌다. 이런 일로부터 나는 류머티즘와 벌침 요법 사이에는 특이적인 연결성이 있다는 것을 확인하게 되었다.

17 From there on I gave my special attention to this connection with every new case of rheumatism that came my way. After many years of experience in this line without danger and without sacrifices for an ordinary physician, I found conclusively that people afflicted with true rheumatism do not swell when stung by bees; the number of stings needed to finally bring on a swelling, solely depends on the severity and previous duration of the disease. In light cases a few stings will prove to be sufficient. In severe cases, many hundreds or even thousands of stings may be needed until a swelling or secondary reaction can be achieved.

그 후부터 나는 모든 증례의 류머티즘과 벌침 요법과의 관계에 특별한 주의를 하게 되었다. 이렇게 치료를 계속한 결과 보통 의사로서의 특별한 위험을 저지르는 일도 없었고 또 특별한 회생도 지불한 일도 없었는데 이러한 오랜 경험으로 내가 궁극적으로 도달한 결론은 진정한 류마티스로 고생하는 사람들은 벌에 쏘여도 부어오르지 않는다는 것이다. 최종적으로 부어오를 때까지의 필요한 벌침의 수는 류마티스 질환의 정도와 병을 앓은 기간의 길 이에 따른다는 것이다. 가벼운 증상일 때는 몇 개의 벌침으로서도 충분하지 만 중증일 때는 수 백 개나 수 천 개의 벌침으로 치료해야만 비로소 부어오 르게 되며 제 2 차 반응이 생기게 된다.

18 In very severe or in long established cases, I could observe a temporary ceasing of the first swelling which often lasted for days. After a few days, however, this secondary reaction reoccurred in a far more violent way than before. This happened repeatedly with various patients. As it is with nonafflicted persons who are of a nervous disposition, many suffer from violent general reactions such as nausea and even fainting attacks, so it can happen with rheumatically afflicted patients who, at this stage, may produce extremely violent reactions which will greatly perturb the patient himself as well as his relatives.

극히 중증일 때, 또는 오랫동안 병을 앓았을 때는 이따금 수일간 계속된 부어오름이 일시적으로 가라앉는 수가 있었다. 그러나 2~3일 후 제2차 반응이 이전보다 더욱더 심하게 반복되었다. 이 증상은 여러 환자에 반복해서 일어났다. 류머티즘 병에는 걸리지 않았지만, 신경과민인 사람은 벌에 쏘이면 간혹 구토와 실신 같은 심한 반응이 일어날 수 있는데 이것과 마찬가지로 류머티즘 환자에게서도 이런 단계에서는 극단으로 심한 반응이 일어나서 환자 자신과 가족들이 당황한 적도 있었다.

19 Even I was greatly disturbed by these symptoms which caused me many a painful hour of doubt and many sleepless nights before I had thoroughly studied them and then found them to be quite harmless. For years I have made it a rule to inform the patient and his family of all these symptoms in advance, and always emphasize the fact that these reactions were a favorable and crucial sign, which passes quickly and without causing any ill effects.

나 자신도 이와 같은 증상을 맞아서 당황하고 매우 놀란 나머지 몇 일 밤을 자지 못한 결과로 그 증상의 정체를 알아내고 그 후부터 미리 환자와 가족들에게 이러한 증상에 관해 설명해 주고 이러한 증상이 나타나는 것은 벌침의 효과가 나타나는 결정적인 징후이므로 조금도 걱정할 것 없고 또 이러한 증상도 곧 소실된다는 것을 강조해 주기도 했다.

20 As known to every physician, there exists a number of pseudo-rheumatic diseases, that means ailments which show all the peculiarities of rheumatism but which are based on totally different causes and sometimes are even of a contagious nature.

의사라면 누구나 알고 있겠지만 유사 류머티즘이라고 할 수 있는 병들이 많이 있다. 즉 류머티즘과 비슷한 증상을 보이면서 전혀 다른 병에서 온 것이며 때로는 접촉 전염병의 성질을 가진 것도 있다.

21 They can be immediately diagnosed by the instant, and most violent, reactions to bee venom. They are unfavorably influenced by bee venom and must under no circumstances be ever treated by it. There are, beyond doubt, some patients who will not tolerate bee venom although they are afflicted with a true rheumatism. We sometimes find a similar reaction in people who violently react against certain harmless and generally used medications, which can cause them great harm. (Idiosyncrasies.) In my very extensive practice, I have come across only one single case who would not tolerate bee venom.

이러한 유사 류머티즘일 때는 벌침에 대해 심한 반응이 일어나므로 쉽게 구별할 수 있다. 이런 병에 대해서 벌침 요법은 유해무익하므로 결코 시술해서는 안 된다. 또 진정한 류머티즘 환자이면서도 벌침을 견디지 못하는 사람도 있다. 이런 것과 꼭 같은 것이 있다. 즉 극히 평범한 무해한 약물의 투여에 대해서 환자가 심한 반응을 보이고 유해한 결과를 초래하는 예이다. 이것은 말하자면 특이 체질이다. 나의 오랜 치료 활동 중에서 벌침을 견디지 못한 환자는 단 한 번 있었다.

22 Professor Lederer, in an article published in 1879 in the "Wiener Medizinishe Press" reports about such a case who

reacted with extreme violence to the first bee sting he got. This, unfortunately, was Professor Lederer's first case he ever tried to treat with bee venom, and, thereafter, he lost any interest in this treatment because of this unfortunate experience. What is worse he discouraged all the other doctors from trying bee venom therapy by strongly influencing them through his article. I am more fortunate than he in this matter by coming across such a case only after I had seen a great number which followed the normal pattern. I was not influenced by this abnormal case in the least. There are exceptions to the rule everywhere.

레데라 교수는 1879년에 "비엔나 의학시보"에 발표한 논문 중에서 세상에 태어나서 처음으로 벌침을 시술받은 환자가 극단적으로 심한 반응을 일으킨 예를 보고했다. 불행하게도 이것은 레데라 교수가 벌침 요법을 처음 시술한 첫 케이스였다. 그리고 그 후부터 그는 이러한 불운한 경험 때문에 벌침 요법에 전혀 관심을 잃어버렸다. 뿐만 아니라 더 나쁜 것은 그는 이 논문으로 의사들에게 강렬한 인상을 주었기 때문에 그들에게 벌침 요법을 시험해 보려는 용기조차 없게 해주었다. 이점 나는 레데라 교수보다 훨씬 행운이었다. 그것은 이 같은 예외적인 케이스에 부닥친 것이 다수의 증례가 정상적인 치유 과정을 밟고 있음을 확인한 후였기 때문이다. 나는 이 같은 이상적 경우에 조금도 당황하지 않았다. 법칙에는 예외가 있는 법이다.

23 Gentlemen : It would not be a difficult matter for me ro prove to you, if you were physicians yourselves, what bee venom is

able to do for rheumatic patients. If you were physicians, I could show you the histories of such cases. As it tis, I do not want to bore you with fact which, necessarily, must be incomprehensible to you. I, therefore, give you only a short outline of some of the cases and reger you for further details to a paper on this subject which will be published very shortly.

여러분, 만일 여러분 자신이 의사라고 하면 벌침 요법이 류머티즘 환자에 대해서 무엇을 해주는 가를 다른 사람에게 증명해 보이는 것은 그렇게 어려운 일은 아니다. 여러분이 의사라면 이런 종류의 증례를 과거로 올라가서 구체적으로 말할 수 있지만 이야기가 복잡해지므로 이것은 생략하기로 한다. 우선 2~3가지 사례만 설명하고 자세한 것은 곧 발표하는 논문에서 설명키로 하겠다.

24 Before I go into the description of the successes that can be achieved in the healing of the various forms of rheumatism, I want to stress the fact that every rheumatism, I want to stress the fact that every rheumatically afflicted patient has to be accustomed very gradually to bee venom. One should never apply more than 3 stings in one treatment at first. If the patient tolerates this quantity, one can gradually increase the daily amount of stings up on 100 - 150 without any fear. This statement shows clearly that, in cases of an acute rheumatism of the joints (theumatic arthritis), one can not achieve quick results.

제6장 외국의 벌침 요법

갖가지 종류의 류머티즘 치료의 성공 사례를 말하기 전에 나는 특히 강조해 두고 싶은 점이 있다. 그것은 모든 류머티즘 환자는 극히 조금씩 벌침에 익숙하게 되어야 한다는 것이다. 처음에는 첫 치료에 3침 이상 찔러서는 안 된다. 환자가 이 양에 견딜 수 있게 되면 서서히 1일 벌침량을 증가시키고 최후에는 100~150침이 되어도 걱정이 없다. 그것은 즉 격통을 수반하는 관절류머티즘(류머티즘성 신경통)일 때는 벌침으로 즉시 효과를 기대할 수 없다는 것이다.

25 As such results can be achieved by other remedies in a much quicker way, I always have tried to use those first. That does not say that I do not treat such cases with bee venom, but I have ceased to do so eventually for above mentioned reasons. I always have fallen back on bee venom in such cases where any other remedy was od no avail, where I came across relapses or when the heart was afflicted by a rheumatic disease, which unfortunately is so often the case.

이런 경우에는 다른 즉효적인 약물이 있으므로 나는 항상 이것을 사용하고 있다. 그렇다면 이런 경우에는 벌침을 사용하지 않느냐 하면 그렇지는 않다. 지금 설명한 이유로는 일시적으로 보류하는데 지나지 않는다. 다른 약물을 사용할 수 없을 때 격통이 반복되든지 불행하게도 자주 일어나는 경우도 있지만, 류머티즘 질환으로 심장 장애가 일어날 때 나는 항상 벌침 요법을 사용한다.

26 In all such cases where I treated with bee venom from the

beginning, no such heart afflictions ever developed or [else they] subsides during the treatment. In cases which I only saw ar the advanced stage of rheumatic heart condition, it was not always possible to prevent or curb the development of a chronic heart disease (but which I have done successfully more often than not) so it was made possible at least, to compensate to this extent that the patient, when cured of rheumatism, felt as a perfectly healthy person without a heart afflictions. These successes I treasure most because of the high mortality in theumatic patients owing to a heart condition.

내가 최초에 벌침 요법을 시술했을 때는 이런 종류의 심장 장애는 진행되지 않았고 적어도 벌침 요법을 시술하고 있는 동안은 진정되었다. 류머티즘성의 심장 이상이 상당히 진행되고 있는 경우에는 만성의 심장질환 악화를 방지하고 억제할 수는 없었지만, 벌침 요법으로 더 악화되지는 않았다. 그러므로 류머티즘이 치료된 후에는 환자는 심장 장애가 전혀 없는 완전한 건강을 회복할 수 있었다. 이와 같은 종류의 성공은 대단히 귀중한 것이라고 생각한다. 그것은 류머티즘 환자 때 심장 장애로 사망하는 확률이 대단히 높은 까닭이다.

27 Years ago I was called to a patient who previously had been treated for rheumatism of the joints but completely without any success. This lady was not able to move in her bed, suffered in addition with a severe heart disease and having

제6장 외국의 벌침 요법

heard about bee venom, desperately wanted to tru this treatment. After I had examined her very carefully and decided to take the risk, a relative of hers remarked, "Are you actually contemplating to torture this death-bound person?" I first applied one single sting, then after half an hour, two, and after another hour again, two more. She tolerated them well without hardly feeling any pains on application. I stayed for half a day with her to keep her under observation and finally felt entitled to promise her complete recovery.

몇 년 전 나는 어떤 환자에게 왕진해 달라는 요청을 받았다. 이 환자는 과거에 관절류머티즘 치료를 받았지만, 전혀 효과가 없었던 여성이었다. 그녀는 침대에서 움직일 수 없었고 또한 심한 심장병까지 있었다. 그녀는 벌침 요법이 좋다는 말을 듣고 꼭 벌침 요법을 시술해 달라고 필사적으로 애원했다. 내가 신중하게 그녀를 진찰하고 벌침을 시술해 주려고 했을 때 그녀의 가족 중 한 사람이 내게 이렇게 말했다. "이렇게 죽을 사람을 더 괴롭히려고 하느냐."라고 했다. 나는 우선 벌침 한 개를 찔렀다. 그 후 30분이 지난 다음 두 개, 또 한 시간 후 두 개를 더 찔렀다. 벌침을 놓아도 그녀는 거의 아픔을 느끼지 못했고 가만히 있었다. 나는 반나절 동안 그녀를 관찰했는데 최종적으로 그녀가 완치될 수 있다는 생각이 들었다.

28 The next day I showed her gardner, a beekeeper himself, how to apply the stings, and three weeks later the

"death-bound" patient left her bed for the first time in years. Unfortunately the patient, immediately after having finished the cure, left the district without having achieved full immunization. At the last examination, however, she was not only completely cured of rheumatism but, at the same time, the previous nurmur of her heart had entirely ceased.

다행히 그녀의 정원사가 벌을 기르고 있었으므로 다음 날 나는 그 사람에게 벌침 시술 요령을 가르쳐 주었는데 놀랍게도 3주 후에는 "틀림없이 죽을 것이다."라던 이 환자가 몇 해 만에 처음으로 병상에서 일어날 수 있었다. 이 환자는 아주 좋아졌는데, 불행하게도 완전히 면역이 생기기 전에 다른 곳으로 이사를 했다. 그러나 내가 최후로 진찰했을 때는 류머티즘은 완전히 치료되었고 전에 들을 수 있었던 심장의 이상음도 전혀 없었다.

29 Twelve years ago I was called to the bedside of a lady. She suffered some months with rheumatism of the joints, an affliction of the heart and a pronounced rise in temperature. As she could not tolerate any more drugs, she had decided on bee venom. After she had been given 600 stings, she was completely cured. Although she had suffered repeatedly from severe attacks of rheumatism before consulting me, she never had a reoccurrence of the disease during the following 10 years which I had occasion to see her from time to time, even though she

exposed herself to all kinds of weather conditions.

12년 전에 어떤 여성을 진찰한 일이 있었다. 그녀는 몇 달 전부터 관절류머티즘과 심장 상태로 몹시 발열하였다. 그래서 더 이상 약제에 더 견딜 수 없으므로 벌침 요법을 받으려고 했었다. 나는 그녀에게 총 600개의 벌침을 주어 드디어 완치시켰다. 그녀는 내 진찰을 받기 전에는 반복하여 심한 류머티즘 때문에 괴로워했는데 치료를 받은 후에는 10년 동안 날씨나 기온이 어떻게 변하든지 아무런 영향 없이 류머티즘도 재발되는 일이 없었다.

30 Gentlemen : Although I do not want to tire you with all sorts of case histories, I would like to mention one case which seems to me of extreme importance. The person in question was a lady in her early fifties sho had suffered, before seeing me, from repeated attacks of muscular rheumatism plus rheumatism of the joints. At the time she consulted me, she had developed a rheumatic marasm combined with an inflammation of the valves of the heart and pericardium. The pain in many of her joints and especially the one in her heart, plus shortness of breath and high temperature, forced her to stay in bed permanently. She, too, could tolerate no more medications.

여러분, 과거의 치료 예는 이 정도로 마치고 특히 중요한 경우 하나만 더 이야기한다면 그녀는 50년간 근육 류머티즘과 관절류머티즘에 몇 번씩 걸려 심하게 고생한 여성이었다. 내가 진찰했을 때는 더욱 류머티즘성 소모증과 또 심장판막증까지 발병하고 있었다. 숨이 차고 고열이 있었고 몸의 관절이 모두 아프고 특히 심장의 아픔이 심하여 전혀 일어나지 못하고 누워있었다. 그녀는 더 이상 약물 요법에 견딜 수가 없었다.

31 A very carefully applied course of treatment with bee srings, extending through the summer, brought a complete cure of her disease. The murmur in her heart had practically ceased, the rheumatic pains had completely vanished, as had her shortness of breath. Her general condition was perfect. She had been given 2,000 stings. Muscular rheumatism offers the most favorable field for the treatment with bee stings, the acute from and especially the chronic form of muscular rheumatism, regardless of its duration.

이런 환자에 대해서 나는 신중하게 벌침 요법을 여름 내내 계속했는데 드디어 완치되었다. 심장의 이상음도 들리지 않았으며 류머티즘성 통증도 소실되었고 숨이 찬 것도 없어졌다. 몸 전체가 완전히 건강해졌다. 그때까지 나는 그녀에게 2,000개의 벌침을 주었다. 근육 류머티즘은 벌침 요법으로 치료할 수 있는 가장 좋은 분야이다. 이것은 급성이든 진성이든 관계없고 또 병에 걸린 기간의 장단에도 관계없다.

32 In 1879 I got in contact with one of the most interesting cases of this kind. In 1877 the patient in question had got over a severe attack of muscular rheumatism. Despite the most careful treatment given to him then, an affliction centered in the

bicuspitalis of his heart. The joints and muscles of the base of his head were especially affected, which severely hampered the mobility of his head and his neck muscles and moreover made it difficult for him to breathe. The thorax was immobile and like an armor, his walk painful and dragging. The patient was in a very much rundown condition and tired of life.

1879년 나는 이런 분야에서 가장 흥미 있는 경우 하나를 치료했다. 문제의 환자는 1877년에 대단히 심한 근육 류머티즘에 걸렸다. 그는 아주 조심스러운 치료를 받고 있었는데 심장부에 통증을 느꼈다. 또한 목의 관절과 근육이 특히 아파서 목을 부드럽게 움직일 수 없었고 호흡곤란까지 있었다. 흉곽을 움직일 수 없기 때문에 마치 투구를 쓰고 걸어 다니는 것 같은 고통을 느끼고 다리를 끌고 다니면서 걷고 있었다. 환자는 극도로 피로해 있었고 살아가는 길이 너무나 괴로운 표정이었다.

33 When I suggested bee stings, he said : "Do what you like with me. I do not care. There is no hope left for me anyhow!" He, furthermore, said, "I might be a guinea pig as well." I gave him 1,000 bee stings during the first summer. In the fall, he went on long hikes. During the following winter, he took up skating again and felt very well. Because of slight relapses, he had to undergo two after treatments of 150 stings until he achieved a complete cure. He now stays completely healthy, is happily married and the father of several children. He

holds an important position on the educational board.

내가 그에게 벌침 요법을 권유했더니 그는 "나는 관계없다. 마음대로 해라. 무엇을 해도 아무 소용 없다."라고 했다. 그리고 또 "나는 실험 재료로 되는 것이 더 좋다."라고도 했다. 나는 처음 여름 동안 1,000개의 벌침을 주었는데 가을에는 그가 등산까지 할 수 있었다. 그리고 그다음 겨울에는 예전에 했던 스케이트까지도 할 수 있을 정도로 몸의 컨디션이 대단히 좋았다. 그 후 다시 통증을 느끼게 되어 다시 150개의 벌침을 주었는데 완치되었다. 그는 현재 완전히 건강해져서 몇 아이의 아버지가 되었으며 자기 직업인 교육계에서도 중요한 지위에 있게 되었다.

34 Gentlemen : In this category of disease, I could mention a lot of cases, too, but will confine myself to one more. In 1883, a man 60 years old caught a severe cold by being coatless when driving his cart when he freely perspired. He fell the victim of a severe general muscular rheumatism as a consequence. The joints were nor affected. I saw him first on August 12th. He had lost all the strength of his hands, so much so that he could neither write nor hold a spoon. On top of all this, he was subject to spasms. At his advanced age and very poor general condition, the prognosis was not very much in his favor.

여러분, 이 같은 근육 류머티즘에 대해 또 많은 치료 사례가 있지만 한 가지만 더 하겠다. 1883년 60세의 남자가 코트도 입지 않고 마차를 달려 너무 땀을 많이 흘렸기 때문에 감기에 걸린 일이 있었다. 그 결과 그는 심한 근육

제6장 외국의 벌침 요법

류머티즘에 걸렸다. 다행히 그는 관절은 대단히 좋았다. 내가 처음 그를 만난 것은 8월 12일이었다. 대단히 여위었고 식욕부진으로 고생한 데다 열도 있었고 통증도 너무 심해서 며칠 밤을 잠도 못 잤다. 또 손의 힘도 빠져서 글씨도 못 쓰며 숟가락 사용도 못 할 상태였다. 그리고 중상이 심하면 경련까지 일으켰다. 그의 나이나 증상으로 보아 나중에는 좋지 않겠다고 생각했다.

35 Despite all this and against my own and others' convictions, I tried bee stings. I proceeded very cautiously and - after 160 stings-was rewarded by the first swellings. After a further two weeks, the temperature subsided, sleep and appetite returned and the pains became bearable. Up to November 15th, I applied 1,000 more bee stings. The patient felt very well. The various remaining paralyses were treated with faradic treatment and 50 eliminated. The following year he got 100 more bee stings so as to maintain his immunity. The patient went on living for 25 years longer and kept free and immune of rheumatism.

그럼에도 불구하고 나는 벌침 요법을 시행했다. 대부분의 사람은 치료 불능이라고 생각했으며 정직하게 말해서 나 자신도 그렇게 자신을 가진 것은 아니었다. 나는 극히 조심해서 벌침을 시작했다. 벌침 160개를 주었을 때 비로소 처음으로 부어올랐다. 다시 2주 후에는 열도 없어지고 식욕도 회복되고 밤에도 잠을 잘 수 있게 되었고 아픔도 어느 정도 견딜 수가 있게 되었다. 11월 15일까지 나는 1,000개의 벌침을 주었다. 그때서야 환자는 완치되

365

었다. 약간 마비 기운은 남아 있었지만, 이것은 감응 전류법으로 완치되었다. 다음 해 그는 근육 류머티즘의 재발 방지를 위해 100개의 벌침을 더 맞았다. 이 환자는 25년 동안 류머티즘 면역으로 자유롭게 지낼 수가 있었다.

36 The same results were achieved with chronic rheumatism which was, more or less, restricted to the joints. Out of the great number of such cases I treated and cured, I only want to mention a few. The following one belongs to one of my very first cases. A male patient, a railway locksmith, 29 years old, became critically ill, after he had suffered repeated attacks of rheumatism. In the beginning of May, 1879, he suffered a vehement inflammation of his knee joints on both sides.

벌침 요법은 만성 류머티즘에도 좋은 효과를 얻을 수 있다. 일반적으로 만성 류머티즘이라는 것은 대충 관절에 한정된 것인데 내가 취급한 실례 중 몇 가지만 소개한다. 내가 생전 처음으로 벌침 요법을 시술한 첫 번째 경우가 이런 종류의 병이었다. 환자는 29세 철도 보수 공이었는데 몇 번이고 류머티즘에 걸려 대단한 중증이었다. 1879년 5월 그는 두 다리 무릎관절에 심한 염증이 생겼다.

37 He became bedridden and was treated inside and outside of various hospitals without success.

그는 일어날 수 없어 입원도 하고 집에서 다니면서 치료를 받았으나 아무런 효과도 없었다.

제6장 외국의 벌침 요법

38 On New Year's Day, I saw the patient in his basement flat for the first time. He looked pitiful, had lost a lot of weight, his temperature went up, alternately, with profuse sweating. Both knees, in consequence of exudates in the knee joints, were considerably swollen and very painful. Out of sheet pity, I started an immediate treatment despite the unfavorable time of the year, as he, a married man and father, was in danger of dismissal by the railway. I gave him up to January 17th, over 70 stings, without achieving any reaction and with only very poor results. Owing to extremely cold weather, I had to interrupt the treatment until March 6th. All other medication given in the meantime was of no avail, either.

다음 해 정월에 나는 아파트의 방에 누워있는 그를 왕진했다. 이것이 그를 만난 최초였다. 그는 초라한 모습이었고 발열이 계속 반복하고 있었다. 두 무릎은 관절부의 침출물 때문에 많이 부어올라 있었고 몸이 아프다고 호소했다. 좋지 않은 계절에 무척 불쌍하게 보였다. 그는 결혼도 하여 가장으로써 직장으로부터의 해고의 위험도 있었기 때문이다. 나는 1월 17일까지 벌침을 70개 찔렀다. 그리고 그 후는 날씨가 너무 추워서 3월 6일 지 벌침을 중단할 수밖에 없었다. 그동안 갖가지 약물요법을 했으나 아무 소용이 없었다.

39 From March 6th to the end of April, this man got an additional 250 stings. At this point, the first swellings made their appearance. At the end of April he could leave his bed for the first time for a short while. The treatment was continued until the end of May. On June 1 st, he started to work again. The patient now came to my office when off duty and got 1,100 more stings for the sake of complete immunization. (up to the end of November) In 1885, after a severe influenza, he suffered a rheumatic paricarditis, had 100 more bee stings and totally recovered without any relapses since then.

3월 6일부터 4월 말까지 다시 250개의 벌침을 주었다. 이때서야 비로소 부어올랐다. 그리고 4월 말에 그는 잠시 동안이지만 처음으로 침상에서 일어날 수 있었다. 나는 5월 말까지 벌침 요법을 계속했는데 6월 1일에 그는 다시 직장에 복귀할 수가 있었다. 이 환자는 급하면 내게 오는데 11월까지 다시 1,000개의 벌침을 맞고 드디어 완전히 류머티즘에서 해방되었다. 그 후 1885년 그는 심한 인플루엔자에 걸렸기 때문에 류머티즘성 심낭염이 발병했다. 그래서 다시 100개의 벌침을 맞고 완쾌되어 그 후 재발도 없었다.

■40 Gentlemen : I cannot spare you from hearing about the next case, because it refers to one of my severest cases and, by doing so, clearly shows what actually can be achieved by bee venom treatment.

여러분, 내가 치료한 가장 심한 경우 하나를 더 소개하여 벌침 요법의 기막힌 효과를 말하겠다.

제6장 외국의 벌침 요법

41 The patient, a women of 42, came to me in the begging of August, 1886. She had been afflicted six years previous to calling on me and had looked in vain for help at various doctors and spas. She was the picture of utmost ill health, a mere skeleton. All her joints were severely swollen, thickened and deformed. Under great pain, she managed ro move from her bed to a chair in order to spend another sleepless night, tortured with pain after returning to her bed. Here, too, sheer desperation was needed to commence a treatment at all.

이 환자는 42세의 여성인데 1886년 8월 초에 내게 찾아왔다. 그녀는 이미 6년간 류머티즘으로 고생했고 많은 의사에게 도움도 받고 온천에 갔으나 효과가 없었다. 그녀는 뼈와 가죽만 남았고 관절은 부어서 상당히 크게 변형되었다. 통증으로 잠도 못 자고 침대에서 의자로 의자에서 침대로 왔다 갔다 했지만 이런 동작이 더욱 괴로웠다. 그녀는 할 수 없이 벌침 요법을 받게 되었다.

42 Between the beginning of August and the beginning of October, she was given 1,700 stings. She left Marburg looking extremely well and free of pains. On her return in the following spring, she got 300 more bee stings, was completely cured and looked the picture of health. The previously crippled joints remained crippled, of course, but she could walk and remained perfectly free of pains and free of relapses up to the present date. The only regret she had was not to have turned to bee stings sooner.

정월 초부터 10월 초까지 1,700개의 벌침을 맞고 대단히 좋아진 후 내가 살고 있는 마부르크를 떠났다. 더 이상 통증도 없었다. 그다음 해 그녀는 다시 나를 찾아서 300개의 벌침을 맞고 완전히 완쾌되었다. 물론 관절의 부자유는 남아 있었지만, 보행에는 지장이 없고 통증도 완전히 없어졌다. 최근까지 류머티즘이 한 번도 재발하지 않았다. 그녀는 왜 좀 더 일찍 벌침 요법을 받지 않았나 하는 후회만 할 뿐이었다.

43 The great progress in medicine throws much light upon the so-called "rheumatic diseases." The "deforming gout of the joints," now rheumatic arthritis, however, was put apart from all other actual rheumatic diseases. This rheumatic arthritis does not respond to any known remedies, and severe deformities and year-long diseases are the lot of such afflicted persons. Even this disease, however, can be cured by bee venom, provided one does not wait too long before the start of the treatment.

의학에서의 큰 진전은 소위 "류머티즘 질환"에 많은 진전을 가져왔다. 현재 류머티즘 관절염의 관절의 변형, 통풍뿐만 아니라 다른 모든 실제 류머티즘 질병에 알려진 치료에 반응하지 않고 기형으로 수년 동안 질병으로 고통받는 사람들이 많이 있다. 이러한 질병에 걸렸더라도 너무 오래 기다리지

제6장 외국의 벌침 요법

도 않고 벌침에 의해 치료될 수도 있다.

44 In February, 1900, a young female patient started to show some swellings at all joints of her fingers which, as she expressed it herself, looked like frostbites and were very painful. She had no temperature with it, whatsoever. Gradually all joints of her extremities were affected, even those at the base of her skull. Finally, she got afflicted with violent stabbing pains in her chest and shortage of breath. She was bedridden more and more frequently and, in the beginning of 1902, getting out into the open caused her violent pains and great difficulties.

1900년 2월 어느 젊은 여성 환자는 자신이 손가락이 동상에 걸린 것처럼 몹시 고통스러운 모습으로 그녀의 손가락 관절에 약간의 부종이 있었다. 또 한 온도의 감각도 없었고 그녀의 사지 모든 관절은 물론 두개골까지도 영향이 있었다. 마지막으로 그녀는 가슴을 찌르는 듯한 심한 통증과 호흡도 곤란했다. 1902년 초 그녀는 점점 더 심해져 드러눕게 되어 심한 고통과 큰 어려움이 야기되었다.

45 All known ways of treatment, hot air included, had no effect on her at all. She got in touch with me at the end of March, 1902, after an affliction of over two years. The patient was

anemic and emaciated, all joints of her extremities, especially those of the upper ones, were thickened and painful.

열풍 치료 등 알려진 모든 방법을 취해 봤지만, 그녀에게는 효과가 없었다. 그녀는 2년 동안 그 아픔을 거친 후 1902년 3월 말에 나와 연락이 되었다. 환자는 빈혈과 쇠약, 사지의 모든 관절은 심하게 부어오르고 고통스러워했다.

46 The hand and middle hand joints were already characteristically turned upwards, she could not straighten her elbows anymore, and her knees contracted in spasm from time to time. She had an enormous exudate on the right side of her chest and her urine contained great quantities of albumin.

손과 중간 손 관절은 이미 특징적으로 위로 설정하여 그녀는 더 이상 팔꿈치를 펴지 못 했다. 그리고 그녀의 무릎은 수시로 경련이 일어났다. 그녀는 가슴 오른쪽에는 엄청난 분비물이 나오고 소변은 알부민 수치가 높았다.

47 She got her first bee sting at the end of March. The first slight swellings occurred only after she had 300 bee stings. Then they ceased, only to reoccur again, which up and down lasted until November. She by then had 5,600 bee stings. The relapses she suffered during the treatment became slighter and more insignificant all the time. For the benefit of total immunization, I continued to apply bee stings for weeks on

제6장 외국의 벌침 요법

end even after the attacks has completely ceased.

그녀는 3월 말에 첫 벌침을 맞았다. 그녀는 300번의 벌침을 맞은 후 처음으로 약간의 부종만 발생했다. 그리고 11월까지 어떤 부종도 다시 발생하지 않았다. 그녀는 그때까지 5,600번의 벌침을 맞았다. 그녀는 치료 기간 고통은 경미한 상태이고 그리 중요하지도 않았다. 몸 전체의 관리 차원을 위해서라도 고통이 없더라도 계속 벌침을 놓아 줬다.

48 The albumin had completely vanished from her urine as early as June, the exudate practically ceased. At the end of September, the patient was completely free of pains, despite the "do or die" treatment she was receiving, and went walking for hours. She felt perfectly well. I drew her attention to the possibility of relapses and also to the necessity of a second cure. She stood the following winter well, although she got caught in the "Bora" in Trieste. She had a slight relapse in March, 1903, despite her looking extremely well, which subsided after very few bee stings.

6월 초 그녀의 소변에서 알부민이 완전히 사라졌다고 했다. 분비물도 실 질적으로 정리되었다. 9월 말에는 환자가 고통에서 완전히 해소되었고 "맞느냐 아니면 죽느냐"의 치료에서 통증은 해방되었으며 시간이 흘러갔다.

그녀는 완벽하게 느꼈다. 그녀는 트리에스떼에서 보라에 걸렸지만, 겨울을 잘 버텨냈고 나는 재발 가능성과 두 번째 치료의 필요성에 대해 그녀에게 환기해 줬다. 몇 마리 벌침을 맞고서 진정되기도 했음에도 불구하고 1903

373

년 3월에 약간의 재발이 있었다.

49 During the following summer she was given 1,000 bee stings. Her general condition was excellent, besides the fact that at certain critical days each month, she sustained slight swellings of a few joints of her hands which subsided again by themselves after two or three days. This was only the proof of the patient's extraordinary great predestination toward rheumatism and the extreme stubbornness of the conquered disease. Her immunization will have to be renewed for years to come. This case is practically and theoretically of highest importance and interest.

여름에 그녀에게 1,000개의 벌침을 놓았다. 그녀의 일반적인 조건은 매월 그녀는 2~3일 후에 가라앉은 그녀 손의 몇 관절에 약간의 부종을 유지한다는 사실 외에는 우수했다. 이는 류머티즘에 대해 환자의 특별한 숙명적이고 이상적인 증거이기에 그녀의 면역력에 앞으로 수년 동안 갱신되어야 한다. 이것은 실천적으로나 이론적으로도 가장 높은 중요성과 관심이다.

50 Bee stings have proved themselves to be likewise efficacious in cases of a rheumatic affliction of the nerves, and I can quote a great number of successes in this field also. Needless to say-that here, too, cases of long standing presented a problem than those treated in time.

제6장 외국의 벌침 요법

　벌침 자체가 신경의 류머티즘 고통의 경우도 마찬가지로 효과가 있는 것을 입증하기도 하고 또한 이 분야에서 성공의 사례도 많이 인용할 수 있다.
오랜 시간 동안 지속되어 온 것도 말할 필요도 없이 시간적으로보다 더 커다란 문제를 제공해 준다.

51 I use this opportunity to stress the fact that only purely rheumatic pains and inflammation of the nerves can be treated with bee stings but not ordinary neuralgias.

Having told you so much of my successes, I feel I owe you some unfavorable reports too. Of an unusual and drastic treatment, one expects quick and drastic results. You have been told earlier that this cannot be done with bee stings. That is the reason why so many patients lost their confidence if quick success could not be achieved in the treatment. It is a deplorable fact that the bad name the bee venom is linked with, is mostly created by these kind of patients. Other patients again stubbornly declare to be satisfied with the ceasing of their pains, and were not to be persuaded to allow themselves to be fully immunized.
　나는 신경의 순수한 류머티즘 통증과 염증은 오히려 벌침으로 치료해야만 된다는 사실을 강조하기 위해 이 기회를 이용한다.

당신에게 내가 성공한 많은 부분을 이야기했지만 나에게 불리한 보고서도 역시 있음을 실감하고 있다. 독특하고 극단적인 치료이지만 경험을 해보면 과감하게도 빠른 결과를 기대하고 있다. 그럼에도 불구하고 벌침으로 치료에 빠른 효과를 기대할 수 없다는 이유로 불신하는 이유이지만 이것은 벌침과 연관하여 나쁘게 불리는 것은 통탄할 일이다. 다른 환자가 다시 고집스럽게 자기 고통의 중단에 만족하게 선언하고 자신이 완벽하게 면역을 기를 수 있도록 설득할 수 없었다.

52 Relapses thus brought on by patients themselves, gave the cause for their opinion "Oh well, those bee stings are no good either." Other patients again got frightened by the finally achieved swellings and the following general strong reactions and never became disciples of this treatment. Only too many of the patients-right in the midst of their treatment-became persuaded by some adversary of the same, that it was no good. More so, even during the first years of my treatment, it was often I myself who, by sheer lack of experience, got discouraged in cases where I had too slow a progress-to continue the treatment without any assurance of success. I think I also should mention that I often tried to apply bee stings in too long neglected cases, too crippled cases or on cases that were already too poor in health.

따라서 환자들 자신의 재발은 "아 글쎄 그 벌침이 좋지 않았군요." 하면서

제6장 외국의 벌침 요법

이유를 둘러댔다. 다른 환자들은 재발하는 부종과 일반적인 강한 반응에 대한 두려움으로, 이 치료에 대한 신봉자는 되지 않았지만 치료하는 동안에 환자들의 권리 및 상대방에게 설득도 해보았지만 좋지는 않았다. 그래서 내 치료의 첫해에는 성공의 확증도 없이 이 치료를 서서히 진행하면서 계속하였지만, 경험 부족으로 나 자신이 낙심한 적도 있었다. 나는 너무 오랫동안 등한시했거나 너무 무능력했거나 건강에 이미 지쳐 있었지만, 나는 벌침으로 적용하려고 노력하고 있다.

53 I often got discouraged, hurt, had my very living threatened, and was on the verge of giving up. Yet today-after 25 year of relentless experiments-and being still in touch with a great number of my former rheumatic patients who are now completely cured after they had tried all other cures in vain before-without any effect, were slowly dying and driven into despair-I feel that I must go on by fulfilling my duty to humanity in constantly drawing the attention of all my colleagues to the treatment with bee venom.

All those patients who had been treated with other remedies without success or where other forms of treatment can't be applied any more, must be considered as suitable cases.

나는 종종 낙심한 상처로 포기 직전까지 왔었지만 지난 25년간 끊임없는 실험 후 오늘날까지 수많은 환자가 전에 헛되이 다른 모든 치료를 받아왔지만,

지금은 완치되어 예전 다수의 류머티즘 환자와 연락을 계속하고 또 일부는 어떤 효과도 없이 천천히 죽어가고 구동과 절망을 바라볼 때 내가 지속적으로 봉독과 치료에 모든 동료의 주목을 받고 안으로 인류에 대한 나의 의무를 다 함으로써 계속해야 한다고 생각한다. 성공 또는 다른 어떤 형태의 치료가 더 이상 적용할 수 없이 모든 환자는 적절한 치료로 한 경우로 간주해야 한다.

54 It, naturally, is up to the physician himself to choose the right treatment in specific cases. Moreover, the patient and the doctor should always keep in mind that bee venom eliminates the cause of the disease and thereby the disease itself, but is unable to make good the outer deformations and changes in joints which have been effected by nature previous to the treatment. Even here, however, an improvement can happen. It is important not to wait too long before using bee venom. I maintain that each case of rheumatism(exceptions I mentioned not included) can be cured by bee venom. I do not hesitate to declare most emphatically that by a treatment of rheumatism with bee stings in good time, all the disastrous diseases that go with it can be prevented. The future will show me correct.

특별한 경우 올바른 치료의 선택은 자연적으로 의사 본인의 선택에 달려 있다. 또한 환자와 의사는 항상 봉독 처방으로 질병 자체의 원인을 제거하지만, 자연적인 치료로 수행된 관절의 외부 변형 및 변경이 이전처럼 잘할

제6장 외국의 벌침 요법

수 없음도 생각해야 한다. 그것은 봉독을 사용하기 전에 오랜 시간 기다리지 않는 것이 중요하다. 나는 류머티즘(앞서 언급한 예외가 포함되어 있지 않은) 개개의 경우는 봉독에 의해 치료될 수 있다는 것을 유지한다. 내가 가장 정확하게 좋은 시간에 벌침과 류머티즘의 치료로 모든 재앙인 질병을 방지할 수 있다는 것을 선언하는 것을 주저하지는 않는다. 장차 내가 올바르게 보여줄 것이다.

55 The effect of bee venom is a local as well as a general one. (which is proved by the immunization) If somebody maintains that the bee stings act only be effect on the skin, about in the same way as a Vesicator does, he talks about it like a blind man would talk about color. Now, having nearly come to the end of my lecture, I wish to mention the most interesting thing which I have saved up for this moment. Dr. Josep Langer, Professor at the University of Prague, observed that in a solution of 0.10% of the effective properties of bee venom(which was made up by himself) certain microorganisms(which might be the cause of rheumatism) are barely able to exist and do not multiply.

봉독의 효과는 국부적일 뿐만 아니라 전반적인 면역으로 입증되는 일반적인 일이다. 누군가가 벌침에 대해 피부자극제 같은 역할로 피부에만 효과적인 작용을 이야기한다면 이것은 장님이 색깔에 대해 이야기하는 것과 마찬가지이다. 자, 이제 내 강의의 마지막에 와서 나는 이 순간을 위해 한 가장 흥미로운 점을 언급하고 싶다. 프라하 대학 교수인 조셉 랭거 박사는(자신에 의해 만들어진) 봉독의 성분 효과를 나타내는 0.10 % 의 용액에서 특정 미생물(류머티즘의 원인이 될 수 있는)이 경우 관찰되고 중식은 되지 않는다.

56 If transferred into a solution, favorable to their conditions of living, they start to grow and multiply again. Even though those tiny organisms did not perish in Langer's bee venom solution, it still must be said that the conditions in the human body are a vastly different proposition. In their exhausted state and rendered into a stage of vastly diminished resistance by bee venom, and moreover attacked by the oxygen of the body and so killed, the cause of rheumatism seems to be eliminated. In an organism that is made immune to bee venom, the tiny bacteria which have penetrated into the body become weakened immediately, and later on die.

Gentlemen : I have put your patience to a long test, and thank you for having given me your attention.

삶의 조건에 유리한 용액으로 이송하는 경우 그들은 성장하고 다시 중식하기 시작한다. 작은 유기물인 랭거의 봉독액이 소멸하지 않았다고 하더라도 그것은 여전히 인간의 몸 조건과 크게 다른 제안이라고 할 수 있어야 한다.

제6장 외국의 벌침 요법

봉독에 의해 대단히 감소한 저항력과 기진맥진할 상태에서 더욱이 신체의 산소에 의한 공격으로도 죽게 되며 류머티즘의 원인이 제거된다. 벌독에 의해 면역이 된 유기물은 신체 깊숙이 파고들어 있는 작은 박테리아까지도 즉각 약화하고 나중에 죽게 만든다.

여러분 나의 긴 테스트에 인내를 갖고 나에게 주의를 주셔서 감사했다.

57 Concluding, I wish to express the hope that sometime in the future it will be recognized that bee venom is the really and truly specific remedy for rheumatism and that it will be possible to make the treatment painless by injecting either the serum of Langer or any other equivalent of an injectable bee venom. Nobody would be more delighted with such a development than me, who has done nothing more than to utilize a very ancient folk-medicine remedy in more than 500 cases over more than 25 years. I have studied its effects to such an extent that now, based on the knowledge acquired, it can be tired by any physician. For all the humiliations and hostilities I had to suffer through all those years and for all the sacrifices I willingly made, I would like to live long enough to see that the bee venom gets its full recognition and that beekeeping, thereby, finds a much wider field.

결론적으로 류머티즘 치료에 있어서 봉독이 정말로 진실적으로 미래에 언젠가는 인정되기를 희망하고 링거의 혈청 주입이나 봉독 주사와 같은 다른 어떤 동등한 방법이 있을지는 몰라도 고통 없는 치료를 하기 위해서 아무도 나보다 이러한 개발을 기꺼이 한 사람도 없었지만 25년 동안 500여 이상의 사례로 고대 민간요법을 활용하여 해결하여 나는 지금껏 어느 정도의 효과와 규모를 어떤 의사들이 노력한 것보다도 그동안 획득한 지식을 바탕으로 하여 연구를 해 왔었다. 내가 그 오랜 세월을 통해서 수모와 적대감을 받아 고통도 많았지만 나는 단지 하나의 보상을 기꺼이 요구할 것이다. 나는 봉독이 모두가 인정받고 양봉도 더 넓은 분야에서 발전되어 오랫동안 함께하기를 바라는 바다.

제7장
체험담

제1절 벌꿀체험
제2절 로얄제리
제3절 프로폴리스
제4절 벌화분
제5절 노소비
제6절 봉용충, 밀립, 기타

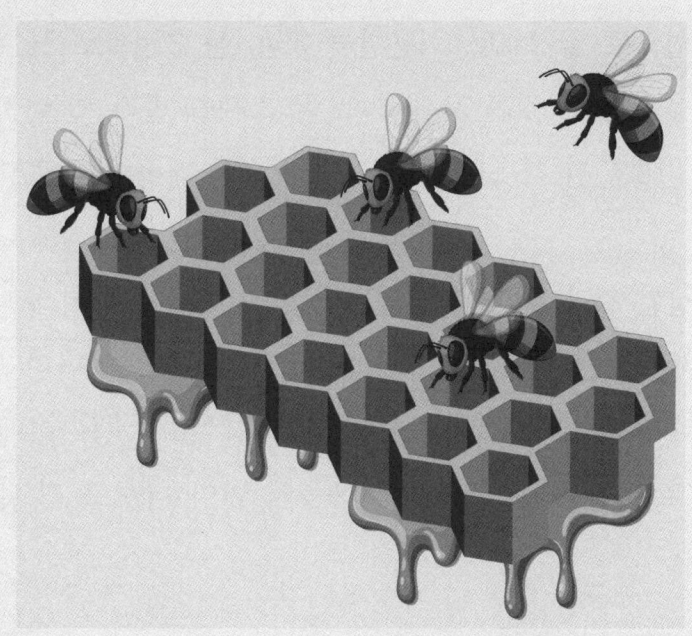

제1절 벌꿀 체험담

1. 벌꿀을 얼굴 피부 미용에 사용.

　사람들이 약물 화장품을 사용하는 것은 피부의 건강과 아름다움을 위해서이다. 그런데 화장품 속에서 꿀은 중요한 위치를 차지하고 있다. 꿀에는 풍부한 영양물질, 비타민과 다종 활성물질을 함유하고 있어 피부세포의 활성화 생리기능을 유지하고 주름살의 산생과 증가를 억제하여 피부를 보호하고 피부를 자윤하게 하는데 양호한 작용이 있다.

　서양 국가의 일부 의사와 미용사들이 추천하는 피부 보호 미용 배방법으로 꿀 100g, 식용알콜 25g, 물 25g으로 잘 혼합하여 먼저 얼굴을 깨끗이 씻은 후 솜으로 꿀 조제를 발라 얼굴에 얇게 한 층 바른다. 15분 뒤 따뜻한 물로 씻어버린다. 깨끗이 닦고 마른 후 화장을 한다.

　실험 결과 꿀 면막은 일반 크림이나 연고에 비해 더 우월하였다. 피부가 유연해질 뿐만 아니라 피부 세포를 보양하며 또 피부 분비물을 흡수하고 세균을 멸살한다. 사회적 수요가 증가함에 따라 꿀을 기본 원료로 한 각종 고급 화장품들이 많이 나오고 그 수도 매우 많다.

2. 꿀도 상호흡도 위축성질병과 비염을 치유.

Y.Kizclstein 의사가 보도하기로 상호흡도 위축성 질병(콧구멍, 목구멍, 숨통 등 상부 호흡기관)을 앓고 있는 20명의 환자를 치료하였는데 10% 꿀 수용액을 무화(안개) 흡입치료를 하였다.

매번 5분 씩 10차 흡입치료 후 환자의 인후벽 점막이 습윤해지고 농성 분비가 없어지고 마르는 감이 소실되었다. 15차 흡입 치료 후 환자의 비강, 인후부와 성대의 딱지가 완전히 소실되었고 19차 흡입 치료 후 비강염 환자의 악취 냄새가 거의 완전히 소실되고 또 코 안의 딱지가 탈락되었고 비강 점막이 홍윤해졌다.

결과 20명의 환자 중 2명만 효과가 없었다.

또 다른 보도에 따르면 꿀을 위축성 비염의 비강 환처에 발랐는데 아침, 저녁으로 한 번씩 8~29일간의 치료를 거치니 코의 가려움과 앞이마의 동통이 소실되고 비강 내에도 분비물이 형성한 딱지가 없어지고 후각이 회복되고 점막 위축도 많이 호전되었다.

또 다른 보도에 따르면 40% 꿀 수용액으로 투입 치료를 하였다. 결과 50명의 환자를 14차 치료한 후 치유 11건, 호전 18건, 감경 11건, 무효 10건으로 나타났다. 총 유효율은 60% 이상이었다.

3. 벌꿀이 신체 조직의 재생을 촉진시켜준다.

미국 양봉협회에서 한 양봉 전문가는 생동감 있는 소식을 보고하였다. 의외의 사고로 손가락이 하나 잘려나갔는데 병원에서는 손가락을 잇는 수술을 하지 못하였다. 어쩔 수 없이 집으로 돌아온 그는 자기의 잘려나간 손가락을 원 자리에 맞대 놓고 가제로 꽉 동여맨 후 꿀에 상처부위를 담궜다.

또 매일 한 차례씩 꿀 속에 넣고 젖게 하였다.

그렇게 2개월 동안 상처를 풀지 않고 있다가 잘려나간 손가락 끝에 지각이 느껴지고 움직일 수 있어 감싼 붕대를 풀어보니 잘려나간 손가락이 기적적으로 이어져 있었다. 회복된 후에 손가락 혈액순환이 양호하고 지각도 있으며 건강한 손가락과 같았다.

이와 같이 벌꿀이 억균 방부하고 조직의 재생을 촉진하기에 기관 이식 수술 중 꿀로 이식 기관을 보존하는 방법을 응용하는데 효과가 매우 이상적이었다. 러시아의 국립창상학연구소에서는 상온 조건하에서 인체에 이식할 기체 조직, 예를 들면 골격, 힘줄, 신경 등 조직기관을 꿀 속에 넣어 장기적으로 보관하였다.

인도의 한 병원에서는 꿀로 4℃ 온도에서 개의 주동맥 판막을 보존하였는데 몇 달 후 꺼내어 생리 식염수에 넣으니 그 형상과 크고 작음이 정상적으로 회복되었을 뿐만 아니라 주동맥을 둘러싼 접점이 잡아 늘일 수 있는 강도도 50% 증가되었으며 싱싱한 조직에 비해 더 질기고 탄성이 있었다.

4. 벌꿀은 추위 예방에 최고의 식품!

예부터 겨울철이 되면 야외 활동을 하다가 찬바람에 쓰여 감기에 걸리거나 기침을 하고 피곤할 때 부모님들은 따스한 물에 벌꿀을 넣은 꽃물 한잔을 마시고 편하게 이름을 덮고 한참 꼭 자고 나면 몸이 가해지고 기침도 멈추어져 다시 야외 활동을 해본 경험을 느껴 보신 분들도 많을 줄 안다.

평소에 꾸준히 벌꿀을 하루에 2~3번씩 장복을 하게 되면 우리 신체에 필요로 하는 에너지를 빨리 보충해 주고 피로감도 덜 느끼게 해 준다.

이런 연유로 평소 몸이 약해지거나 피곤하면 추위를 더 탄다.

벌꿀의 내한성에 대한 일화로 우리가 너무나 잘 알고 있는 세계의 지붕이라는 히말라야 산맥의 에베레스트 산 정상에 세계 최초로 정복한 "에드먼드힐라리"경이다.

그가 1953년 영국의 헌트 탐험대에 참가하여 에베레스트 정복에 성공했을 때 벌꿀을 지니고 갔다는 것은 너무나 잘 알려져 있는 사실이다.

아마도 뉴질랜드에서 양봉을 하고 있었기에 누구보다도 벌꿀에 대한 지식과 효능을 잘 알고 생활화 해 온 경험으로 극한 상황에서도 견뎌 낼 수 있었던 것 같다.

겨울철만 되면 추위를 많이 타고 기를 펴지 못하는 사람들은 지금부터라도 벌꿀을 꾸준히 먹어 보면 알 수 있을 것이다.

제2절 로얄제리

1. 로열제리로 간염을 치유.

로얄제리는 급성간염, 만성간염, 지속성간염 등에 균등하게 뚜렷한 효과가 있다. 북경의학원 제1부속병원에서 36가지 사례의 간염 환자를 로얄제리로 치료한 것을 관찰한 결과 뚜렷한 효과를 보인 것은 14가지 사례, 효과가 있는 15가지 사례 유효율 83.9%에 도달했다. 그 중 지속성 간염에 대한 유효율은 90.5%였다.

만성간염의 총유효율은 71.4%였다. 동시에 급성 전염성간염의 치료사 22건을 치료한 것을 관찰한 결과 성인이 매일 20g을 연속적으로 60일간 복용하게 하여 약을 사용하게 한 후에 환자의 각종 증상은 3-14일 정도 지나서 많이 호전되었다.

크게 부어오른 간도 3주 정도 지나서 뚜렷하게 축소되었으며 트랜스아미나아제 수치도 10일 안에 40개 단위 이상 혹은 정상으로 회복하였다. 기타 검사에서도 역시 뚜렷한 호전을 보였다.

예를 들어 무한시에 거주하는 45세 여성은 만성간염을 앓고 있으며 간이 6cm부어올랐고 가슴이 막히고 복부가 창만하여 허리를 굽히지 못했다. 식사 후에 목구멍이 막히는 느낌이 있으며 소화가 잘되지 않았다. 피골이 상접한 형상을 띄고 있고 얼굴색이 흙빛이었으며 체중은 45kg에서 35kg까지 내려갔다.

　중서의의 치료가 효과가 없었다. 로얄제리를 지속적으로 복용한지 3년. 가슴이 막히고 복부가 창만한 증상이 사라졌으며 체질과 소화기능이 증가되고 안색이 홍조를 띄었다. 한 끼에 삶은 갈비 0.5kg 이상 먹을 수 있었으며 많은 병원에서 검사를 한 결과 간 기능이 정상으로 돌아왔고 이상이 발견되지 않았으며 체중이 35kg에서 50.5kg까지 증가되었다.

2. 로얄제리로 간경화, 복수, 비종대를 치유.

　<밀봉잡지> 그녀는 밤중에 자기의 심장이 심하게 뛰는 것을 느끼고 간간이 뛰지 않는 느낌이 있고 또한 옆구리에 통증이 있었다.

　B초음파검사에서 비종대로 확진 받았다. 이때부터 시작하여 매일 아침, 저녁으로 공복에 로얄제리 3-5g씩 복용하였으며 계속해서 1년 정도 복용한 후 다시 B초음파검사를 해 본 결과 비장이 이미 정상으로 회복되었으며 불편한 느낌이 서서히 사라졌으며 체중이 5kg 이상 증가하였고 신체도 이전과 비교해도 강해졌다. 이것은 완전히 로얄제리의 덕분이었다.

　<밀봉잡지> 그의 여동생이 급성간염으로 앓아 지내면서 치료를 미루었기 때문에 만성간염으로 전환되었고 최후에는 간경화로 발전하였다. 두 차례의 B초음파검사에서 간에 복수가 있음이 나타났다. 비교적 긴

시간동안 입원치료를 받아서 복수는 기본적으로 사라졌지만 그녀의 병세는 여전히 호전되지 않았다. 후에 수많은 명의들이 방문하고 백첩이상 중약을 복용했으나 트랜스아미나아제 수치가 정상수치로 도달되지 않았으며 황달지수도 편중적으로 높았다. 그녀는 전신이 무기력하고 정신이 활기차지 못했으며 심지어는 자살하고 싶은 충동까지 느꼈다.

이때에 그는 잡지에서 로얄제리에 의료보건작용이 있음을 발견하였다. 시도해 보자는 마음으로 그의 여동생에게 비교적 많은 양의 로얄제리를 꿀과 섞어 복용하게 하며 로얄제리를 복용하는 기간 동안에는 모든 약을 복용하는 것을 중단하였다.

불과 3개월 정도 복용한 결과 황달수치와 트랜스아미나아제 수치가 정상으로 돌아왔으며 3개월간 더 복용 후 서서히 건강을 회복하여 다시 직장생활을 할 수 있게 되었다.

3. 로얄제리로 신경쇠약, 불면증, 건망증을 치유.

<로얄제리> 이 책의 소개에 의하면 북경의대 제3부속병원에서 로얄제리로 신경쇠약과 기타 신경성 질환을 앓고 있는 환자 20명을 치료했다. 남자 35명, 여자 55명이었다. 2-3개월의 치료를 거친 결과 유효율은 100%였다.

그 중 뚜렷하게 호전된 사람은 77명, 13명은 호전되었다. 주로 느끼는 것은 수면 장애가 사라지고 체력과 지력이 뚜렷하게 증가되었으며

식욕의 개선, 정서의 충만함, 현기증과 두통의 호전, 체중의 증가였다.

<밀봉잡지>의 소개 글에 의하면 그는 20년 넘게 불면증에 시달리고 있으며, 말을 다할 수 없을 정도였고 자주 밤새 잠을 이루지 못했다. 인민병원의 의사가 자기 집에서 양봉을 하고 있으니 로얄제리로 치료해 보자고 건의하였다.

보름간 복용한 후 기적이 일어났다. 식욕이 크게 증가하고 수면이 개선되었다. (매일 밤 4시간 정도 잘 수 있었다). 생기가 넘치고 정력이 가득 차 넘겼으며 사고가 민첩해지고 성기능이 회복되었으며 보행이 온전해지고 근육과 피부에 광택이 있고 전신에 청춘의 활력이 가득하였고 체중이 증가했다.

<밀봉잡지> 직접 양봉을 하면서 로얄제리를 체취하고 있는 양봉인이 하루는 몇몇 편한 친구를 불러 로얄제리를 맛보게 하였다. 그 중 한 친구가 로얄제리를 대략 30g 정도를 취하고 대략 한 시간 후 어지러워서 자고 싶고 마치 술에 취한 것 같았다. 깨어나 보니 아내가 "당신 24시간이나 잤어요."하고 말해주었다. 그가 "로얄제리에 최면 효과가 있군요."라고 대답했다.

깨어난 후 정신을 차리고 진신이 경쾌해 졌으며 심지어 허기져서 한 끼를 배불리 먹고 활동했다. 어떠한 부작용도 없었다.

그는 불면증에 시달려 고생하는 사람들을 보면 자신의 체험담을 바탕으로 로얄제리가 불면증을 치료할 수 있다고 소개했다. 이렇게 로얄제리 복용으로 신경쇠약을 치료한 환자는 10여 명이나 되었다.

4. 로얄제리로 정신병을 치유.

<로얄제리> 이 책의 소개에 의하면 우울형, 단순형, 청춘형 등의 정신병에 대해 로얄제리의 치료 효과가 비교적 높고 또한 망상형, 환각형에 대해서는 그 다음으로 효과가 좋다.

임상에서는 로얄제리는 환자의 정서와 우울증 등을 낙관적으로 개선시킬 수 있으며 생활에 대한 욕망을 증가시킬 수 있다. 미친 사람들은 사리에 밝게 변화시켜주고 정상으로 안정시켜주며 생활에 있어서 충분히 스스로 처리할 수 있게끔 해준다.

일찍이 여자 환자가 있었는데 28세이고 청춘형 정신병을 앓고 있었는데 몸에 옷을 입지 않고 밤새 잠을 이루지 못 하고 시끄럽게 떠들며 지냈고 스스로 음식을 먹을 수 없었고 심지어는 흙 먹는 것을 좋아했다. 어떤 때에는 낮은 음으로 노래를 부르고 신체가 야위었으며 화난 눈으로 사람을 보고 혼잣말을 중얼거렸다.

로얄제리로 치료한 후에 스스로 음식을 먹을 수 있었고 또한 주먹을 쥐고 "밥 지을 시간이다."라고 외쳤다. 식사를 할 때에 공기와 젓가락을 골라잡았으며 갈아입을 옷을 요구하고 시끄럽게 떠드는 것이 줄었으며 생활에 욕망이 넘치게 되었고 얼굴에 웃음을 띠고 병세가 뚜렷하게 호전되었다.

5. 로얄제리로 당뇨병을 치유.

<밀봉잡지> 로얄제리를 이용하여 당뇨병 환자 38명을 치료하는데 그 중 남자가 32명, 여자가 6명이고 나이는 38-65세였다. 병의 과정은 3개월~5년이었다. 연속적으로 3개월간 복용하게 한 결과 뚜렷한 효과를 보인 사람은 23명이었으며 60.5%였다. 당뇨병의 3대 증상은 사라졌으며 공복 시 혈당과 뇨당은 정상으로 회복되거나 수치가 50% 정도로 내려갔다. 호전된 사람은 12명으로 31.3%였다.

기본적인 증상들은 사라졌으며 공복 혈당 및 뇨당의 상승치가 30% 하락했다. 효과가 없는 사람은 3명으로 7.8%였으며 총 유효율은 91.8%였다. 또 로얄제리가 당뇨병을 치료할 수 있다는 소식을 듣고 곧 양봉장에 가서 3kg의 로얄제리를 구매하여 매일 4g씩 복용하여 1년간 지속적으로 복용을 하고 나서는 15년간 당뇨병으로 고생하던 것이 신기하게도 좋아져 꾸준히 로얄제리를 복용하고 있다.

또 다른 사례로서는 정기검진에서 당뇨병을 앓고 있음을 발견하고 의사의 지시로 각종 약 처방으로 몇 년간 지내왔으나 뚜렷한 치료효과를 얻지 못했다. 그러던 중 어느 날 갑자기 심장병이 발생하고 동시에 폐기종도 발생했다. 로얄제리로 당뇨병을 고칠 수 있다는 다른 사람의 말을 듣고 곧 의뢰하여 600g의 로얄제리를 구매하였다. 3개월이라는 기간 동안 매일 4~5g을 먹었으며 신기한 효과를 얻었다. 화학실험 검사를 거친 뒤 당뇨병이 양성에서 음성으로 바뀌었으며 혈당이 345%→120.9%로 내려갔다. 체중도 원래의 체중 59kg에서 64kg

으로 늘었다. 현재도 지속적으로 로얄제리를 마시고 있으며 매월 한 번씩 검사결과 당뇨병이 재발하지도 않았고 협심증 발작도 없었다. 폐기종 역시 사라지고 뿐만 아니라 기본적으로 과거의 건강 수준으로 회복되었다.

6. 로얄제리로 암을 극복.

<중국양봉> 강소성 중의약 연구소에서 로얄제리 냉동분말을 이용하여 악성 종류 환자 365명을 치료했다. 이 그룹의 환자들은 균등하게 수술이나 방사선요법, 화학요법 후에 중기, 말기 암 환자들이었다. 냉동 분말을 복용 후 보편적으로 반영되는 작용이 매우 뚜렷했으며 그 중 정신이 호전된 환자는 93.7%를 차지했다. 식욕이 증가한 환자는 86.8%를 차지했다. 수면이 호전된 환자는 84.9%, 화학요법과 방사선 요법을 받는 환자들에게는 부작용을 줄일 수 있었고 치료를 받으려는 마음이 생겼고 전 치료과정을 완전히 받을 수 있었다.

절강성에 77세의 노인이 있었는데 일찍이 장도 종류를 절제하고 유방암도 앓아 수술했으며 폐에 종류가 있음을 발견했다. 나이가 너무 많고 신체 또한 허약해서 병원에서는 환자에게 수술을 할 수 없으니 항암제를 복용하여 치료할 것을 권했다.

그래서 1년의 시간 동안 항암제를 복용했으나 여전히 병이 호전되지 않았다. 뿐만 아니라 식욕도 심하게 떨어졌으며 백혈구도 1,000까지 내려갔다.

아들이 양봉을 하기 때문에 노인은 매일 많은 양의 로얄제리를 복용했다. 며칠 되지 않아 식욕을 회복했으며 3개월 후 병원에서 검사한 결과 대부분의 종류는 통제할 수 있었으며 백혈구 수치도 5,000이나 올랐다. 그가 지속적으로 3개월을 복용하여 폐 종류는 기적적으로 축소되었다. 그 후에 매일 2회 끊임없이 복용했으며 1년 반이라는 기간 동안 로얄제리를 5kg을 복용하였다. 오래지 않아 노인은 다시 병원 검사를 거친 길과 폐의 종류는 이미 칼슘화 정도로 축소되었다.

7. 로얄제리로 월경불순을 치유.

<밀봉잡지> 그의 아내가 임신 중절수술을 받은 후 자주 허리가 시리고 다리가 아팠으며 사지에 기운이 없고 특히 월경의 불균형, 생리통으로 인해 매우 힘들고 답답했다. 3년 넘게 중서의 병원을 찾아다니며 여러 차례 치료를 했지만 뚜렷한 치료 효과를 보지 못 했다.

그는 3% 로얄제리 꿀을 만들어 아내에게 복용을 시도해보게 하였다. 매일 아침, 저녁으로 각 한 번씩 매번 1-2스푼을 복용하게 하였다. 복용한지 3일 후 월경 기간 중의 복통이 뚜렷하게 완화되었으며 양이 비교적 많았다.

부분적으로 어혈 덩어리가 나타났다. 월경기간 중에 일주일간 지속적으로 로얄제리를 복용하게 하였다. 두 번째 원경 일주일 전에 다시 로얄제리꿀을 복용하기 시작했다. 그 결과 이전과 크게 다른 상황이 나타났다. 월경 전에 복통의 전조가 보이지 않았고 월경기간 중에도 어떠한 불편한 느낌이 없었다.

스스로 수월한 것은 월경기 3일에 양도 적당했다. 지속적으로 로얄제리를 일주일간 복용하고 끝냈다.

이로부터 그의 아내는 3년이라는 긴 기간 동안 지속된 괴로움에서 벗어날 수 있었다. 현재에 이르러서는 원경의 주기가 계속 규칙적이고 생리통과 월경증의 불편함은 완전히 사라졌다.

제3절 프로폴리스

1. 프로폴리스로 고혈압과 고혈지증을 치유.

<중의봉료학>에서 소개하기를 러시아의 "니컬러프"(1975년)는 임상에서 30% 봉교알콜채취액으로 42건의 2기와 3기 고혈압병 환자를 치료하였다.

병에 걸린 지는 4-15년인데 하루에 3번씩 매번 40방울을 식사 한 시간 전에 구복시켰다. 20일 후 37건의 환자(88%)의 주요 증상이 뚜렷이 개선되었으며 두통, 이명이 소실되었고 심전구동통이 없어졌으며 심계와 압박감이 감경되었으며 체중도 감소하였다.

5명은 증상이 뚜렷이 개선되지 않았다. 모두 병례가 봉교알콜채취액으로 치료하였는데 불량한 반응은 없었으며 모두 쉽게 이 치료법을 받아들였다.

또 감소성에서 봉교로 고혈지증을 치료하는데 319건을 임상치료한 효과 보고가 증명하기를 대 중 소 조재량을 쓴(매 조제량 구복량 2.7g, 1.8g, 1.2g 매일 정해진 시간에 아침, 점심, 저녁에 3번 먹었는데 치료기간은 2-3개월이다) 그룹들이 모두 치료 효과가 있었다.

치료 전과 치료 후에 콜레스테롤과 트리글리세리드(콜레스테롤과 함께 동맥경화를 일으키는 혈중 지방성분) 함량이 뚜렷이 차이가 났으며 임상에서의 현효율, 유효율과 총유효율이 달마다 상승했으며 3

달의 요정을 다 끝낸 사람들이 효과가 제일 좋았다.

대·중·소 조제량으로 3개월 치료한 후 콜레스테롤 총유효율이 61.02%~69.81%였으며 트리글리세리드가 하강된 총유효율은 79.03%~84.90% 이었으며 아울러 트리글리세리드가 내려간 폭이 클로피브레이트(클레스테롤 수치를 낮추는데 이용)와 근사하였으며 연속 3개월 봉교를 구복 하였지만 봉교의 유독 부작용이 발견되지 않았다.

2. 프로폴리스로 구강궤양을 치유.

<중국양봉> 중국 농업과학원 양봉소의 협조 아래 프로폴리스 알콜액으로 구강궤양을 치료하였는데 매우 만족스러운 효과를 보았다고 하였다. 이 과에서는 구강궤양 70건을 치료하는데 그 중 복발성 구창 60건, 점맥성 괴사주의염 5건, 포진성구염 2건, 외상성 궤양 3건이었다.

환자 가운데 한 환자는 외상성 궤양이 35년간 지속된 오래된 궤양이었다. 치료 진통 효과가 100%였으며 처음 발라주었을 때 30~60초 사이에는 조금 불편하였으나 조금 지나니 바로 지통되었다.

큰 궤양면은 0.5~1cm²이였는데 바른 후 바로 음식을 먹고 만을 할 수 있었으며 고통이 소실되었다.

점막샘과 사주위염은 나아진 후 허물을 남기지 않았으며 유합이 매우 빨랐다. 궤양면이 작을수록 유합이 빨랐으며 제일 빠른 것은 24시간 내에 상피가 유합되었다. 궤양면이 큰 것은 유합이 좀 느렸는데 6~10일이 걸렸다.

<기타 사례>
- 왕모. 여 46세 : 35년간 구강궤양이 반복적으로 발생하여 유합되는데 매차 2주 내지 몇 날 씩 걸렸다. 발생 간격이 한 달 가량으로 흔히 혀, 입술부위, 인후, 면의 등 궤양이 깊고 면적이 1~1.5cm로 매우 컸다. 봉교알콜액을 바른 후 효과가 현저히 좋아져 꾸준히 발라서 치유하였다.
- 료모씨. 여. 32세 : 근 10년간 구강궤양이 반복적으로 발작하였다. 매번 1-2주의 시간이 지나야 유합되었으며 발생부위는 허나 입술일 때에는 3~4일 약을 사용해야만 유합되었으나 봉교알콜액을 바른 후 이들이면 유합이 되었다.

3. 프로폴리스 복용으로 위, 십이지장궤양 치유.

방주 선생 등이 번역한 <봉교의 기적>에 소개하기를 오스트리아 의사 펠랑스, 크로스, 페이커스는 그의 병원에서 프로폴리스로 위궤양을 시험 치료하였다.

그는 300명을 뽑아 실험했는데 그 중 병을 앓은 지 거의 3년 이하가 약100명, 3~10년이 약100명, 10년 이상이 100여명이었다. 처음에 페이커스의사는 환자들에게 일반적으로 먹는 특수 음식, 약품 및 프로폴리스를 먹었다.

그는 그 절반에 달하는 환자들에게 매일 식사 전 프로폴리스를 3번 복용시켰으며 한동안 시간이 지난 후 특수음식과 약품을 먹이지 않고 단순히 프로폴리스만 복용시켰다.

그 결과 정상적인 치료방법을 쓴 106 환자들은 3일 내에 지통을 할 수 있었으며 프로폴리스를 복용한 환자 중에 동일한 시간 내에 지통한 환자는 70%에 달하였다.

앞 조의 병자들 중 7일 내에 동통을 완전히 해지한 사람이 25%인데 프로폴리스를 복용한 환자들은 75%에 달했다.

X-ray 검사한 결과가 표명하건데 앞 조의 환자 중 30%와 프로폴리스를 복용한 그 조의 환자 중 60%는 건강을 회복하였다. 그 후 앞 조의 환자들 중에 15%의 병이 재발하여 수술처리 하였으나 프로폴리스를 복용한 그 조의 병자들 중 5%의 환자들만 재발하여 수술처리 하였다.

<중의봉료학>에서 소개하기를 왕윤주와 왕윤결 의사가 10여 명의 위, 십이지장궤양 병을 위내시경을 통해 확진한 후 기타 약물을 쓰지 않고 프로폴리스액 3ml를 하루에 3번 씩, 연속 20일을 먹었는데 증상이 개선되었거나 소실되었으며 위내시경을 통해 검사하니 8건이 완쾌되었다. 2건의 궤양도 80% 이상 축소되었으며 연속 한 달 치료한 후 다시 검사하니 이미 모두 완쾌되었다.

제4절 벌화분

1. 벌화분으로 변비를 치유.

<중의봉료학>에서는 벌화분으로 변비를 치료한 보도가 매우 많다고 소개했다.

프랑스의 쇼방 박사는 만성변비환자에게 화분을 투여하여 사흘에서 닷새 사이에 효과가 뚜렷하게 나타났으며 효과가 지속적으로 나타났다. 그 중에 25년 동안 변비가 연속적으로 있었고 매일 통변 약을 복용하지 않으면 배변을 하지 못했던 부녀자에게 4개월간 벌화분을 지속적으로 복용하게 하니 저절로 배변이 되었다.

<중서의 결합잡지> 벌화분을 복용하여 171가지 사례의 만성기능성 변비 환자들에게 치료를 진행하여 관찰한 결과 그 중 164가지 사례의 환자들이 10일 안에 완화되거나 변비 증상이 없어졌다. 총유효율이 95.9%에 도달하였다. 일곱까지 사례에만 효과가 없었다. 치료효과는 간격, 배변시간이 뚜렷하게 단축되었으며 용변이 부드러워지고 대변량이 증가하였다.

<밀봉잡지> 화분을 응용하여 500가지 사례의 변비를 치료했다. 남자 320가지 사례, 여자 180가지 사례였다. 최소연령 14세, 최대연령

84세. 그 중 40세 이상이 460가지 사례, 총 유효율이 85.6%, 무효율이 13.4%에 다다랐다.

<산동성 제남의 앙여위 보도> 벌화분 꿀을 이용하여 단순성변비나 침원발성변비를 치료하여 일반적으로 5-7일간 복용하여 자연적으로 편해졌으며 자주 한 번 배면 후에 대변이 부드럽게 형태를 갖추고 있었으며 1개월 복용한 후 대변이 1~2일에 한 번 할 수 있었고 배변이 원활해졌다.

2. 벌화분으로 간염을 치유.

<중의봉료학>의 소개에 의하면 루마니아 에어로미디누(1976)는 110가지 사례의 간염환자에게 벌화분을 매일 30g씩 연속적으로 1-3개월 복용하게 했다. 결과는 환자의 병세가 뚜렷하게 호전된 것을 스스로 느꼈으며 간기능 화학실험에서 각 항이 뚜렷하게 개선된 것으로 나타났으며 혈중 알부민/구단백(NG) 비율이 0.85에서 1.26으로 증가했으며 통계학적으로 P<0.001로 나타났다.

독일 학자들이 7~70세의 만성간염환자 160명에게 "화분밀"을 사용하여 13일간 임상치료를 진행하여 결과적으로 소화불량, 식욕부진, 은은한 간의 동중, 피곤하고 무력한 등의 모든 환자들의 전신 증상이 균등하게 호전되었으며 A/G의 비율이 0.91에서 1.29로 증가하였다.

<또 다른 보도> 벌화분으로 212가지 사례의 B형 바이러스성 간염

환자를 치료하고 연속적으로 1~3개월간 치료를 하였다. 결과적으로 B형 간염의 일련의 증상들인 기운이 없고 식욕부진, 복부장만, 간 부분의 통증 등등에 균등하게 뚜렷하게 호전되었다. 그 중 정상적으로 회복된 사람은 89.1%였다. 간이 부어 오른 증상이 이미 22%로 많이 사라졌으며 평균적으로 사라진 시간은 45일이다. 공막황염도 86.14%가 사라졌으며 평균적으로 사라진 시간은 18-63일이다. 또한 간기능 역시 명확하게 회복되었으며 황달지수(SB)가 치료 후 평균 24-79일 만에 정상으로 회복되었으며 효율은 76.2596에 도달했다.

혈청 GPTS와 GOT가 정상으로 회복된 비율이 각각 80.05%와 64.71%이다.

3. 벌화분으로 철분결핍성 빈혈을 치유.

<중의봉료학>에서 서경적 선생이 3-5세의 철분결핍성 빈혈 아동 31명을 선택하여 벌화분을 복용시키는 방법으로 2주간 연속으로 관리했다.

결과는 치유 77%, 호전 22.6.9%였고 Hb가 9.16g/kg에서 112.3g/kg으로 증가하였으며 WBC 수치 역시 3289만/mm에서 456.8만/mm로 증가하였다.

그 중 11명의 혈청의 천분의 수치가 50. g/L에서 113.3g/L로 증가하였다. 그러나 28명의 대조군의 빈혈 증상 및 생화학 지표는 개선되지 않았다. 동시에 50명의 비타민 B12 결핍의 빈혈 환자에 대해 벌화분을 식용하게 한 결과 며칠 후 자각증상이 뚜렷하게 개선되었으며

15-30일 때에 혈액화학실험지표에서도 양호하게 전환되었다. 일반 빈혈 환자에게 벌화분을 2개월 동안 지속적으로 복용하게 한 결과 RBC수치가 25-30%로 증가하였고 Hh도 15% 증가하였다.

어떤 사람의 보도에 의하면 20명의 저혈색소성 빈혈 환자에게 벌화분을 한 달 동안 지속적으로 복용하게 한 후 결과는 RBC, WBC, Hb 및 혈색소 수치가 모두 뚜렷하게 호전되었다. 화분을 사용하여 철분결핍성 빈혈과 B12 헤모글로빈은 15% 증가하였다.

결핍성 빈혈 아동 환자 50명을 치료한 결과 2개월 후 적혈구 수치가 25-30%, 헤모글로빈은 15% 증가하였다.

<중의잡지> 방사선요법과 화학요법을 받아서 조현기능 장애가 온 암 환자 26명을 관찰한 결과 26명의 환자들이 균등하게 백혈구가 감소하였으며 당삼화분으로 치료한 결과 뚜렷한 효과를 보인 환자는 23명, 효과가 있는 환자는 2명, 효과가 전혀 나타나지 않은 환자는 1명이었다.

빈혈환자 10명에 대해 치료 후 뚜렷한 효과가 나타난 사람은 6명, 효과가 나타나지 않은 사람은 1명이었으며 혈소판이 감소된 5명 중에서 치료 후 뚜렷한 효과를 보인 사람은 4명, 효과가 없는 사람은 1명이었다.

4. 벌화분으로 알레르기 피부염과 천포창을 치유.

<밀봉잡지> 모여사. 42세, 하얼빈시 제3발전 공장에서 근무. 안면부 피

부 알레르기와 두침을 앓은 지 이미 10년이 넘었으며 흑룡강성 피부 연구소와 성의과대학에서 여러 번 치료를 받았으나 효과가 없었다. "시스민"과 "골로페니라민"을 적지 않게 복용했으며 심한 경우에는 비타민C와 "덱사메사손"을 정맥주사로 맞았다. 그러나 근본적인 치료는 하지 못했다.

그녀는 반신반의하는 상황아래서 화분을 사용하는 것을 시도하였다. 매번 식사 후 3~5g을 복용하였으며 1개월도 되지 않아 증상이 완화되었으며 가장 뚜렷한 점은 두침의 증상이 가벼워졌다는 것이다. 그 후에 또다시 복용량을 크게 늘려 매번 아침, 저녁으로 각각 15g씩 복용하였다. 2개월 후 안면부의 피부 알레르기와 두침이 치유되었다.

<밀봉잡지> 그의 아버지가 천포창을 가을에 앓았는데 반 달간 입원 치료를 해서 기본적으로 치유되었다. 그러나 2개월 후에 다시 재발하여 그 후에 격일의 시간에 걸쳐 한 번씩 재발을 했다.

이렇게 반복 발작 및 치료를 받아서 이미 신체가 극도로 쇠약해졌고 스트레스가 매우 심했으며 너무도 슬픈 나머지 죽고 싶은 처지에 이르렀다. 이러한 상황에서 그는 부친의 영양을 증진시켜주고 싶은 심정으로 부친에게 옥수수화분을 복용하게 하였다. 생각지도 못하고 옥수수화분을 복용한 후 기적이 나타났다.

길게 2년간 치료되지 못했던 고질병이 사라지고 재발이 없었으며 신체도 이전처럼 건강해졌다. 현재 75세라는 고령의 나이인데 매일 노동에 참가하고 발병이 매우 적어졌다. 모든 가족이 매우 기뻤으며 정말로 옥수수화분이 이런 신기한 효과를 나타낸 것을 생각지도 못했다.

5. 벌화분으로 부녀자의 갱년기 종합증에 도움

<중의봉료학> 벌화분으로 74명의 월경의 불규칙, 갱년기 각종 증상을 동반하는 환자들을 치료하였다.

나이는 40-55세 그 중 38명은 화분으로 치료하고 36명은 안위제를 복용하게 하여 대조하였다.

벌화분을 복용한 38명 중 35명이 갱년기 지수가 뚜렷하게 감소했으며 특히 불편한 증상들의 지수가 30-36(벌화분 복용 전)에서 19(벌화분 복용 후 34명, 8%를 점유하였음)로 감소했으며 그 중 14명(36.8%)의 갱년기 지수가 10이하로 내려갔다. 갱년기 증상들이 기본적으로 사라진 것으로 나타났다.

또 다른 보도에 의하면 노년기의 부녀자, 이미 폐경이 된 부녀자 75명 중 37명에게 화분을 복용하여 치료하고 38명은 안위제를 복용하게 하였다.

결과적으로 화분을 복용한 그룹의 18명의 체중이 감소하였으며 (48.6%) 대조 그룹의 7명의 체중이 약간 감소하였다(18.4%), 34명은 갱년기 지수가 뚜렷하게 감소하였다(89.5%), 그리고 대조 그룹의 10명의 지수가 내려갔다.

(26.3%), 갱년기 증상이 벌화분을 복용한 치료를 통하여 뚜렷하게 개선된 것으로 나타났다.

또 다른 보도에서 북유럽의 매우 많은 사람들이 건강의 증진을 위하여 장기적으로 벌화분을 복용한 사람은 60세 넘은 부녀자도 다시 월경이 왔다는 보도도 있다.

6. 벌화분으로 여드름과 황갈반이 사라졌다.

<흑룡강성 호난한 농민양봉전문연구회> 장여사, 28세. 하얼빈시 향방구에 거주. 27세 되던 해에 얼굴에 여드름이 났다. 미용원을 통해 수차례 치료를 받으면서 동시에 고급 로션을 발랐으나 여드름을 제거하는데 효과가 없었고 보름도 되지 않아 부스럼으로 바뀌었다. 그녀는 여러 군데 미용원에 다녀봤지만 어느 곳에서도 치료를 하지는 못했다.

한 번은 우연한 기회에 옛 학우의 집에서 <화분에는 기묘한 효과가 있다>라는 책에서 화분의 미용 작용을 보고 3.5kg의 벌화분을 구매하여 매일식사 후 15~20g씩 복용하였다. 1개월도 되지 않아 단지 적은 돈으로 구입한 화분 덕택에 여드름이 치유되었다.

그녀와 미용의 지난 일들을 대강 이야기하면 그녀는 화분이 나로 하여금 청춘과 아름다움을 돌려받게 해 주었다고 말했다.

<중국봉산품보> 모환자. 38세, 황갈반을 앓아 현재 7-8년이나 되었다.

그녀는 1년 동안 각처의 병원에 다니면서 약물 치료를 하였으나 효과가 없었다. 그녀에게 고민만 가져다 줄 뿐이었다. 한 번은 남편이 그녀에게 많은 양의 비타민을 처방해 주면서 그녀는 심한 내분부의 불균형으로 인하여 얼굴에 황갈반이 생겼다고 말했다. 약을 복용한 후에도 역시나 효과가 없었다.

다른 사람의 소개를 통하여 그녀는 벌화분을 매일 10-15g씩 아침,

점심, 저녁으로 복용하기 시작하였다.

한 달반 동안 복용하여 뚜렷한 호전 반응이 나타나 계속 복용하였다.

7. 벌화분 복용으로 전립선염 치유.

<중서의 동료학>에서의 소개: 유럽의 의학 종사자가 벌화분으로 전립선을 치료하는 것을 비교적 보편적으로 전개하였다.

루마니아의 내분비학자인 한 박사는 화분으로 만성전립선염 환자 150명을 치료한 결과 유효율은 70%였다.

1962년 스웨덴의 한 의사도 벌화분으로 100명의 전립선염 환자를 치료한 결과 80%의 환자가 치유되었다.

1967년 아스트 오프마크 박사가 12명의 전립선 환자에게 벌화분을 사용하여 치료한 결과 10명이 치유되었다.

예를 들면 스웨덴의 스톡홀름의 택시기사 위니로스가 10년 넘게 전립선염을 앓고 있었다. 평소에 소변을 볼 때 약간 통증이 있었으나 하루는 갑자기 참기 어려울 정도로 통증이 있었다. 3주간 입원하여 이뇨법과 각종 검사를 받았으며 설파인을 복용했다. 통증은 약간 덜해졌지만 약물에 대한 알레르기 반응을 보였다. 그래서 약을 복용하는 것을 그만두었다. 한 명의 내과의사가 환자에게 벌화분을 복용할 것을 권했으며 매일 4회 복용하게 하였다. 단지 며칠 동안 사용한 후에 환자는 곧 정상으로 소변을 볼 수 있었으며 환자가 매우 기뻐했다.

그 후에 두발이 빠지는 것이 멈추었으며 성생활도 개선되었으며 운전할 때에 감각도 매우 민첩해졌다. 장시간 운전해도 피로가 오지 않았다.

또한 일본의 장기 대학 비뇨기과 재동 박사는 벌화분으로 만성전립선염을 치료하였으며 80% 이상의 환자가 비교적 짧은 시간 안에 치유의 효과를 볼 수 있었다.

일본 교토대학 비뇨기과 도전 교수는 벌화분 제재를 사용하여 12명의 전립선비대를 치료한 결과 효과가 보인 사람은 5명, 약간 호전된 사람 5명, 효과가 나타나지 않는 사람 2명이었다.

또한 중국의 치료 자료의 소개에 의하면 벌화분으로 43명의 전립선염 환자를 치료했는데 한 달간 치료에 있어서 화분을 사용하는 기간에 기타 관계있는 약을 복용하는 것을 중단했다. 유효율은 86%에 달했다.

인민해방군 208병원에서 벌화분을 사용하여 전립선 비대와 전립선염을 앓고 있는 230명의 환자를 치료한 결과 유효율은 82.1%에 달했다.

절강성 노년병 연구소에서 벌화분으로 전립선증상 환자 100명을 치료했다.

연령대는 42-72세였으며 모두 병을 앓은 지 1~15년이었다. 벌화분을 1.5-28씩 하루 3회 복용하고 치료과정은 1-6개월로 했다. 결과는 유효율은 93%였고 그 중에 뚜렷한 효과를 보인 환자는 56%, 효과를 보인 환자는 37%, 효과가 없는 환자는 7%였다.

장기간 복용해도 위장 등 알레르기 반응이 없었고 13명은 정신이 좋아졌고 수면이 호전되었으며 추위를 타지 않고 안색이 홍조를 띄었다.

치료를 진행함에 있어서 갈수록 유효율이 높아지고 치료 과정이 짧거나 혹은 중도에 벌화분을 끊은 사람은 증상이 쉽게 재발했다.

<중국 공기동력 기술개발 중심병원 내과의 류귀 등의 보도>

천연 벌화분으로 140명의 전립선비대 환자를 치료했는데 그 중 45세만 10명, 45~65세 80명, 65세 이상 50명이었다. 병의 과정은 1~5년이 40명, 6~10년이 80명, 11년 이상인 환자가 20명이었다.

매번 벌화분을 매일 2회, 매회 5g씩 복용하게 하여 2주를 1단계 치료과정으로 하였다.

결과는 뚜렷한 치료 효과를 보인 환자는 120명, 85%에 달했다. 호전된 환자는 20명으로 전체의 43%였으며 합병증이 발생하지 않았다

<길립성 양봉과학연구소> 길림시 모 공장 왕모씨. 43세. 전립선염을 앓고 있어서 스스로 소변을 보지 못하고 카테테르(도뇨관)의 도움을 필요로 했다. 입원하여 한 달 이상 치료를 받았으나 뚜렷하게 호전되는 기미가 보이지 않았다.

그 후에 어떤 사람이 벌화분으로 전립선염을 치료한다는 소문을 듣고 벌화분을 복용하기 시작했으며 매일 3회, 매회 10~15g씩 복용했다. 3일 후에 스스로 소변을 볼 수 있게 되었고 7일 후에는 약물 치료를 중단하였다. 1kg의 벌화분을 다 복용하고 치유되었다. 그 후에 지속적으로 10kg 넘게 벌화분을 복용하여 지금에 이르기까지 재발이 없었다.

제5절 노소비

1. 노소비로 비염을 치료.

<봉산품의 의료효능>에서 소개하기로.

서모, 여, 33세, 비염에 걸린 지 여러 해 되었으며 비염을 치료하는 여러 가지 중, 서의 약을 썼지만 치료 효과가 뚜렷하지 않았다. 후에 의사의 소개로 2장의 노봉소비를 쓴 후 효과가 비교적 좋았으며 5장을 쓴 후 비염이 기본적으로 나아졌다.

<밀봉잡지> 배모, 여, 40세, 농민, 여러 해 동안 코 안에 작은 부스럼이 생겨서 때로는 중하고 때로는 나아졌다 하면서 중할 때는 호흡이 힘들고 두통이 있었으며 만성 비염으로 진단받았다. 여러 곳으로 다니며 치료하였지만 효과가 좋지 않았다. 후에 봉소를 땅콩 알 크기의 덩어리를 만들어 입에 넣고 씹어 먹는 것을 15회 하였다. 모두 봉소 125g을 먹으니 여러 해 앓은 비염이 완쾌되었다.

<길림성 양봉과학 연구소> 정모, 남, 28세, 길림 모중학교 교사, 비염에 걸린 지 여러 해가 되었는데 평소 코가 막히고 어지러우며 이명이 일어나고 입안이 말랐다. 여러 방면으로 치료하였지만 효과가 모

두 좋지 않았다. 우연히 어떤 사람의 소개로 봉소차로 비염을 치료하려고 1곽을 샀다. 그 결과 한 컵을 마시고 10분 후에 두 콧구멍이 모두 통하였으며 모든 공간이 청신하고 명랑한 감을 느꼈다.

그 후부터 그는 매일 2-3컵씩 마셨는데 기본적으로 모두 나아졌다. 더욱 놀라게 하는 것은 당시 전국에 유행된 유행성 감기에 그 주위의 모든 사람들이 모두 감기에 걸렸지만 그는 걸리지 않았다.

2. 노소비로 각종 간염을 치료.

<밀봉잡지> 그는 소비 조제로 각 유형의 간염 23건을 치료하였다 (그 중 여성 4건, 아동 8건), 한 건의 부작용이나 변태반응도 없었다. 치료를 받은 23건의 환자들 가운데 19 소비조제를 15일 복용한 후 혈청 중에 단홍소 농도가 내려가기 시작하였으며 30일이 되니 정상에 접근하거나 정상이 되었으며 소퇴기가 평균 21일이었다.

SGPT는 8~10일 내에 30% 감퇴되고 10-15일 내에 75%로 내려갔으며 30일이 되니 표준량까지 내려갔다. 20일 후 복부를 눌러보니 간이 부은 것이 뚜렷이 작아졌으며 30일 후에 정상으로 되었다. 축소되는데 평균 23일이 걸렸다. ABV는 복용 후 28-35일 내에 82%의 환자들이 점차적으로 좋아졌으며 식욕이 정상적으로 되었고 회복기가 평균 7일이었다. 피로가 소실되고 체력이 회복되어 다시 노동에 종사할 수 있었으며 나머지 1건도 장기적으로 복용하여 황달지수가 내려

갔지만 SGPT는 계속 70~110 단위를 유지하였다.

　ABV 전음양의 파형이 있고 복부를 누를 때 여전히 약간 아팠으며 간이 부은 것도 1.5~3ml가 소외되지 않았다.

제6절 봉용중, 밀랍, 기타

1. 여왕벌 유충주로 설사와 이질을 치료.

<밀봉잡지> 여왕벌 유충을 술에 담가서 복용하는 것이 설사에 대해 효과가 있으며 특히 로얄제리를 복용해보지 않은 사람들에게 효과가 더욱 분명했다. 한 번은 아동이 설사병을 앓아 병원에 가서 약을 복용했으나 효과가 없었으며 그에게 여왕벌 유충을 담근 술을 주어 쉽지 않게 한 스푼을 먹었더니 기적적으로 효과를 볼 수 있었다. 성인은 직접적으로 여왕 유충을 담근 술을 복용해도 좋으며 여왕벌 유충을 너무 적지 않게 한다. 복용 시 잘 흔들어서 두 번에 복용해도 된다.

<밀봉잡지> 그의 부친이 이질을 앓을 때에 약을 복용해도 효과가 없어서 마음이 내키지 않은 가운데 이 술을 적은 양을 복용한 후에 하룻밤 만에 병세가 호전되었다. 그 후에 그는 의식적으로 자기 집안사람과 이웃 중 이질을 앓고 있는 사람들에게 적은 양을 마시게 하였더니 역시 마찬가지로 효과가 좋았다. 나중에는 사용하는 사람들이 서서히 증가하였다. 여러 해 동안 실험을 거쳐서 그는 로얄제리 유충주가 확실히 이질을 치료하는 효과가 있음을 알게 되었다.

2. 여왕벌 유충으로 천식을 치유한 체험담

<밀봉잡지> 그의 조부가 천식을 앓고 있었다. 3년 동안 매번 한겨울의 추운 날과 삼복더위 때 증세가 심해졌다. 이 기간 전후로 페니실린 등 각종 약품을 복용했으나 효과가 없었다. 그 뒤에 양봉과 관련된 서적에서 여왕벌 유충의 효능에 대해 소개되어 있는 것을 보고 곧 여왕벌 유충을 구하여 시험 삼아 조부로 하여금 복용하게 하였다. 유충이 변질되는 것을 막기 위해 술에 담가두고 매일 아침, 저녁으로 한 스푼씩 복용하게 하였다. 2주간 복용한 후 과연 병세가 어느 정도 호전되었고 또 3주 동안 계속해서 복용한 결과 천식과 기침이 곧 누그러졌다. 확실한 치료를 위하여 지속적으로 복용한 결과 1년 동안 재발이 없었다.

<꿀벌잡지> 그는 유년기로부터 천식성기관지염을 앓은 지 현재 30년 이상 되었다. 그 기간 전후로 페니실린, 스트렙토마이신 등을 복용했으나 효과가 없었다. 최근 몇 년 동안 부신피질호르몬을 사용했으나 역시 효과가 좋지 못했다. 그는 양봉을 하는 한 명의 친구가 있다는 것을 알고 우연히 <꿀벌잡지>에 소개한 "여왕 유충이 노인들의 천식 기침을 치료한다."는 문장을 보고 기뻤다.
이리하여 직접 양봉을 시작하여 로얄제리를 생산하면서 여왕벌 유충을 총 500마리 이상을 복용하고 여왕벌 유충이 없을 때는 로얄제리를 복용하였다. 그 해 여름에 그는 정신과 수면에 뚜렷한 호전을 느꼈으며 식욕, 체중의 증가와 체질이 확실하게 증강된 것을 알았다.

3. 밀랍으로 뜨거운 물에 데였을 때

　<봉산품의 의료효능>에서 소개: 남, 30세. 음식을 기름에 튀길 때 부주의로 손에 탕상을 입어 가죽이 벗겨졌는데 이 방법으로 환지에 바르니 동통이 강경되고 일주 후에 치유되었다고 한다.

　<길림성 양봉과학 연구소>의 길명이 소개: 류모, 남, 2세, 밥 먹을 때 장난을 하다가 주의하지 않아 오른쪽 발이 80^0C 좌우의 죽 그릇에 들어갔는데 그 당시 발 면 가죽이 이미 파손되었다.

　이 처방으로 환처에 발랐는데 연속 3번을 바른 후 상면이 좋아졌으며 연속 수일을 쓴 후 상면이 완쾌되었으며 허물이 남지 않았다. 참고로 이 처방은 밀랍 30g, 콩기름 30g을 준비하여 먼저 콩기름을 그릇에 넣어 거품이 없어질 때까지 가열한 후 밀랍을 넣는다. 밀랍이 완전히 녹으면 가열하지 않고 식은 후 입구가 넓은 병에 넣어둔다. 매일 탈지면에 묻혀 탕상 환처에 한 번씩 발라준다.

부록

1. 봉산물 오행도
2. 오행변증표
3. 신석기시대의 채밀 모습
4. 아피몬디아=Apimondia=국제양봉가협회연맹
5. 벌침은 신이 주신 주사약!!!
6. 양봉과 봉산물 관련 유용한 사이트
7. 다음 카페 "벌침과 봉료법
   (https://cafe.daum.net/yingyangbee)

[참고 문헌]
"알려드립니다"

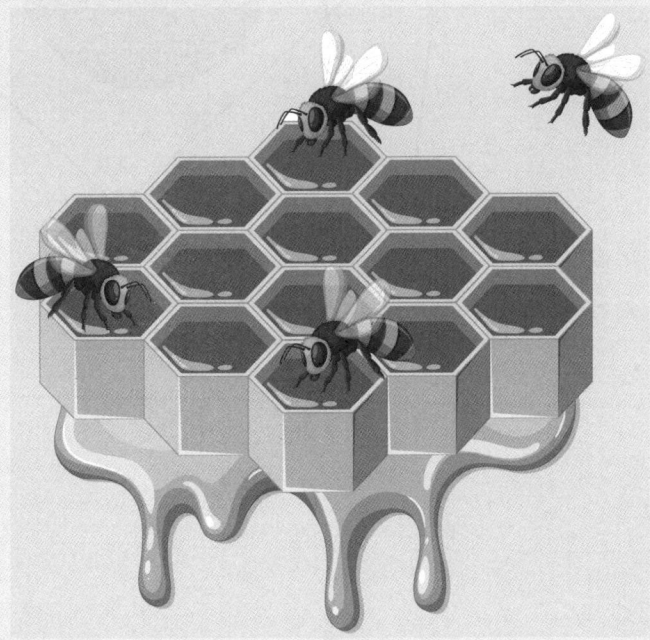

1. 봉산물 오행도

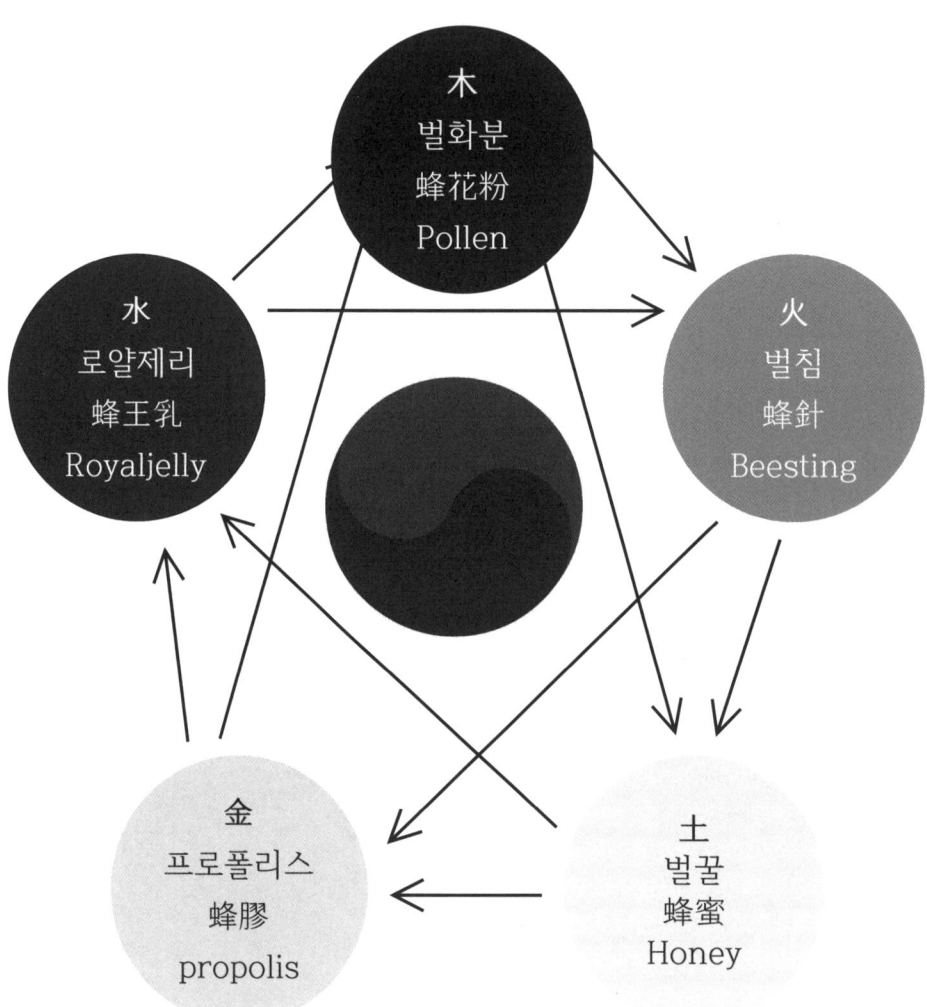

2. 오행변증표

오행 변증	木	火	土	金	水
봉산물	벌화분	벌침	벌꿀	프로폴리스	로열젤리
오장	족궐음 간	수소음 심	족태음 비	수태음 폐	족소음 신
오부	족소양 담	수태양 소장	족양명 위장	수양명 대장	족태양 방광
신체 부분	근육	혈맥	신경 조직	피부 털	뼈
오감 기능	눈	혀	입	코	귀
오색	청색	적색	황색	백색	흑색
신체 분비물	눈물	땀	개기름, 군침	콧물	타액, 침
미각	신맛	쓴맛	단맛	매운맛	짠맛
냄새	누린내	그을린내	향내	비린내	썩은내
방향	동쪽	남쪽	중앙	서쪽	북쪽
계절	봄	초여름	한여름	가을	겨울
생리현상	한숨	딸꾹질	트림	재채기	하품
소리	울부짖음	웃음	흥얼흥얼	곡소리	신음소리
감정	화냄	잘 웃음	생각	슬픔	놀라움
성질	생성	성장, 분열	조화, 완성	수렴, 결실	휴식, 응집
역할	색깔	소리	맛	냄새	수액
물질	완만함	발산	단단함	긴장	부드러움
직업	작가, 교사	예·체능	농업, 공업	군 경, 법조인	과학, 기술

3. 신석기시대의 채밀 모습

1919년 스페인의 발렌티아에 있는 아라냐 동굴에서 발견한 암벽조각

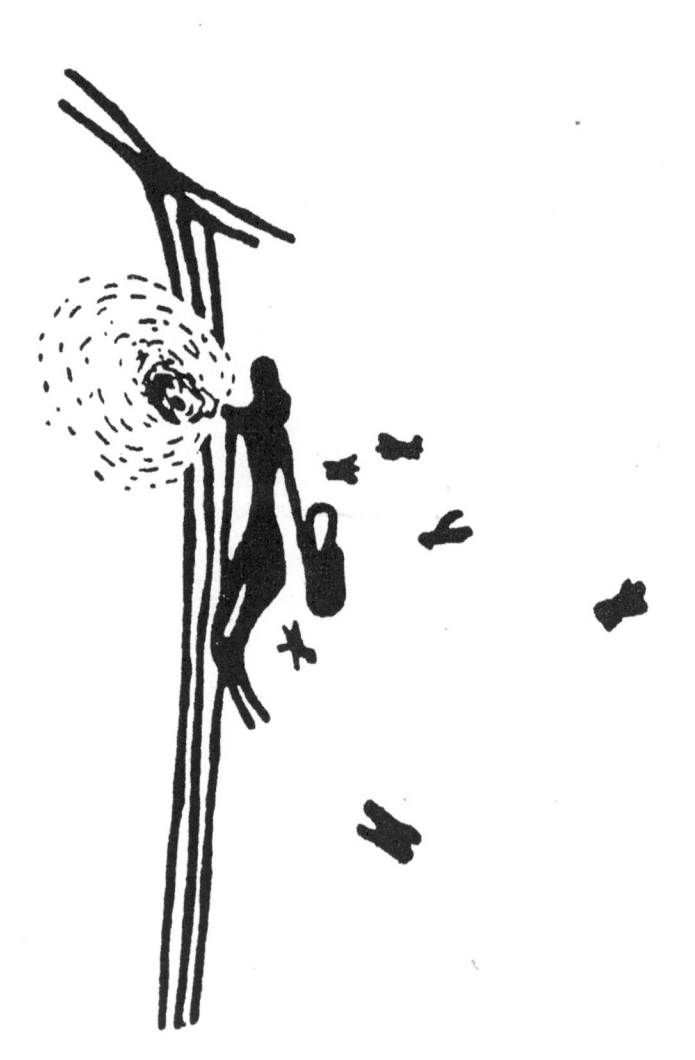

4. 아피몬디아=Apimondia=국제양봉가협회연맹

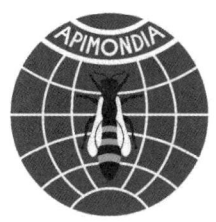

아피몬디아는 꿀벌을 상징하는 Api와 세상을 뜻하는 mondia의 합성어로 1875년에 국제 양봉가 협회가 세계 각국의 과학적, 생태학적, 사회적, 경제적 양봉 개발과 양봉가 협회, 과학기관 및 전 세계 양봉인들의 정보와 교류 및 봉산물 발전을 위한 목적으로 1897년도에 설립되어 제1회 세계 양봉 대회를 유럽에 있는 벨기에의 브뤼셀에서 개최하였고 격년으로 세계 각국에서 개최하였고 한국은 1973년 5월 정회원국으로 가입하여 2015년 9월 15일~19일 대전에서 제44회 아피몬디아를 개최하였다.

그러나 이렇게 대규모의 국제적인 행사를 힘들게 유치하여 개최했지만, 실상은 거의 대부분 국민이나 양봉인들조차도 관심을 갖고 있지 않는 현실이 필자의 사견인지는 몰라도 너무나 황당하여 대전 양봉대회 개최 기념우표나 엽서를 발행하도록 양봉협회에 건의도 해봤지만 별로이기에 필자 혼자서 2014년에 발간한 '벌침과 봉료법으로 무병장수하는 법' 책자를 소개할 겸 사비로 우편엽서를 만들어서 한글, 한문, 영어로 제4차 대전세계양봉대회, 第44次 大田世界養蜂大會, The 44th Apimondia Daejeon, korea 글자를 넣어서 먼 훗날 우리 후손들에게도 기록으로 알리고자 500여 장을 발행하였고 대전 아피몬디아에 참관하여 양봉대회 모습을 사진으로 담아서 액자를 만들어서 장차 한국 양봉박물관이 설립되면 모두 전시해서 알리도록 하겠다.

벌써 대전에서 개최한 지도 10여 년이 흘러갔지만, 양봉인들은 그저 구름 한 점 흘러가는 것처럼 느끼고 있는 현실을 보면 한국 양봉 문화가 정착되기까지는 갈 길이 멀기만 느껴지는 것 같아서 그저 담담하기만 하다.

하루빨리 한국 양봉박물관이 설립되어서 온 국민에게 우리 조상들의 얼과 혼이 서려 있는 양봉 문화를 알리고 싶은 마음 간절하다.

참고로 한국에서 처음으로 1956년 8월 오스트리아 빈에서 개최한 제16차 세계 양봉 대회 때 서울 '조선밀봉원 조영태' 의학사님이 초청을 받아서 참가하였다는 기록물이 있다.

2025년도 제49차 국제 양봉 대회는 스칸디나비아반도에 있는 덴마크의 코펜하겐에서 개최한다.

하루빨리 한국 양봉박물관이 설립되면 전 세계인들에게 한국 양봉을 알리기 위해서라도 다시 한국에서 아피몬디아가 개최되기를 손꼽아 기다려 본다.

5. 벌침은 신이 주신 주사약!!!

태초에 만물이 생성할 때
신들과 함께 자라온 꿀벌
너의 달콤한 꿀로 신들의 음식이 되어
신들과 함께 노닐었구나

인간 세상에서도 인간을 위해
열심히 이 꽃 저 꽃 달콤한 꿀물을 찾아다니면서
과일과 농작물의 풍작을 위해 중매쟁이가 되고
짧은 일생을 인간들을 위해서 희생해 주는구나

일찍부터 너에게서 나온 모든 것이 유용하고 쓸모가 많았는지
성경과 불경, 코란에서까지
너를 말씀의 도구로 삼아 인간들에게 알리려고 하고 있으니
작은 너희 능력이 만천하에 널리 퍼져라

벌꿀, 로열젤리, 프로폴리스, 벌화분, 벌침으로
음양과 오행의 조화로써
마지막까지 인간들을 위해 모든 것을 바치고 생을 마감하는구나

세상에서 유일한 음양의 조화로 만들어진 벌침
우주의 정기를 품은 너의 독액이
만인의 아픔과 고통 속에서 벗어나라고
침을 맞으면 아프고 가렵고 따가움의 고통을 주면서
참으라는 인내력을 시험해 보는 것인가 보다

신기하구나 아니 신묘하구나
너의 조그마한 침 하나가
수많은 병마에 시달리는 인간들에게
희망을 주고 치유하는 능력을 갖고 있는 음양 벌침
진정 너는 신이 주신 주사약인가 보다

6. 양봉과 봉산물 관련 유용한 사이트

* 벌침과 봉료법 다음 카페 : https://cafe.daunn.net/yinyangbee
* 꿀벌사랑동호회 다음 카페 : https://cafe.daum.net/beelove
* 꿀벌사랑꿀사랑 다음카페 : https://cafe.daum.net/rhwjdcjs
* 한국양봉협회 : www.korapis.or.kr
* 한국양봉학회 : www.bee.or.kr
* 한국양봉농협 : www.yangbongnh.com
* 농림축산식품부 : www.affis.or.kr
* 농촌진흥청 : www.rda.go.kr
* 산림청 : www.forest.go.kr
* 식품의약품안전처 : www.mfds.go.kr
* 축산물품질평가원 : www.ekape.or.kr
* 농림축산검역본부 : www.qia.go.kr
* 국립수목원 : www.kna.go.kr
* 한국건강기능식품협회 : www.hfood.or.kr
* 한국무역협회 : www.kita.net
* 기상청 : www.kma.go.kr
* 관세청 : www.customs.go.kr
* 질병관리본부 : www.cdc.go.kr

7. 다음 카페 "벌침과 봉료법

주소 : https://cafe.daum.net/yingyangbee

검색 : 벌침과 봉료법

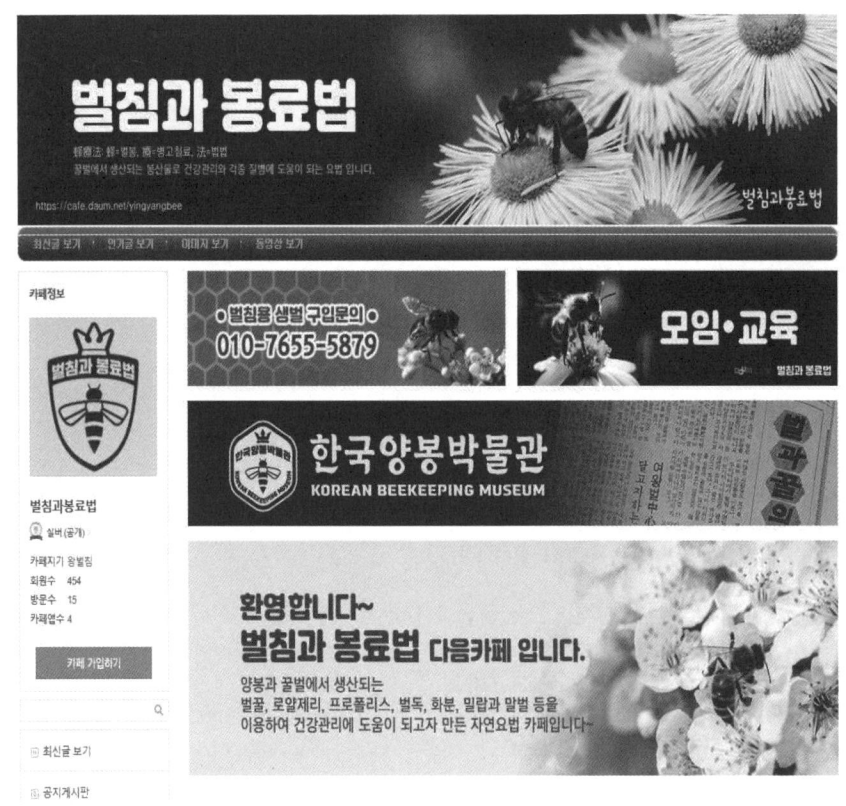

[참고 문헌]

벌침과 봉료법으로 무명장수하는 법 이영기 편저 2019. 태일사

中医蜂疗學. 王金庸, 王孟林, 王潤洲 主編. 2006. 沈明出版社.

蜂針療法. 李万瑤 主編. 2004. 人民卫生出版社.

蜂針療法. 李万瑤 主編. 2002. 中國中医药出版社.

蜂王漿蜂花粉蜂春虫療法, 葛凤晨 主編. 2003. 吉林科學技朮出版社.

蜂胶蜂巢蜂蜡療法, 葛凤晨 主編. 2000. 吉林科學技術出版社.

蜂蜜療法. 葛凤晨 主編. 2002. 吉林科學技術出版社.

양봉기술과 봉산품리용. 김한덕 편저. 2008. 연변인민출판사.

The Bible of Bee Venom Terapy Bodog. F. Beck, 1997. Health Resources Peress, Inc.

The Hive and the Honeybee. Joe M. Graham, 1997. A Dadant Publication.

綜合蜂療療法. 高相基, 高祥熏 編著. 2007. 한국봉료보건연구회.

蜂針 의 秘方. 李炳國 編著. 1993. 圖書出版 現代鍼灸院.

봉독요법과 봉침요법. 金文昊, 1992. 한국교육기획.

알기쉬운 봉침요법 108. 성은찬 편저. 1990. 전국농민기술자협회출판부.

韓國近代養蜂研究. 柳永秀 編著. 1988. 韓國養蜂協會.

芬道通史. 요한네스 마르 지음, 왜관수도원 옮겨 엮음. 2009. 芬道出版社.

養蜂要誌. 具傑根 著. 1914. 京城修士院.

침구처방학. 채만수 저. 1994. 과학백과사전종합출판사.
고려림상의전. 고려의학병원편찬위원회. 2002. 과학백과사전종합출판사.
전통의학리용안내. 최태섭 저. 2005. 과학백과사전종합출판사.
自然界の治癒力. 太田直喜, 鳥居雅延 共著. 1997. 冬青社.
養蜂之友 133号. "朝鮮の養蜂" 1920. 中央養蜂會.
경혈도(상권). 이병국 저. 2006. 현대침구원.

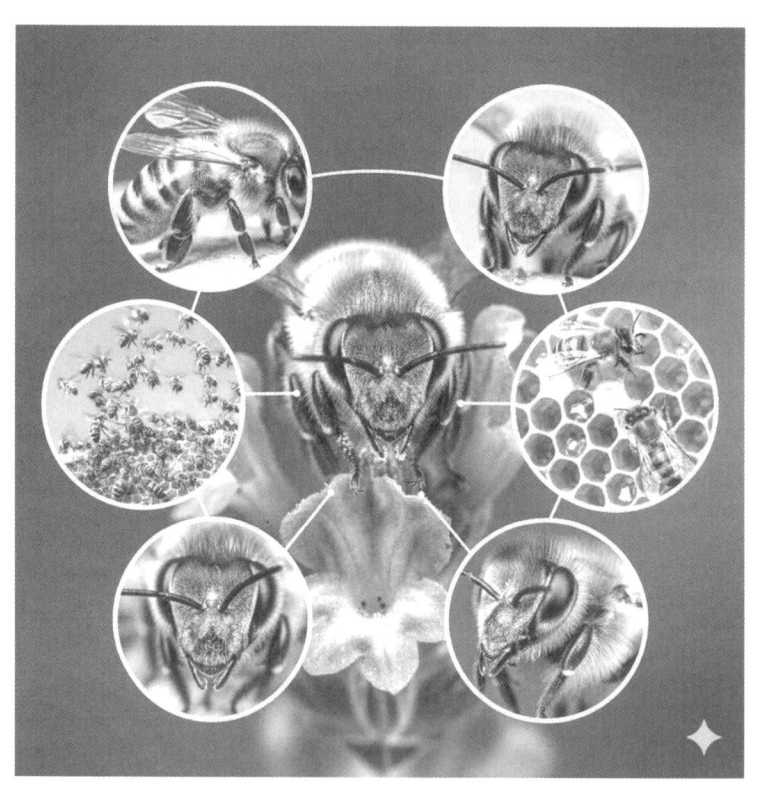

부록

"알려드립니다"

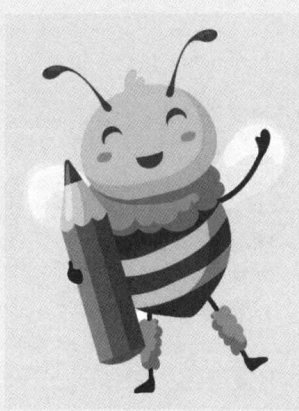

독자들은 대한민국의 의료법을 준수하고 의료인 외에는 타인에게 벌침을 놓아주거나 또는 무료로 벌침 봉사를 하는 것도 불법 의료 행위이기에 유념해 주시길 바랍니다.

본 책자에 기술된 모든 정보와 자료들은 주로 벌침과 봉료법에 관한 '교육용' '참고용' 자료들로써 이 내용들이 의료인의 조언이나 처방을 대신 하기 위한 것이 아닙니다.

저자는 누구나 건강에 이상이 있으면 제일 먼저 의료인들의 진단과 처방을 받아서 치료하시기를 적극 지지합니다.

꿀벌건강법

　독자들은 개인들의 무분별한 벌침 남용과 무지로 인하여 벌침이 어떤 사람에게는 알레르기 반응을 일으켜 치명적인 위험이 따른다는 사실을 직시하시고 이 책자에 기술된 어떤 내용도 의료인과의 상의 없이 자가 치료의 목적으로 이용되는 것은 위험할 수도 있다는 점을 알려드립니다.

　또 이 책의 내용을 저자의 허락 없이 인터넷 무단 게재나 자료 유출, 복사를 절대 금하며 단지 본인의 가정에서 공부하시는 데 '참조용'일 뿐이라는 점을 알려드립니다.